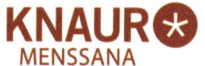

Besuchen Sie uns im Internet:
www.mens-sana.de

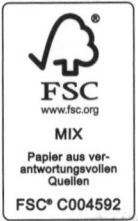

© 2016 Knaur Verlag
Ein Imprint der Verlagsgruppe
Droemer Knaur GmbH & Co. KG, München
Alle Rechte vorbehalten. Das Werk darf – auch teilweise –
nur mit Genehmigung des Verlags wiedergegeben werden.
Redaktion: Maria Verde
Covergestaltung: ZERO Werbeagentur, München
Coverabbildung: FinePic®, München
Layout und Satz: Daniela Schulz, Puchheim
Druck und Bindung: Appl, Wemding
ISBN 978-3-426-65797-3

2 4 5 3 1

Peter Asch

Mit Shirley Michaela Seul

# ESSEN, WAS GESUND MACHT

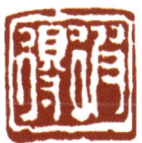

Wie unsere Ernährung
durch das Wissen der
Traditionellen Chinesischen Medizin
bekömmlicher wird

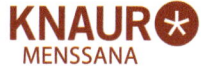

Essen, was gesund macht

# Inhalt

**Wohl bekomm's!** ........................................................... 8

**Mein Weg vom Gourmetkoch zum Gesundheitskoch** ................. 16

**Professor Pengs Geheimnisse des gesunden Essens** ................. 26
- Kürbisschaumsuppe mit Ingwer und Chilifäden .................. 47
- Krosser Wolfsbarsch mit Kartoffelkruste ........................ 49
- Gebratener Chicorée mit Granatapfelkernen, Walnüssen und Pistazien .................. 50
- Glacierte Ananasscheibe mit Honig .............................. 51

**Das chinesische ABC der richtigen Ernährung** ..................... 54
- Gebratene Kalbfleischstreifen aus dem Wok mit Melone und Chinesischer Spargelwurzel .................. 65
- Der chinesische Kaiser(schmarrn) ................................ 74
- Asia Gewürzmischung ............................................ 75
- Gemüsebrühe ...................................................... 77
- Gewürzbrühe Lu Shui .............................................. 77
- Ingweröl .......................................................... 79
- Mango-Dip mit Mandeln und Koriander ........................... 81

**12-mal Gesundheit!** ........................................................ 82
- Semmelknödel mit Pilzragout und Schnittlauch ................. 86
- Kleine Pfannkuchen mit Poria, Frühlingslauch und Bocksdornfrüchten .................. 89
- Geschmorte Kalbshaxenscheiben mit Rote Bete und Lu Shui ... 92
- Dunkle Schokoladenmousse ...................................... 95
- Klare Kartoffelsuppe mit geröstetem Kürbiskernbrot ........... 98
- Vollkornspaghetti mit Zucchino und Parmesan ................. 101
- Feiner Tomatensalat mit gebratenen Auberginenscheiben .... 103
- Spargel aus dem Wok mit schwarzem Sesam und Lotusnuss ........................................................ 105

Inhalt 陰

| | |
|---|---|
| Gemüsecurry mit Kurkuma und schwarzem Sesam | 107 |
| Gekochter Tafelspitz mit Wurzelgemüse | 109 |
| Gebratener Kabeljau mit Rosenkohl, Rosenblüten und Basmati-Reis | 114 |
| Gefüllte Quarkomelette mit Granatapfelkernen | 115 |
| Süßer Frühstücksreis mit Honig und Erdnüssen | 118 |
| Hähnchenbrustfilet in Ei-Hülle mit Basilikum | 119 |
| Marinierte Blumenkohlröschen mit rosa Pfeffer | 120 |
| Sommerliche Gurkensuppe mit gebratenen Kartoffelwürfeln | 123 |
| Gebratene chinesische Nudeln mit Pak Choi und Cashewkernen | 124 |
| Gekochte Hirse mit Chinesischer Spargelwurzel und Chinesischer roter Dattel | 127 |
| Steinpilzrisotto mit Parmesan | 128 |
| Gebratenes Steinbuttfilet mit Sesam-Rettich und Spargelwurzel | 131 |
| Gefüllter Kohlrabi mit Goldhirse und Pak Choi | 132 |
| Warmes Fruchtragout mit Mandeln und Vanille | 136 |
| Gekochte Entenbrust in Lu Shui mit Shiitake-Pilzen und Petersilienwurzel | 138 |
| Saiblingsfilet in Alufolie mit Gemüsestreifen, Tomaten und Sternanis | 139 |

## Das alte Wissen vom guten Essen — 140

| | |
|---|---|
| Geschmolzene palmerische Tomaten mit Mandeln und Basilikum | 151 |
| Zitronenhähnchen aus dem Ofen mit Thymian und Briam (Gemüse) | 152 |
| Portulaksalat mit Pfirsichspalten, bunten Linsen, Pinienkernen, Dill und gebratenen Lachswürfeln | 153 |

## Die fünf Sterne der bekömmlichen Ernährung — 164

| | |
|---|---|
| Frühstücksgrieß mit Apfel, Zimtbaumrinde und Sternanis | 169 |
| Gekochte Hirse mit Chinesischer Spargelwurzel und roter Dattel | 170 |

## Essen, was gesund macht

| | |
|---|---|
| Warmes Fruchtragout mit Mandeln und Vanille | 171 |
| Exotisches Pot au Feu mit Hähnchenbrust und gebratenem grünem Spargel | 174 |
| Gebackene Mangos in Tempurateig mit Glasnudelstroh | 176 |
| Spinatknödel mit Kokospilz, Tomaten und Parmesan | 177 |
| Gebratene Kalbfleischstreifen aus dem Wok mit Melone | 179 |
| Gebratener Chicorée mit Granatapfelkernen, Walnüssen und Pistazien | 181 |
| Gebackene Apfelkücherl | 182 |
| Feine Kalbfleischpflanzerl mit Karotten und Lu Shui | 183 |
| Gebackene Reisbällchen mit Kurkuma und Kokosflocken | 185 |
| Gong Bao Chicken – Gebratene Hähnchenbrustwürfel aus dem Wok | 186 |
| Gedämpfte Riesengarnelen mit Frühlingslauch | 188 |
| Gefüllte Topfenknödel mit Pfirsich und Vanilleschaum | 190 |
| Kürbisschaumsuppe mit Geißblattblüten und Kokosmilch | 192 |
| Mediterraner Gemüseeintopf mit Zuckerhut und Reisnudeln | 196 |
| Gefüllte Paprikaschoten mit Couscous, Hirse oder Bulgur und Tomatensauce | 198 |
| Gurkensalat mit Ingwer, Kurkuma und Geißblattblüten | 199 |
| Rettichsalat mit Ingwer, Leinsamen und Chili | 201 |
| Gebratenes Wok-Gemüse mit Ingwer, Pak Choi, Austernpilzen und Ananas | 205 |
| Gemüse-Risotto mit Parmesan und Rucola | 207 |
| Gebratener Gemüsespieß mit Tomatensauce und Basilikum | 208 |
| Gebratenes Gemüse mit Balsamicoessig mariniert, Oliven und Parmesan | 209 |
| Marinierter Gemüsesalat mit Cocktailtomaten, Walnüssen und Blattpetersilie | 211 |

Inhalt 陰

**Anhang**     217
    Praktische Hinweise     217
    Maße und Mengen verschiedener Zutaten     217
    Register der Heilpflanzen     219
    Rezeptregister     220

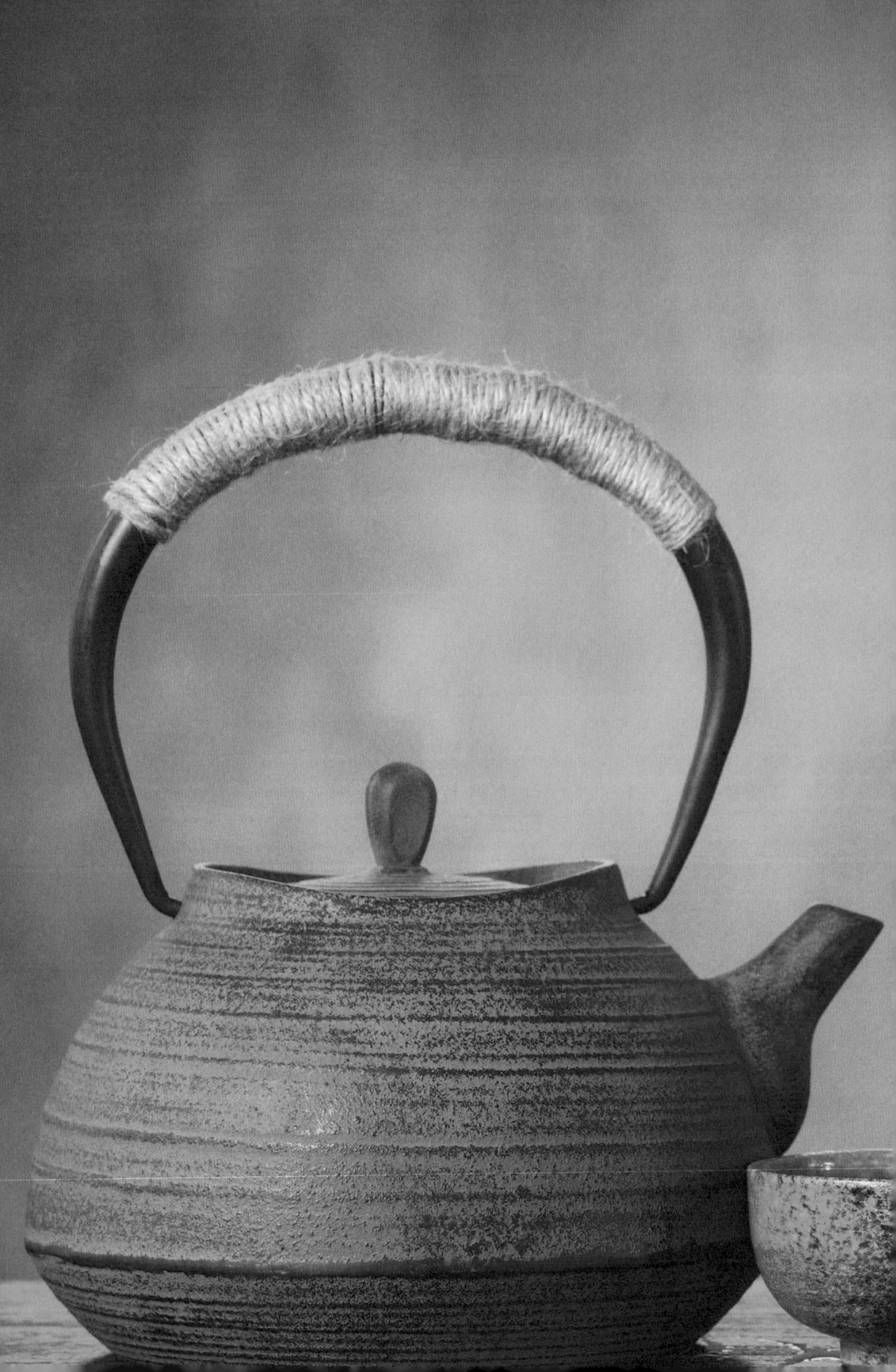

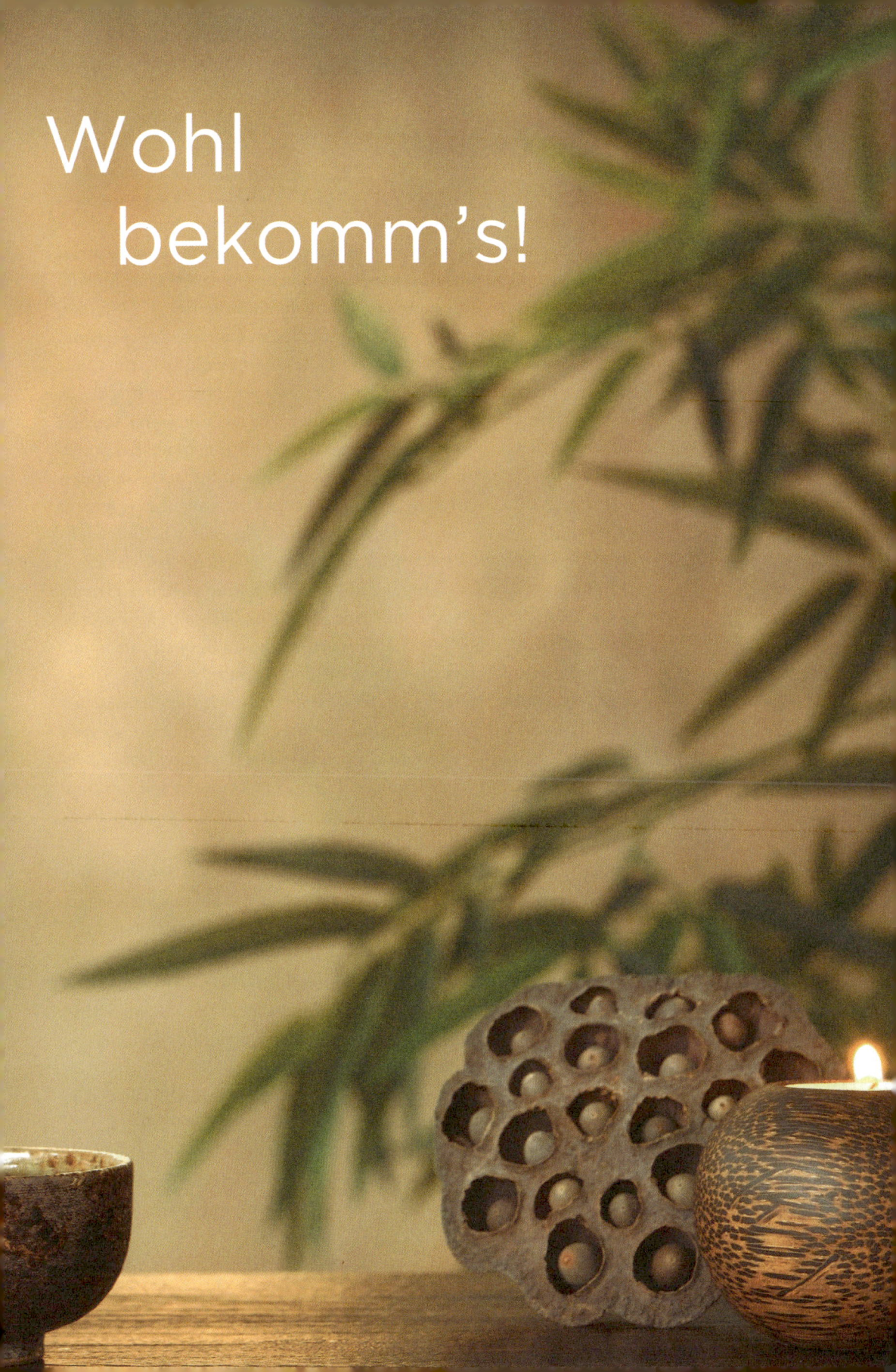
# Wohl bekomm's!

## Essen, was gesund macht

Wenn ein Koch das Kompliment hört: »Es hat gut geschmeckt«, freut er sich. Je anspruchsvoller die Gäste sind, desto mehr Geschmack zaubert er, damit auch die kritischen Feinschmecker zufrieden sind. Ich habe mich bis in die Drei-Sterne-Gourmetküche hinaufgekocht und mich dort oft über das Lob der Gäste gefreut. Hätte man mir vor zwanzig Jahren gesagt, dass ich diesem kulinarischen Himmel einmal den Rücken zukehren würde, ich hätte wohl gelacht. Denn schon als Jugendlicher griff ich nach den Sternen. Nun, das mache ich heute noch immer, aber ich strebe nicht mehr nach den drei Sternen der Nouvelle Cuisine, sondern nach den fünf Sternen der Bekömmlichkeit. Das ist sozusagen die Speisekarte dieses Buches. Auf guten Geschmack muss man deswegen nicht verzichten, ganz im Gegenteil: Es kommt etwas hinzu, *es rundet sich,* so nannte es der heilpflanzenkundige chinesische Professor, der mich in die Geheimnisse der Heilkräuter einweihte. Der Umgang mit diesen Pflanzen wird in China als Kunst angesehen. So war es mir eine große Ehre, dass mir als Europäer diese tiefen Einblicke gewährt wurden, die traditionell nur innerhalb einer Familie weitergegeben werden – häufig jedenfalls. Inspiriert von den Anregungen des Professors, habe ich die chinesischen Heilpflanzen in die heimische Küche integriert und konnte so viele »schwere« Speisen bekömmlicher zubereiten. Ihren typischen Geschmack verlieren sie dabei nicht. Ein Kaiserschmarrn soll nun mal nicht chinesisch schmecken, wenngleich ihn die chinesischen Heilkräuter leichter verdaulich machen.
Später führten mich meine Koch-Experimente selbst nach China. Wie konnte es sein, dass ich dort so viel entdeckte, was bei uns verlorengegangen scheint – das intuitive Wissen, das der Körper benötigt, um sich gesund zu erhalten. Das intuitive Wissen darüber, dass es verschiedene Menschentypen gibt, die Nahrung unterschiedlich verwerten und deshalb auch je andere Speisen zu sich nehmen sollten. Dass es gute Gründe gibt, warum manche Nahrung im Winter, andere im Sommer gegessen werden sollte und vieles mehr. Die größte Entdeckung blieben jedoch die chinesischen Heilpflanzen für mich, die meines Wissens in unseren Breiten kulinarisch bislang nur von mir auch in der Küche verwendet werden. Das möchte ich mit diesem Buch ändern, weil sie mit manchmal nur minimalen Zugaben große Heilkraft entfalten.
Als Koch lasse ich mich bei Geschmacksfragen auf keine Kompro-

misse ein. Es muss einfach gut schmecken. Doch im Laufe meiner Beschäftigung mit der Traditionellen Chinesischen Medizin und vielen Begegnungen mit Fachleuten auch in China erkannte ich, dass der gute Geschmack oft nur die Oberfläche beschreibt, er ist eine Momentaufnahme nach dem Essen – die manchmal mit nächtlichem Unwohlsein »bezahlt« wird. Der *gesunde* gute Geschmack hat keine negativen Nachwirkungen, und er hält lange an. Ja, mehr noch: Er schenkt uns Wohlbefinden, Ausgeglichenheit, Vitalität. Gerade das Thema Gesundheit wird seit vielen Jahren auf großer Flamme gekocht, aber auch mal gedünstet, püriert, ausgepresst. Im Jahresrhythmus gehen die neuesten Erkenntnisse auf wie Soufflés. Mal Kartoffeln, dann Eiweiß, Trennkost und Rohkost, ganz zu schweigen von vegetarischer, veganer Kost oder Vollwertkost. Und am besten sollte man mit der neuen Wunderkur auch noch abnehmen. Wenn dieses »gesunde« Essen nicht schmeckt, glaubt man, sich eben daran gewöhnen zu müssen, und »sündigt« zwischendurch, hat nachts vielleicht Bauchweh, obwohl man nach dem opulenten Mahl einen Schnaps getrunken hat. Oder zwei. Was aber doch nicht geholfen hat. Wie auch, wenn der Körper verzweifelt versucht, den Massen von Fett und Kohlehydraten Herr zu werden … Hätte man ihm ein kleines Stück Magnolienbaumrinde gegönnt, wäre die Nacht geruhsamer verlaufen.

Im Grunde genommen ist es ganz einfach. Wir können gut und geschmackvoll essen, wir können fast alles vertragen, wenn wir auf ein einziges Kriterium achten: die Bekömmlichkeit. Sie entscheidet darüber, ob wir gesund essen, wie wohl oder unwohl wir uns Stunden nach einer Mahlzeit fühlen, ob das, was wir essen, jene Kräfte in uns aktiviert, die wir tagesaktuell brauchen. Mit dem richtigen Essen kann man sich auch für den Erfolg der nächsten Unternehmungen rüsten. Steht am folgenden Tag eine Gehaltsverhandlung an, ist es nicht sinnvoll, sich eine Schlachtplatte einzuverleiben, die träge macht und den Geist vernebelt. Wer weiß, dass der nächste Tag stressig werden wird, sollte sich beispielsweise mit gedämpften Garnelen und Yamswurzel darauf vorbereiten – das klärt den Geist, macht hellwach und spendet viel Energie.

Die chinesische Heilkunst ist Jahrtausende alt. Sie hat uns – in unseren Breiten leider noch unentdeckte – Kräuter geschenkt, die in der Traditionellen Chinesischen Medizin (TCM) Anwendung finden und

Essen, was gesund macht

vielen Patienten mit kleinen Beschwerden oder auch schweren Krankheiten geholfen haben. Auch in der Küche bewirken diese Heilpflanzen viel Gutes. Sozusagen nicht nur als Rezept für eine Arznei, sondern auch in einem Rezept für ein Gericht. Manchmal kann man auf die Arznei nicht verzichten. Manchmal ist das Gericht allein schon eine Arznei. Vor allem, wenn Heilkräuter die Speisen bekömmlich machen. Sie schenken Gesundheit und wirken Nahrungsmittelunverträglichkeiten entgegen. Davon abgesehen lebt es sich in ihrem Umfeld gut. Sie erinnern an das Wahre, das Schöne, an den guten Geschmack und spenden eine Lebensqualität, die angenehm »weiterglüht«, wenn der letzte Bissen schon vertilgt ist. Ich selbst wäre wohl niemals auf die Idee gekommen, einen Schweinebraten mit chinesischen Heilkräutern bekömmlicher zuzubereiten, obwohl ich schon immer gern Anregungen aus anderen Kulturen aufgenommen habe. Doch nachdem ich die Wirkweise der Heilpflanzen kennengelernt hatte, ließ ich mir etwas einfallen. Ich nahm die chinesischen Kräuter in den Speiseplan der Klinik Silima am Chiemsee auf und hielt täglich Rücksprache mit den Patienten, für deren leibliches Wohl ich als

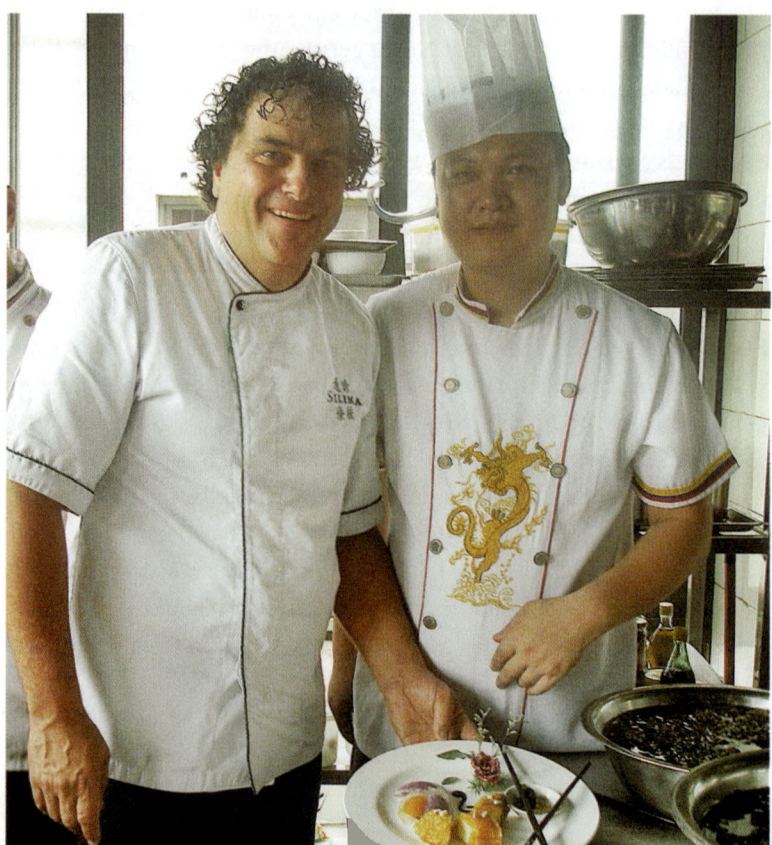

Peter Asch mit dem Küchenchef des Gesundheitsrestaurants Chengdu

Wohl bekomm's! 桜

Küchenchef verantwortlich bin. Ich achtete auf sie: Welchen Eindruck machten sie nach dem Essen auf mich, kurz danach, länger danach. Es fiel mir beispielsweise auf, dass sie nach einer bestimmten Mahlzeit eher wortkarg und träge wirkten oder unter einem Völlegefühl litten, so dass sie die nächste Mahlzeit ausfallen ließen. Oder aber sie saßen nach dem Essen noch lange zusammen und unterhielten sich angeregt. Konnte es denn sein, dass die Art der Speisen, die sie gegessen hatten, ihr Befinden so deutlich beeinflusste, dass es sogar von außen erkennbar war?

Was ich hier in wenigen Sätzen zusammenfasse, sind die Resultate eines langen Prozesses. Denn als »mein« chinesischer Professor mir erklärte, dass unterschiedliche Speisen unterschiedliche Befindlichkeiten bei Menschen fördern, ja sogar die Selbstheilungskräfte aktivieren und die Lebensqualität steigern können, hielt ich das anfangs für wenig glaubhaft. Mein Ansatz als Sternekoch war nun mal ein anderer. Bis der Professor mir an zwei aufeinanderfolgenden Tagen nicht ohne Augenzwinkern zwei verschiedene Gerichte vorsetzte, die mich verblüfften, da ich nach ihrem Genuss zwei sehr unterschiedliche Nächte erlebte. Seither habe ich in enger Zusammenarbeit mit den Ärzten der Traditionellen Chinesischen Medizin und vor allem mit den Patienten, die ja manchmal auch meine Testesser sind, wenn ich etwas zum ersten Mal serviere, verschiedene Arten der Zubereitung für bekömmliches Essen entwickelt, Heilpflanzen eingesetzt und viele Rezepte kreiert.

Auf meinen Kochreisen – nicht nur nach China – habe ich meine Kenntnisse erweitert und lernte vieles, was unsere Küche noch bekömmlicher macht. Man muss und kann nicht alles übernehmen. Wir Europäer pflegen eine andere Esskultur, ja selbst innerhalb Europas unterscheiden sich die Gewohnheiten und Vorlieben stark. Aber eines ist überall gleich: Verbraucht das Verdauen zu viel Energie – mehr, als Energie zugeführt wird –, macht das Essen träge und schlapp. Schenken die zugeführten Speisen mehr Energie, regen sie Körper, Geist und Seele an. Eine solche positive Wirkung können wir schon mit einem kleinen Stück Zimtbaumrinde, einem Hauch von Geißblattblüte oder einer Prise Mandarinenschale erreichen. Es stecken große Kräfte in den kleinen Heilpflanzen ... und manchmal bewirken sie sogar Wunder, so berichten es die Patienten immer wieder. Aber auch gesunde Menschen, die chinesische Heilkräuter in ihren Speiseplan aufnehmen, erzählen mir viel Gutes. Was mich heute gar nicht mehr erstaunt, ich habe es ja am eigenen Leib erfahren.

Ein großes Anliegen sind mir auch *Nahrungsmittelunverträglichkeiten*. Eine besondere Art der Zubereitung, schonende Röstverfahren und natürlich mit chinesischen Heilpflanzen können wir Nahrungsmittelunverträglichkeiten häufig lindern. Und das ist wichtig, denn wenn wir auf das verzichten müssen, was wir gerne essen, leidet auch unsere Lebensqualität, die wiederum unsere Selbstheilungskräfte aktiviert. So habe ich die Erfahrung gemacht, dass Patienten mit Unverträglichkeiten nicht gezwungenermaßen bestimmte Speisen meiden müssen. Oft liegt es an der Zubereitung, an der Menge oder an fehlenden Heilkräutern. Wenn ich dann sehe, wie ein Mensch, der lange auf etwas verzichtet hat, der nicht mehr daran glaubte, dass er ein bestimmtes Lebensmittel noch einmal genießen könnte, sich freut … geht mir das Herz auf. Und in solchen Momenten spüre ich, dass meine Entscheidung die richtige war, mich von der Gourmetküche auf die bekömmliche Küche zu verlegen. Während ich früher auf der Jagd nach dem ausgefallenen Geschmack war – Hummercarpaccio an Vanilleluft –, mache ich die Speisen heute über die Zubereitung, die Zusammenstellung der Lebensmittel und/oder Zugabe von Heilpflanzen bekömmlicher. Manche Heilkräuter erfordern eine besondere Form der Zubereitung, auch dazu verrate ich Ihnen in diesem Buch Rezepte. Vorher aber gehen wir zusammen einkaufen, denn hier beginnt das gute Essen, nein, genau genommen beginnt es sogar noch früher, nämlich bei der Frage: Was soll ich heute kochen? Wenn Sie sich irgendetwas vornehmen, weil Sie zufällig ein Rezept gelesen haben oder Ihre Nachbarin neulich eines erwähnt hat, könnten Sie einen Fehler machen. Warum? Die Antwort muss noch eine Weile »auf kleiner Flamme köcheln«.

Ich lade Sie herzlich ein, an dem gedeckten Tisch Platz zu nehmen. Auf den nächsten Seiten fungiere ich als Ihr Leibkoch. Er hat mit dem Leibarzt etwas gemeinsam: Beide stellen Rezepte aus. Lassen Sie es sich gut schmecken, und stehen Sie gut genährt vom Tisch auf – vielleicht mit ein paar neuen Ideen für eine wohlschmeckende und gesunde Küche im leichten Gepäck. Denn schwer ist bei der bekömmlichen

Wohl bekomm's!

Küche gar nichts, weder die Zubereitung noch die Verwertung. Völlegefühl, Sodbrennen, Verdauungsbeschwerden ade!

Zur Vorspeise möchte ich Sie auf eine Geschmacksreise mitnehmen: Wie ich vom Gourmetkoch zum Gesundheitskoch wurde. Heute steht für mich ein einziger Stern am Himmel: Es ist die Bekömmlichkeit. Und sie ist auch noch Stunden, ja Tage nach dem Genuss angenehm. In diesem Sinne: Wohl bekomm's!

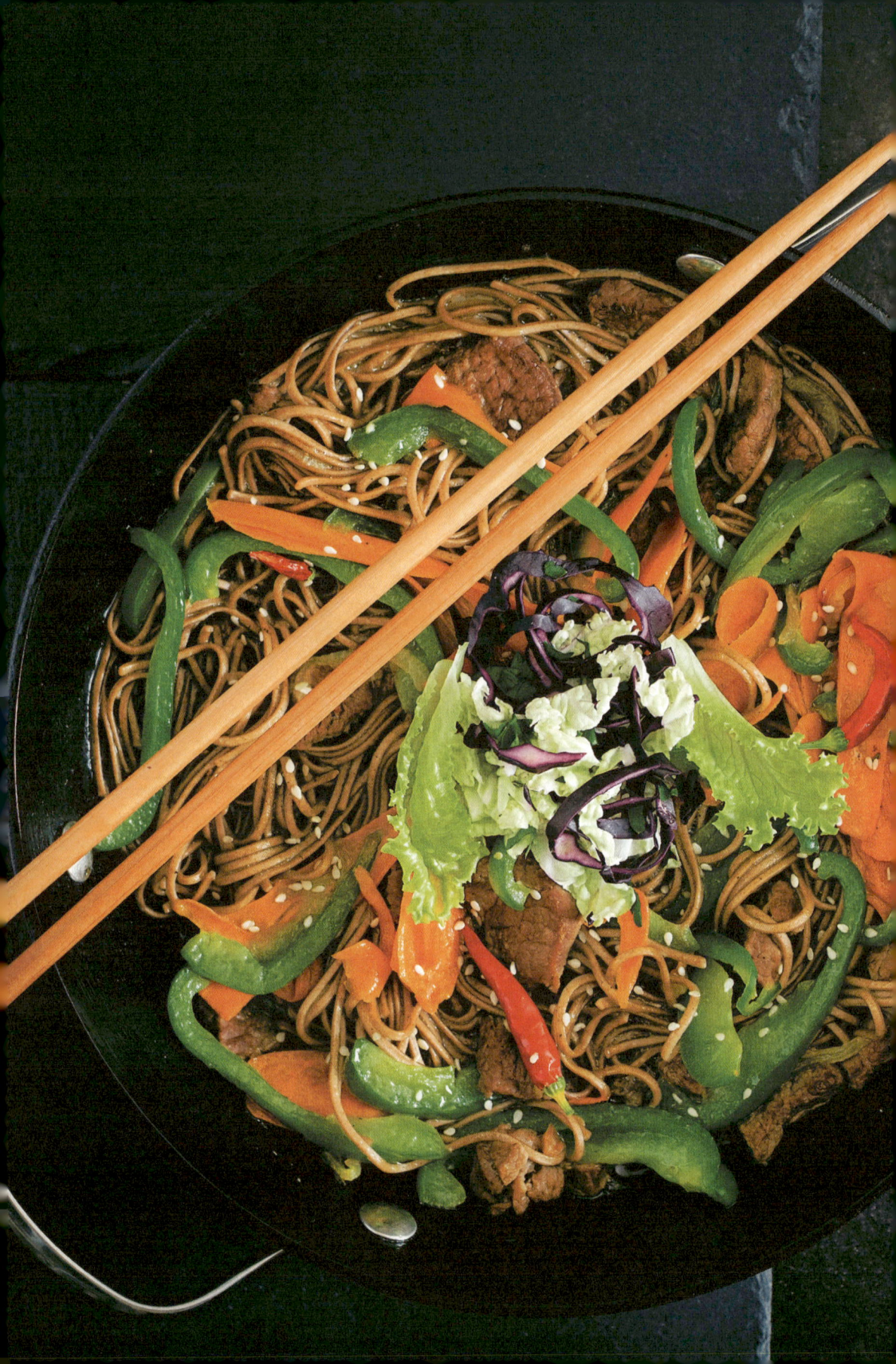

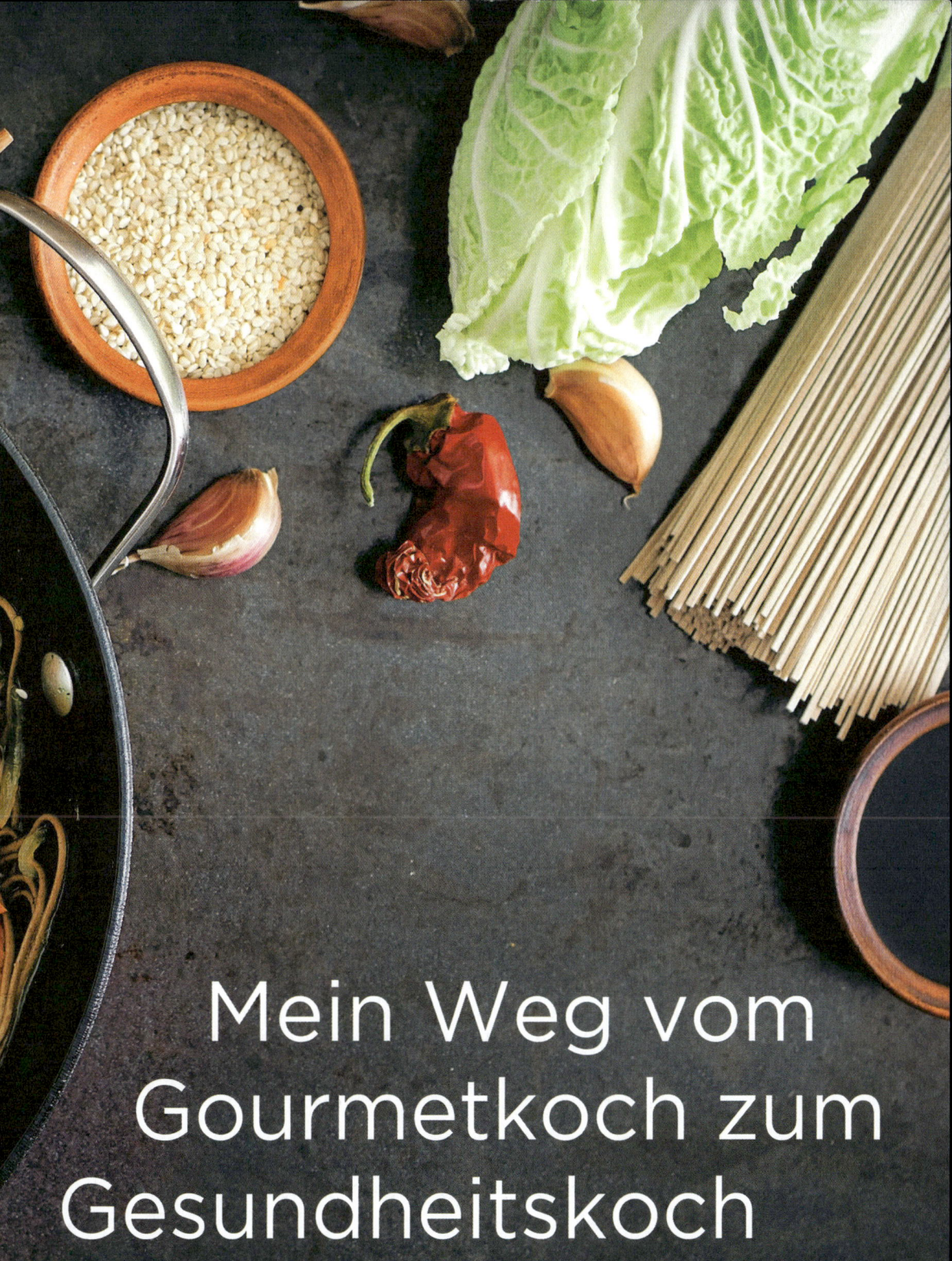

# Mein Weg vom Gourmetkoch zum Gesundheitskoch

## Essen, was gesund macht

Schon als ich meine Lehre als Koch begann, träumte ich von Sternen. Genauer gesagt von den drei Sternen, die ein Koch erreichen kann. Während meiner Ausbildung in einem großen Hotel im Sauerland lernte ich einige Köche kennen, die international viel herumgekommen waren. Koch ist ja ein Beruf, den man auf der ganzen Welt ausüben kann – auch zu Wasser und in der Luft. Das Wort Sternegastronomie fiel oft, und mir wurde klar, dass ich nicht der Einzige war, der von diesen Sternen träumte. Im Lauf der Zeit erkannte ich auch, wie schwer es sein würde, diese Sterne zu erreichen. Was mich aber nur beflügelte. Wenn ich das wirklich schaffen wollte, musste ich zu den Besten gehören. Als ich seinerzeit zur Berufsschule ging, waren die Sterneköche rar gesät. In Deutschland kannte man vor allem Eckart Witzigmann mit seinem Gourmettempel *Aubergine* in München. Und dieser wurde nun auch mein Ziel. Einmal, ich erinnere mich genau, schrieb ich in eines meiner Schulbücher unter meinen Namen: Eckart Witzigmann, Aubergine. So als würde ich dort schon arbeiten. Aber bis dahin musste ich noch viel lernen.

Für Recherchen in Feinschmeckerrestaurants fehlte mir das Geld. Ich bin auf dem Land groß geworden, in Nordrhein-Westfalen, und in unserer Gegend gab es Wirtshäuser und Restaurants, aber keine Nouvelle Cuisine. Doch es gab meine Mutter und ihre Liebe zum Kochen. Schon als kleiner Junge habe ich ihr gern zugesehen und mir einiges abgeschaut. Mir gefiel das Handwerk des Kochens. Und dass man dabei so viel ausprobieren, etwas Neues schöpfen konnte – aus Lebendigem. Nahrung war für mich schon immer etwas Lebendiges, denn: Ohne Nahrung gibt es kein Leben. Essen ist unsere Lebensgrundlage. Und Essen kann wunderschön aussehen. Ich liebte es, die Speisen auf dem Teller wie ein Bild anzurichten. Meine Mutter lächelte und bestärkte mich: »Das hast du schön gemacht.« Heute würde ich ihre Küche geradlinig nennen. Wenig Schnickschnack, viel Liebe. Ja, Liebe. So nannte ich das früher nicht, man hätte mich wahrscheinlich ausgelacht. Aber ich spürte es mit den Jahren immer deutlicher, dass die Liebe zum Kochen dazugehört, dass der Koch mehr macht, als man sehen kann. Ich bin fest davon überzeugt, dass die innere Einstellung des Kochs dem Gericht eine besondere Note gibt, auch wenn sie nicht unmittelbar wahrzunehmen ist.

## Mein Weg vom Gourmetkoch zum Gesundheitskoch 道

Den Geschmack auszubilden ist das Wichtigste am Beruf des Kochs, und mir war klar, dass ich meinen Geschmack schulen musste, wenn ich nach ganz oben wollte. Diese Schulung erfordert Geduld, und man muss viel probieren, um Feinheiten herauszuschmecken. Es ist ein bisschen wie bei der Weinprobe, bloß dass man keinen edlen Tropfen im Mund herumschwenkt, sondern beispielsweise eine Sauce, und dann benennt, was man schmeckt. Etwas Sahne, ein Hauch von Lamm, Rosmarin, Butter ... Schmecken ist eine Kunst. Probieren Sie es ruhig mal, Sie werden staunen, wie schwer zu bestimmen ist, was Sie genau genießen. Fangen Sie am besten klein an, vielleicht mit einem Stück Gemüse. Oft weiß man gar nicht, was man da im Mund hat. Wer schon einmal in einem von Blinden geführten Restaurant gegessen hat, in dem die Gäste im Dunkeln sitzen, kennt diese verblüffende Unsicherheit – Sie essen und haben keine Ahnung, was es ist. Sie denken, dass Sie ja keiner sieht, und betasten vorsichtig mit den Fingern, was auf dem Teller liegt. Ungefähr so fühlte ich mich zu Beginn meiner Geschmacksschulung. Doch dann schmeckte ich die Unterschiede und immer mehr davon und schließlich feinste Nuancen. Womit der Koch noch nicht am Ziel ist. Jetzt erst geht seine eigentliche Arbeit los – mit der Frage: Was fehlt? Denn wenn etwas noch nicht so gut schmeckt, wie es sollte, fehlt ja etwas. Das zu bestimmen ist eine Kunst, und man bleibt lebenslang ein Lernender, denn es gibt immer neue Geschmacksnuancen zu entdecken. Kein Essen schmeckt stets absolut gleich. Kleinste Veränderungen schlagen sich im Geschmack nieder. Die Qualität der Lebensmittel ist nicht zwingend gleich, auch wenn die Zutaten vom selben Lieferanten kommen, und natürlich kann auch die Temperatur während der Zubereitung schwanken. Und vor allem ist der Koch nicht immer derselbe, sondern hat unterschiedliche Tagesformen. Er nimmt die Feinabstimmung vor, damit kein Gewürz dominiert. Alle sollen miteinander harmonieren, und jedes hat vielleicht seine Eigenarten. Das eine sollte erst kurz vor dem Servieren zugegeben werden, ein anderes von Anfang an mitgedünstet werden.
Ich hatte viel zu lernen, zu schmecken, zu kosten.
Nach dem Abschluss meiner Lehre arbeitete ich mich in verschiedenen Küchen nach oben. Je höher man in der Gastronomie aufsteigt, umso wichtiger ist der feine Geschmack, der sich irgendwann

in Intuition verwandelt. Dann weiß der Koch aus dem Bauch heraus, welche Zutat fehlt. Und je höher man aufsteigt, umso hauchzarter werden die Nuancen. Da ist dann nur noch die Rede von einer Prise, einem halben Teelöffel vielleicht edlen Balsamicos, der eigentlich schon gar nicht mehr nachzuweisen ist und als i-Tüpfelchen über einem Teller schwebt. Der Sternekoch schmeckt bereits an einer Prise Salz, woher es stammt. Aus Peru? Aus dem Himalaya? Von einer spanischen Insel oder doch »nur« aus Berchtesgaden? Viele Menschen können diese i-Tüpfelchen nicht wahrnehmen, doch echten Feinschmeckern machen solche Rätsel Gaumenfreude – und für die kocht man in der Spitzengastronomie ja oft. Man ist als Spitzenkoch ständig auf der Suche nach neuem Gaumenkitzel. Um Gesundheit hat man sich in meinen Anfangsjahren wenig Gedanken gemacht. Von Allergien und Nahrungsmittelunverträglichkeiten sprach kaum jemand in diesen fetten Zeiten, Milchprodukte vertrugen alle, und diejenigen, die sie nicht vertrugen, wussten es nicht, weil Lactose nur Fachleuten ein Begriff war. Man servierte Schweinefilet mit Pfefferrahmsauce, Zürcher Geschnetzeltes und sparte nicht mit Sahne, weder in der Ein-Sterne- noch in der Zwei-Sterne- und auch nicht in der Drei-Sterne-Küche, die ich nach rund zehn Jahren erreichte. Auf meiner Kochjacke stand mein Name, und darunter prangte das Logo des *Aubergine*. Ich war an meinem Ziel angelangt: Ich kochte bei Eckart Witzigmann. Und jetzt?, fragte ich mich nach einiger Zeit. Sollte es das gewesen sein? Wie geht es weiter? Ich beschloss, den Meister zu machen, und beendete die Ausbildung zum Küchenmeister im Jahr 1993, sozusagen mit Stern als Jahrgangsbester. Und jetzt?, fragte ich mich abermals. Sollte ich selbst ein Restaurant eröffnen und mich auf die Jagd nach Sternen begeben? Es kam mir vor, als würde ich damit etwas aufwärmen, denn ich hatte mein ursprüngliches Ziel doch erreicht. Um meine neu gewonnenen Fähigkeiten zu festigen, trat ich erst einmal eine Stelle als Küchenchef in einem renommierten Hotel an. Dort kümmerte ich mich nun auch um die wirtschaftlichen Bereiche, das Personal, erstellte Schichtpläne und Kalkulationen, traf Menüabsprachen und verhandelte mit Lieferanten. Eines Tages kam ich mit einem Gast ins Gespräch, der eine große Klinik im Bayerischen Wald betrieb. Sein Küchenleiter würde demnächst in Rente gehen.

»Hätten Sie nicht Lust, in den Bayerischen Wald zu wechseln?«, fragte er mich. »Ich bin offen für Veränderungen in meinem Haus. Ich will modernisieren – auch den Speiseplan.«

Mit dem Thema gesunde Ernährung hatte ich mich zu der Zeit näher beschäftigt. Denn was in der Drei-Sterne-Küche serviert wurde, war nicht gerade leicht bekömmlich. Wenn ich da beispielsweise an ein Kartoffelpüree denke, das mit aufgeschäumter französischer Salzbutter angerührt wird ... Sicher, es schmeckt zum Niederknien. Aber nicht jeder Gast verträgt so etwas. Das fette Essen fordert seinen Tribut. Mir erschien das als Widerspruch. Es sollte doch möglich sein, sehr schmackhaftes Essen so zuzubereiten, das der Genießende danach nicht büßen muss. Die Herausforderung, etwas zu kochen, was köstlich schmeckt, genauso wie dieses Kartoffelpüree, aber eben nicht so schwer im Magen liegt, reizte mich. Und außerdem sollten die Gerichte gesund sein und appetitlich aussehen.

So sagte ich »Ja« zu dem Angebot im Bayerischen Wald, zumal mein Arbeitgeber mir zusicherte, ich könne alle nötigen Veränderungen treffen.

## Verzicht auf Verzicht

Veränderungen der Kost waren im Klinikbereich insgesamt dringend nötig. Eine gedünstete Hähnchenbrust ohne Haut mit zwei gekochten Kartoffeln mit blassen Möhrchen und Erbsen, und das Ganze dann auch noch totgekocht. Weder appetitlich noch gesund und meistens ziemlich geschmacksarm. Und auch lieblos in der Präsentation unter einem grauen Plastikdeckel. Dabei brauchen doch gerade Patienten ein wohlschmeckendes, mit Liebe zubereitetes Essen, das appetitanregend angerichtet ist. Ihre Lebensfreude muss geweckt werden, damit die Selbstheilungskräfte aktiviert werden. Bedenkt man, dass ein Tag im Krankenhaus lang ist und die Mahlzeiten zu den Highlights gehören, ist es doppelt traurig, wenn ein so trostlos aussehender Teller der Höhepunkt des Tages ist.

Ja sicher, das Budget. Und der Personalmangel und, und, und. Ich war dennoch überzeugt, dass es möglich ist, etwas zu verändern. In den darauffolgenden zwei Jahren veränderte ich viel und lernte noch mehr. Und ich sah einiges, das ich für falsch hielt. So wurden in dieser

Klinik, wie es seinerzeit üblich war, die Patienten in verschiedene Diätgruppen eingeteilt. Die einen bekamen Vollkost, die anderen leichte Vollkost oder Magenschonkost, Diabeteskost, Diätkost, Schonkost. Und dann saßen sie an einem Tisch zusammen und linsten sich gegenseitig auf den Teller. Wieso kriegt der das, was mir auch schmecken würde? Das machte keine gute Stimmung, die aber gerade beim Essen in der Gemeinschaft wichtig ist. Stattdessen herrschte Verzicht, und der ist kontraproduktiv, wenn Menschen wieder auf die Beine kommen wollen. Für mich gab es hier nur eine Lösung: Verzicht auf den Verzicht. Die Zutaten der verschiedenen Gruppen sollten sich angleichen, so dass auf den ersten Blick die Unterschiede kaum mehr sichtbar waren. Und ich wollte davon weg, die Tischordnung nach der Schonkost der Esser festzulegen. Die Patienten sollten frei wählen können, mit wem sie an einem Tisch sitzen mochten, ohne wehmütig auf die Teller der anderen zu blicken. Die Gerichte sollten so ähnlich wie möglich aussehen, nicht totgekocht sein und gut schmecken.

## Essen weckt Erinnerungen

Nach zwei Jahren suchte ich eine neue Herausforderung und ging als Küchenchef an die Klinik von Julius Hackethal, seinerzeit Deutschlands bekanntester und streitbarster Chirurg. Hier hieß der Speisesaal Patientenrestaurant, und es war mehr als eine Krankenverpflegungsstation. Die Speisen waren frisch, die Mitarbeiter gaben sich große Mühe – und wir hatten Kontakt zu den Menschen, für die wir kochten. Ich fragte die Patienten, wie es ihnen geht, wie es ihnen schmeckt, womit wir ihnen eine Freude machen könnten. Dieser Austausch führte zu vielen Neuerungen in unserer Küche, und ich erlebte viel Schönes. Denn wenn Menschen einen lange vermissten Geschmack neu erleben, sind sie oft sehr berührt. Freude gehört zum Heilungsprozess dazu. Ich erinnere mich gut an eine Frau, die mir erzählte, wie gern sie als Kind Paprika gegessen habe und wie sehr sie diesen Geschmack vermisse. »Manchmal träume ich sogar von dem Paprikagemüse, das meine Oma für mich kochte.«

»Was war denn da alles drin?«, fragte ich sie.

Sie wusste es nicht, brachte mir aber am nächsten Tag eine Liste mit. Sie hatte ihre ältere Schwester angerufen, die sich besser erinnerte,

Mein Weg vom Gourmetkoch zum Gesundheitskoch 道

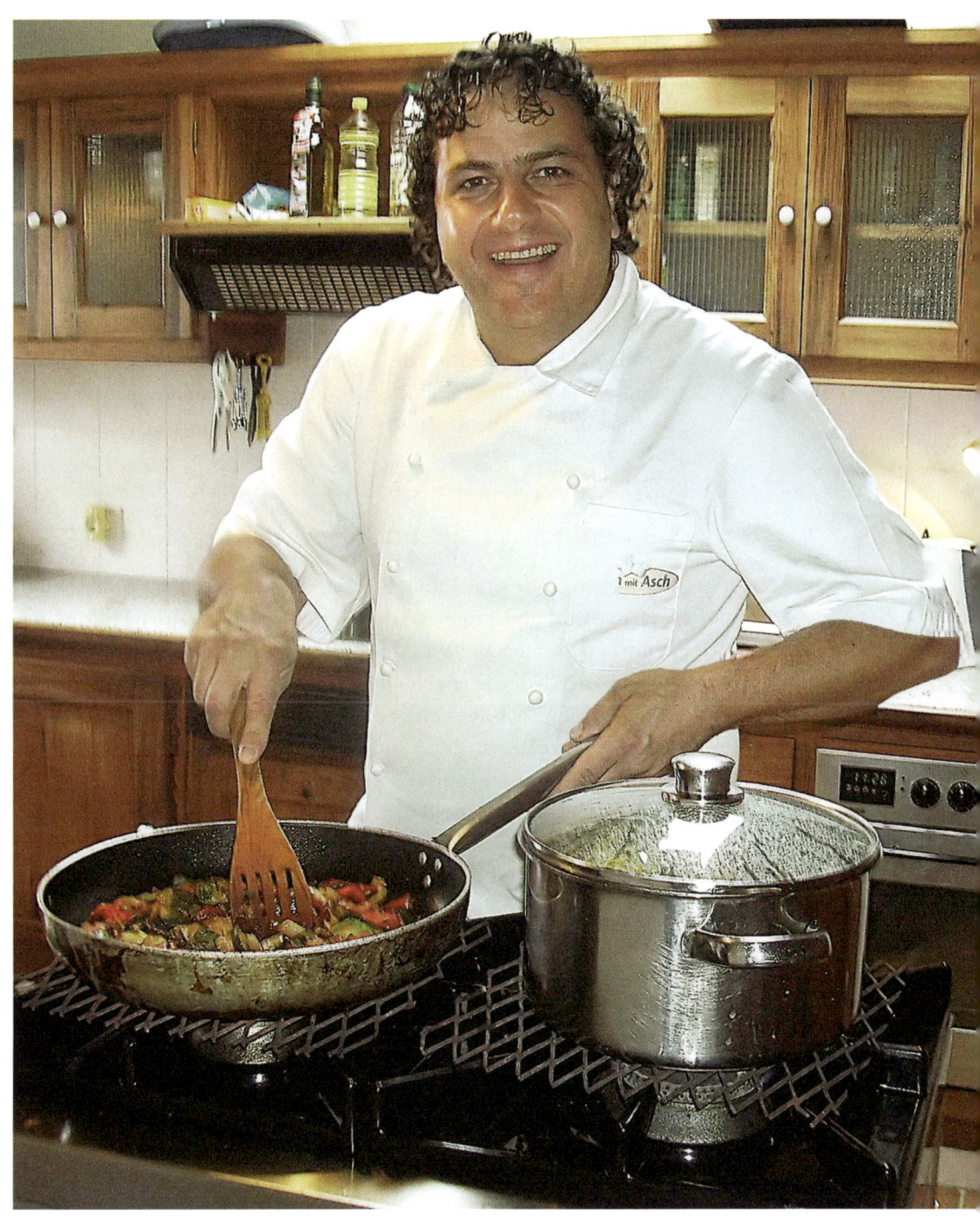

weil sie dieses Paprikagemüse als Kind gehasst hatte. Ich dachte eine Weile nach, dann experimentierte ich für diese Patientin mit Paprika, den ich in kleinen Mengen in ihre Speisen aufnahm. Zuerst nur ein bisschen, dann mehr. Und nach einer Woche konnte sie ein wenig Paprikagemüse essen, ohne es zu büßen. Sie hatte Tränen in den Augen, als sie sich bedankte. Ich selbst war tief gerührt, und das war der Moment, in dem ich begriff, dass es für mich als Koch nicht mehr allein auf den Geschmack ankommt. Die Bekömmlichkeit war hinzugekommen. Gerade wenn man krank ist oder in der Rekonvaleszenz, kann einem ein bestimmter Geschmack helfen, wieder zu Kräften zu kommen. Diese Patientin zum Beispiel genoss nicht nur das Paprikagemüse, sie tauchte in glückliche Kindheitserinnerungen ein und schöpfte daraus neue Kraft, aktivierte ihre Ressourcen.

## Wer mit Köpfchen kocht, hält sein Herz gesund

Nach dem Tode von Julius Hackethal wechselte ich an die Klinik St. Irmingard und lernte dort den Kardiologen Dr. Ulrich Hildebrandt kennen, dessen besonderes Anliegen die Prävention von Herzerkrankungen ist. Ab den neunziger Jahren hatten mehrere wissenschaftliche Untersuchungen belegt, dass die mediterrane Küche nicht nur gut schmeckt, sondern auch gesund ist. Speziell die Küche Kretas gilt als eine der gesündesten Europas. Dr. Hildebrandt lud mich ein, ihn auf einer seiner Reisen zu begleiten, und ich nutzte diese Chance gern, traditionell lebenden Familien in die Kochtöpfe zu schauen. Die mediterrane Küche ist eine einfache, bäuerliche Küche mit sehr viel Gemüse, wenig Fleisch und Fisch, vielen Kräutern, wenig Röststoffen. Salz und Butter werden sparsam verwendet, Suppen werden mit Gemüsebrühe gemacht und nicht, wie bei uns üblich, mit Sahne verfeinert, was sie leider schwerer verdaulich macht. Sehr bekömmlich sind auch die Desserts auf Kreta. Keine Bayrische Creme oder Crème brûlée. Stattdessen geht man nach dem Essen hinaus in den Garten und pflückt sich einen Apfel vom Baum. Oder gibt ein paar Walnüsse in Joghurt, dazu einen Löffel Honig. Einfach, lecker, bekömmlich – und gesund. Ich spazierte mit Bauern und Bäuerinnen in den neunziger Jahren über ihre Felder, sie zeigten mir ihre Gärten, ein Mann mit sonnengegerbtem Gesicht schnitt sich ein Stück Fenchel ab und kaute ihn mit Vergnügen – sein »Energieriegel« zwischendurch. Die Kreter naschen Gemüse. Nicht umsonst essen sie dreimal so viel Gemüse wie die Deutschen. Wir naschen eher Zucker und Schokolade, was wir mit der Bezeichnung »Energieriegel« verschleiern.

2003 eröffnete im ehemaligen Gut Spreng, wo die Julius-Hackethal-Klinik beheimatet war, eine Klinik ganz im Zeichen der Traditionellen Chinesischen Medizin unter der Leitung von Dr. Fritz Friedl. So kehrte ich an den Ort zurück, der für mich schon immer ein besonderer war. Auf dem Gut Spreng und in seiner herrlichen Umgebung hatte ich mich stets sehr wohl gefühlt und wollte dort gern wieder tätig sein, zumal mich der ganzheitliche Therapieansatz begeisterte.

In der Klinik Silima gilt die Ernährung als Baustein der medizinischen Therapie. So etwas hatte ich noch nie gehört, und es eröffnete mir ganz neue Möglichkeiten. Hier konnte ich mit meinem Essen aktiv zur Genesung der Patienten beitragen. Darüber hinaus war mein Tagesbudget hoch genug, um gute Qualität aus der Region einzukaufen. Die Nahrungsmittel mussten nicht billig sein, nein, sie sollten gut sein. Der Sparzwang setzt Küchenchefs in Heilstätten allerorten unter Druck. Wie will man mit einem Etat von beispielsweise vier Euro pro Tag und Patient ein gesundes und wohlschmeckendes Essen auf den Tisch bringen? Auch die Größe der Klinik Silima gefiel mir, ich würde individuell auf die Wünsche der Patienten eingehen und im Austausch mit ihnen viel lernen können.

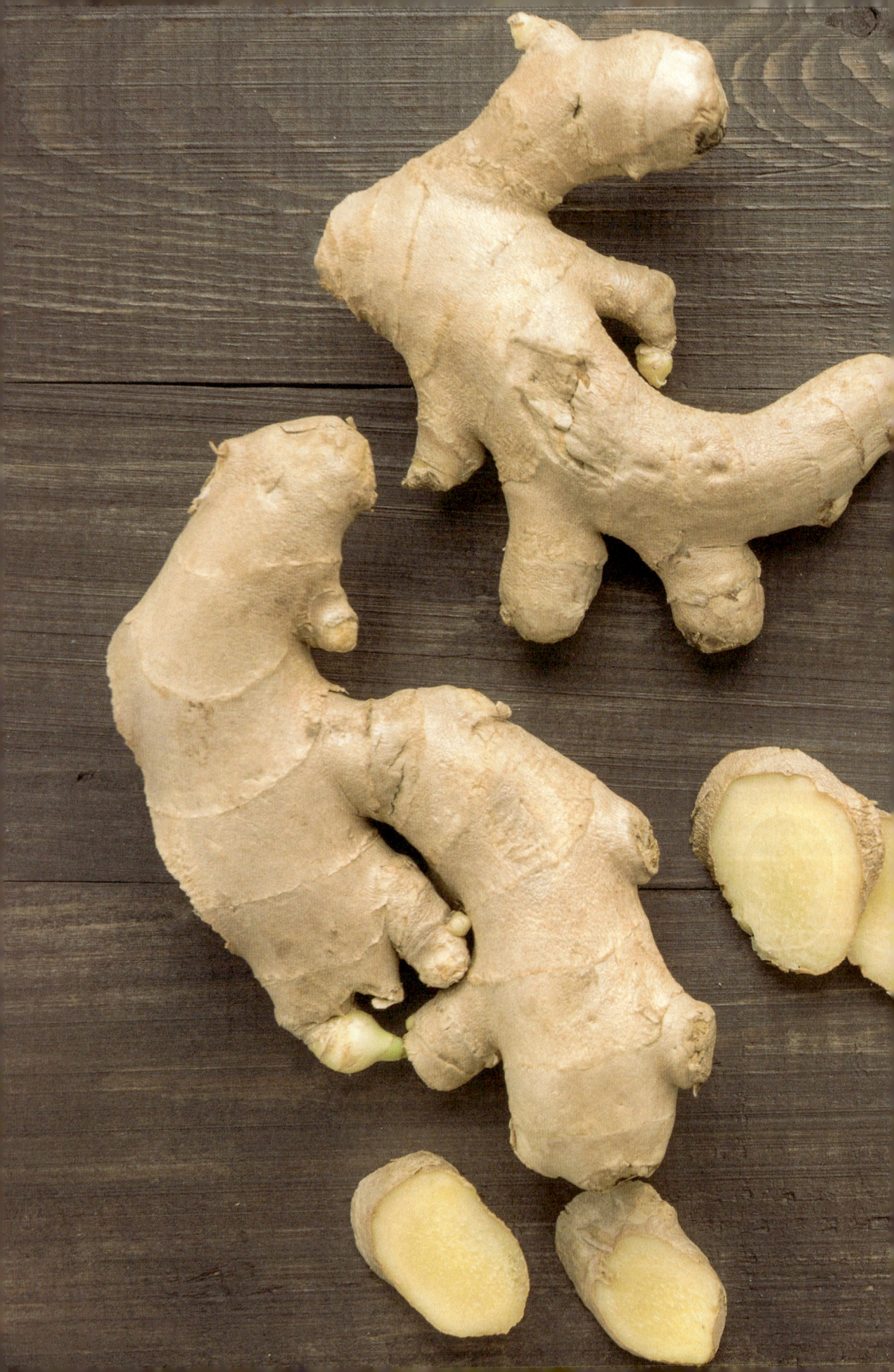

# Professor Pengs Geheimnisse des gesunden Essens

*Es möge dir wohl ergehen* lautet das Motto der Klinik, in der ich seit rund zwölf Jahren tätig bin. Zu Beginn konnte ich das Motto mit meinen Gerichten noch nicht zufriedenstellend umsetzen. Ich merkte es den Patienten an, dass sie manches nicht gut vertrugen, obwohl es ihnen schmeckte. Ich experimentierte, variierte den Speiseplan, erinnerte mich an das, was ich auf Kreta gesehen hatte. Ich dachte auch über die Fünf-Elemente-Küche und andere Philosophien nach. Doch das alles passte nicht zum Konzept der Klinik, in der wir nicht mit Verzicht arbeiten und auch nicht in Schubladen denken. Ich beriet mich mit Dr. Friedl. Wir wussten beide, dass es am besten wäre, wenn ich eine Weile in China studieren würde. Doch die Klinik war eben erst eröffnet worden, ich wurde hier gebraucht. So empfahl mir Dr. Friedl Bücher über die chinesische Küche. Sie waren anregend, aber ich bin ein Praktiker. Der Mediziner verfügte über sehr gute Kontakte nach China und lud einen weltberühmten Professor aus Sichuan ein, der mich in die Geheimnisse der chinesischen Heilpflanzen einweihen sollte. Ich setzte große Hoffnungen in diesen Unterricht, denn ich wünschte mir, dass die Patienten nach meinem Essen einen ebenso belebten Eindruck machten wie nach einer therapeutischen Anwendung. Sie kamen von einer Massage und wirkten körperlich und seelisch gut genährt. Das wollte ich mit meiner Küche auch erreichen. Die Patienten sollten vom Tisch aufstehen und nicht nur sagen: Es hat gut geschmeckt, nein, sie sollten es spüren: *Das hat mir gutgetan*. Und diese Wirkung sollte lange anhalten, bis zur nächsten Mahlzeit, die wiederum guttun würde.

## Gutes Essen sorgt für guten Schlaf

Ich befürchtete schon, unser Gast habe seinen Flug verpasst. Alle Passagiere waren bereits erschienen, da tauchte, lange nachdem niemand durch die Glastüren am Terminal getreten war, ein chinesischer Herr auf. Professor Mingquan Peng ging langsam und strahlte eine Ruhe und Würde aus, die mich sofort faszinierte. Und ich spürte, dass mir dieser Heilkundige aus Sichuan viel würde beibringen können. Er ist ein weltweit bekannter Experte der chinesischen Diätetik, insbesondere für die Integration chinesischer Heilpflanzen in unser tägliches Essen. Was ich in diesem Moment noch nicht wusste, war, dass ich

## Professor Pengs Geheimnisse des gesunden Essens

mich in den nächsten Tagen erst einmal würdig erweisen musste, um sein Schüler sein zu dürfen. Ich sollte ihm beweisen, dass ich es wert war, die alten Familientraditionen und Geheimrezepturen anvertraut zu bekommen und dann auch weiterentwickeln zu dürfen. Stundenweise stand uns ein Dolmetscher zur Verfügung. Mit dem Englischen klappte es nur in Brocken, doch je besser der Professor und ich uns kennenlernten, umso seltener benötigten wir den Dolmetscher. Ich lernte viel. Doch ich muss gestehen, dass ich anfangs selbst noch zweifelte. Professor Peng war davon überzeugt, dass Essen bei jedem Menschen eine bestimmte Wirkung entfaltet. Ich ging noch immer davon aus, dass dies nur bei kranken Menschen der Fall sei. Da bereitete er mir einen Gurkensalat mit Geißblattblüte zu und schaute mir beim Essen zu. Der Salat schmeckte nicht besonders gut, doch ich aß brav auf. Zum Abschied gab mir der Professor den Rat, ich solle mich in dieser Nacht gut zudecken, es könne kalt werden. Ich nickte. Es war nicht kalt. Und mir war ohnehin fast nie kalt. Doch in dieser Nacht fror ich. Ein Zufall? Am nächsten Tag kochte der Professor erneut für mich, diesmal Garnelen mit Hühnerbrühe und Zimtbaumrinde. Das schmeckte mir besser als der Gurkensalat, wieder beobachtete er mich beim Essen und verabschiedete mich mit der Voraussage, dass ich nachts sicher nicht zu frieren brauchte. Ich würde eher schwitzen. Und so war es auch. Muss ich betonen, dass ich seit diesem Erlebnis Feuer und Flamme war? Wenn ich als gesunder Mensch schon so deutlich gespürt hatte, wie das Essen mein Befinden beeinflusste, wie konnten diese Heilpflanzen, von denen es ja Hunderte gibt, erst den Patienten helfen! Oder sie konnten prophylaktisch eingesetzt werden, oder ich konnte damit die Speisen bekömmlicher machen.

Je freundlicher wir unseren Körper behandeln, desto länger wird er beschwerdefrei bleiben. Wir achten auf seine Bedürfnisse und schonen ihn, indem wir ihm durch die Auswahl der Speisen und ihre Verarbeitung Arbeit abnehmen bei der Verdauung. So verschleißen wir den Körper weniger und bleiben im Alter länger vital.

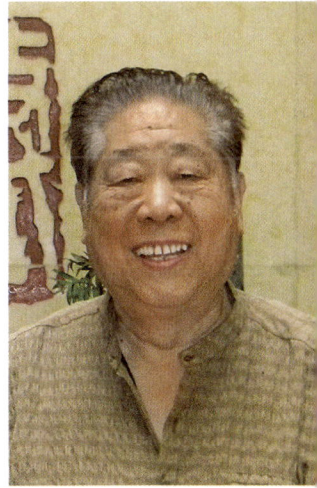

Professor Mingquan Peng

Essen, was gesund macht

## Wer mit Geduld einkauft, kauft gesund ein

Das bewusste Essen beginnt bereits beim Einkaufen. Mein erster Einkauf mit Professor Peng ist unvergessen. Es war am zweiten oder dritten Tag seines Aufenthalts. Ich fuhr mit ihm nach München, wo ich drei große Asia-Shops ausfindig gemacht hatte. Professor Peng sollte alles einkaufen, was er benötigte. Ich war erleichtert, als ich einen Parkplatz vor der Tür des ersten Ladens fand, denn die Zeit war knapp bemessen. Ich musste schnell zurück in die Klinik, schließlich sollte ich das Mittagessen vorbereiten. Im Laden packte ich einen Einkaufswagen und raste durch die Warenreihen. Aber wo war der Professor? Ich drehte mich um. Er stand noch immer im Eingangsbereich. Ich blickte auf meine Uhr. Ich wollte ihn nicht drängen, aber die Zeit, *meine* Zeit raste. Schließlich blieb ich selbst stehen und beobachtete, wie er mit nervenaufreibender Langsamkeit die Regale inspizierte. Er schaute viele Waren an, Gemüse nahm er zur Hand, roch auch mal daran oder prüfte seine Konsistenz. Doch er legte kein einziges Lebensmittel in den Wagen. Wir waren ohne Dolmetscher unterwegs. Ich konnte ihn nicht fragen und vermutete, dass ihm die Auswahl in diesem Geschäft nicht gefiel. Also würden wir in das nächste fahren, und wenn er dort auch nicht fündig wurde, in das dritte – wenn die

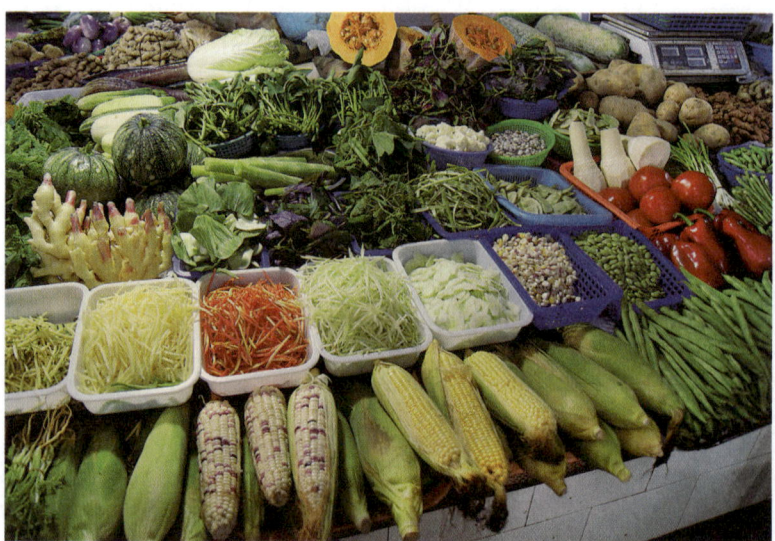

Gemüseangebot im chinesischen Supermarkt

Professor Pengs Geheimnisse des gesunden Essens

Zeit noch reichte. Was fraglich war bei dem Tempo, das der Professor an den Tag legte.

Wir verließen den Laden. Das heißt, ich verließ ihn. Der Professor brauchte sogar zum Hinausgehen eine Ewigkeit. Nein, er kam gar nicht. Ich ging zurück – und traute meinen Augen kaum. Professor Peng hatte nun selbst einen Einkaufswagen, und da lagen schon einige Lebensmittel drin! In dem Moment begriff ich seine Taktik. Er hatte sich zuerst einen Überblick verschafft, um dann in der nächsten Runde auszuwählen. Als ich ihn besser kennengelernt hatte, verstand ich ihn auch immer besser. Wie soll man richtig einkaufen, wenn man über das Angebot nicht Bescheid weiß. Wieso soll man Blumenkohl kaufen, wenn er schlapp und wie tot im Regal liegt, selbst wenn man sich Blumenkohl zum Mittagessen vorgenommen hat. Qualitätsbewusstsein bedeutet nicht nur, in den richtigen Läden – in unseren Breiten bio – einzukaufen, sondern dort auch noch einmal genau zu prüfen, ob das, was man kaufen möchte, der erwarteten Qualität entspricht. Als ich meiner Familie abends von Professor Peng erzählte, wurde ich gefragt, ob ich mich nicht schrecklich aufgeregt hätte. Mein Temperament war damals noch eher hitzig. Ich hasse es zu warten. Aber nein, stellte ich verwundert fest. Irgendetwas im Wesen des Professors hatte mich beruhigt. Er strahlte so viel Ruhe, Würde, ja fast Erhabenheit aus, dass mir das Warten nichts ausmachte. Und davon abgesehen lernte ich ja auch einiges dabei.

> **Professor Peng rät**
> - Zeit zum Einkaufen nehmen.
> - Vor der Wahl: Überblick verschaffen.
> - Auf Qualität achten.
> - Speiseplan dem vorhandenen Angebot anpassen.
> - Frische und biologische Lebensmittel bevorzugen.

## Der Karpfenkopf

Professor Peng blieb drei Monate in der Klinik Silima. Nachdem er mich in die theoretischen Grundlagen eingewiesen hatte, kochten wir zusammen. Dabei kam es zu manchen Situationen, in denen ich heilfroh war, dass ich vor seinem Besuch einen Kurs in chinesischer Alltagskultur gebucht hatte. Mir war klar, dass wir uns deutlich unterschieden in unserer Mentalität, unseren kulturellen Werten und Gepflogenheiten, und ich wollte unseren Ehrengast nicht brüskieren. Ich war der einzige Koch in diesem Kurs. Die anderen Teilnehmer kamen alle aus der Wirtschaft. Ihre Firmen unterhielten geschäftliche Beziehungen zu chinesischen Unternehmen. Die Kursteilnehmer wollten sich auf erfolgreiche Verhandlungen vorbereiten. Wir lernten,

Essen, was gesund macht

dass wir einen Chinesen nie in die Situation bringen durften, sein Gesicht zu verlieren. Und dass man niemals sagt, was man selbst möchte, sondern dies stets als Fürsorge für andere formuliert. Natürlich kam mir das etwas umständlich vor. Sind wir in Deutschland nicht auch stolz darauf, dass wir direkt und offen kommunizieren und so auch auf unsere Ziele zumarschieren? Letzteres hatte ich schließlich auch getan, als ich diesen Kurs belegte, der mir unschätzbare Dienste erwies. Nach einem langen Arbeitstag sagte Professor Peng beispielsweise: »Wir hören für heute auf, weil du müde bist.«
Ohne den Kommunikationskurs hätte ich dies zurückgewiesen. Aber nein, ich war kein bisschen müde, ich brannte darauf, noch mehr zu erfahren, von mir aus würden wir nicht mal eine Pause brauchen. Das im Kurs Erlernte ließ mich die versteckte Botschaft des Professors erkennen, die da lautete: Ich bin müde. Das hätte er aber niemals gesagt, denn es wäre unhöflich mir gegenüber gewesen. Ich bedankte mich für seine Fürsorge, und der Professor zog sich zurück. Diese Rücksichten auf kulturelle Unterschiede in der Kommunikation halfen mir später, als es um große Dinge ging wie den Karpfenkopf.
Natürlich hatte Professor Peng andere Speisenvorlieben als ich oder unsere Patienten, denen er das Beste angedeihen lassen wollte. Zum Beispiel einen Karpfenkopf, den er besonders für die Behandlung von Kopfschmerzen empfahl. In der chinesischen Medizin wird oft Gleiches mit Gleichem behandelt. Doch allein die Vorstellung, wir würden den Patienten einen Fischkopf servieren, aus dem sie zwei tote Augen anstarrten, war grotesk. Nun konnte ich aber nicht zu Professor Peng sagen, dass dies unmöglich sei. Das wäre nach chinesischem Verständnis sehr unhöflich gewesen. So bedankte ich mich für seine hervorragende Idee, teilte ihm aber bedauernd mit, ich könne in unserer Region im Moment keine Karpfenköpfe auftreiben. Ob wir das Rezept vielleicht mit einem Rotbarsch – ohne Kopf! – umsetzen könnten? Der Professor wollte mir meine Unfähigkeit, Karpfenköpfe zu beschaffen, nicht vorhalten und stimmte zu. »Ja, das ist möglich.« Ich bemerkte, dass er sich zu diesem Kompromiss durchringen musste, auch er wollte mich nicht in die Situation bringen, mein Gesicht zu verlieren.
Es war nicht möglich, viele der Speisen aus China eins zu eins zu übernehmen. Aber darum ging es ja auch nicht. Ich wollte die asiatischen

Professor Pengs Geheimnisse des gesunden Essens

Grundlagen mit meinem eigenen Wissen verbinden, um in der Synthese etwas Neues, Leckeres und Bekömmliches zu schaffen. Und da sich die Patienten durchweg positiv zum veränderten Speiseplan äußerten, wusste ich, dass ich auf dem richtigen Weg war. Es gibt übrigens auch Speisen, die in beiden Küchen bekannt sind. Eine davon sorgte sozusagen für meine Initiation.

## Grünes Licht für die guten Kräuter

Meine Meisterprüfung zum Schüler bestand ich nach zwei Wochen: Mir gelang es, den Professor zu verblüffen, was er allerdings zu verbergen suchte. Doch ich nahm es deutlich wahr, denn danach war unser Lehrer-Schüler-Verhältnis ein anderes. Ich hatte mich nun als würdig erwiesen, in die Geheimnisse der Kräuterpflanzen eingeweiht zu werden.

Dies verdankte ich einem kleinen Kunstgriff: Wie immer stand der Professor beim Kochen hinter mir und zeigte mir, was ich tun sollte. In diesem Fall, beim Herstellen von Wan Tan – wir nennen diese Speise Spinatmaultaschen –, sollte ich den klein geschnittenen Spinat in den Teig für die Maultaschen geben. Dann pürierte der Professor den Teig, und so entstand ein weißer Teig mit grünen Punkten.

Das war für meinen Geschmack nicht farbig genug. Und deshalb fragte ich ihn, ob ich ausnahmsweise vorgehen könne, wie ich es gewohnt sei.

»May I do it my way?«

Der Professor verstand kaum Englisch und schaute mich fragend an. Anstatt zu erklären, handelte ich, pürierte den frischen Blattspinat in viel Wasser, setzte ihn in einem Topf auf, den ich erwärmte, bis der grüne Farbstoff durch das Eiweiß im Spinat gebunden wurde und an die Oberfläche stieg. Dazu darf diese sogenannte Spinatmatte nicht aufkochen. Ich schöpfte die Spinatmatte ab und gab sie in eine Schüssel, unter der eine zweite Schüssel mit Eiswürfeln stand, damit die Matte schnell abkühlte. Dann verquirlte ich sie mit Eiern und widmete mich der Herstellung des Nudelteigs. Und der war nicht nur punktuell grün, sondern gleichmäßig grasgrün: Dies gab mir grünes Licht, in die Geheimnisse der Heilpflanzen eingeweiht zu werden. Der Zauberlehrling war aufgestiegen.

> **Professor Pengs Praxis**
> - Bewährte Traditionen fortführen.
> - Horizont erweitern und neue Rezepte und Zubereitungsarten ausprobieren.

Essen, was gesund macht

## Ruhe ist ein Gewürz

Die Heilpflanzen, deren Wirkung ich nun nach und nach kennenlernte, inspirierten mich zu immer neuen Rezepten. Aber auch für mich persönlich veränderte Professor Peng viel: In der Regel stand er, wie erwähnt, rechts hinter mir und beobachtete mein Handwerk. Er selbst war ja kein Koch, er war heilpflanzenkundig. Das Waschen, Schneiden, Vorbereiten überließ er mir. Manchmal aber war er einfach verschwunden. Wie ich dann erfuhr, nahm er sich eine Auszeit und kehrte ausgeruht zurück. Das veranlasste mich, über mein Arbeitspensum nachzudenken. Zwölf Stunden waren nicht ungewöhnlich. Irgendwie stand ich immer unter Strom. Wieso eigentlich? Es ging doch auch anders – und wie gut, das sah ich ja an den Resultaten, die wir erzielten.

Professor Peng veränderte meinen Arbeitsrhythmus, und das hätte ich mir zuvor bestimmt nicht träumen lassen. Ich war es gewohnt, auf Pausen komplett zu verzichten. Während das eine garte, bereitete ich etwas anderes vor, und so ging es von morgens bis oft spät in die Nacht. Gerade die Stunden, in denen der Professor bei mir war, dehnten meine Arbeitszeit aus. Nun hatte ich eine Dreifachbelastung. Meine Aufgaben in der Klinikküche, alles, was mit dem Professor zusammenhing, und nachts tüftelte ich an Rezepten, um die Heilpflanzen in unsere Speisen aufzunehmen. Da kam ich in der Regel auf zwölf bis vierzehn Arbeitsstunden täglich, und die Wochenenden fielen aus.

Professor Peng allerdings achtete auf Pausen. Als ich einige Jahre nach unserem ersten Zusammentreffen China bereiste, dachte ich oft an ihn, wenn ich Köche schlafen sah. Kaum hatten sie ein wenig Freizeit, machten sie es sich im Warenlager bequem, lehnten den Kopf an einen Reissack und genossen ein Nickerchen. Es wird tagsüber viel geschlafen in China, wann immer man kann, nimmt man sich eine Auszeit, so wie wir den Coffee to go. Ich war nun schon so vertraut mit der chinesischen Lebensart, dass es mir nicht in den Sinn kam, diese Menschen als faul zu bezeichnen, nein, sie waren klug, sie gingen ökonomisch um mit ihrer Energie. Das ist das große Geheimnis vieler Chinesen. Sie verschwenden ihre Kräfte nicht, indem sie alles gleichzeitig machen, sie achten auf die Balance dessen, was kommt und was geht. Und sie passen gut auf, dass sie ihre Lebenskraft nicht angreifen, dass sie nicht ans Eingemachte gehen, wie es bei uns heißt. Doch wir bemerken oft gar nicht, dass wir unsere Grenzen übertreten – und uns etwas vom Eingemachten abzwacken … bis eines Tages nichts mehr übrig ist. Der Körper weiß sich dann manchmal nur noch mit einer Krankheit zu helfen, um uns zur Ruhe zu zwingen, die wir freiwillig nicht einhalten.

Die Begegnung mit dem Professor entschleunigte mein Leben in vielerlei Hinsicht. Zum einen wirkte seine Ausgeglichenheit beruhigend auf mich. Seine Ruhe ging auf mich über, ich entdeckte seine tiefe Behutsamkeit. Nicht er war langsam, nein, ich war oft oberflächlich gewesen. Das wurde mir klar, wenn ich ihn beobachtete. Wie er mit den Lebensmitteln umging – respektvoll und wertschätzend. So aß er auch. Alles, was er tat, geschah achtsam. Da gab es kein Huschhusch. Er nahm die Dinge um sich herum so tief und gründlich wahr, wie ich es nicht kannte. Ich lernte viel von ihm, und mein Leben wurde reicher und bunter. Und verrückterweise schenkte mir die Ruhe, die ich einkehren ließ, mehr Zeit. Doch ohne die richtigen Lebensmittel hätte ich das wahrscheinlich gar nicht geschafft. Der Professor erkannte schnell, dass ich eher ein Hitzkopf war, und empfahl mir kühlende Speisen – in nebensächlichem Tonfall, und als hege er damit keine Absicht, sondern interessiere sich allein für mein Geschmacksurteil. So kam ich körperlich in die Balance und war dabei vital, ausgeglichen und enorm leistungsfähig. Es erstaunte mich selbst, dass ich mich trotz meiner Dreifachbelastung weder angestrengt noch gestresst fühlte. Ich war auch selten müde und in der Regel gut gelaunt. »Man sieht dir nicht an, wie viel du arbeitest«, hörte ich so manches Mal im privaten Kreis. »Du wirkst eher, als kämst du eben aus dem Urlaub.« Durch die richtigen Speisen, die ich nun zu mir nahm, übertrat ich meine Grenzen nicht. Zudem erkannte ich, wie oft ich mir selbst durch mein Temperament im Weg gestanden hatte. Ich hatte etwas beschleunigen wollen und es eher verzögert. Manchmal schmunzelte ich über mich selbst. Aber vielleicht konnte ich das auch, weil ich nun einen klaren Kopf hatte – und gleichzeitig maximale Energie, die ich ohne Umstellung meines Speiseplans viel schneller verbrannt hätte. Professor Peng drängte mir diese Speisen oder neue Verhaltensweisen nicht auf. Er wollte ja nicht, dass ich mein Gesicht verlor. Doch ich bemerkte sehr wohl, wenn er mir etwas ans Herz legte, und befolgte seinen Rat gern. So »kühlte« der Professor mich »herunter«, und ich lief nun mit optimaler Betriebstemperatur. Das eröffnete mir einen neuen Blick für bemerkenswerte Kleinigkeiten im Alltag und für die Schönheit der Natur.

Professor Peng praktizierte morgens Qi-Gong. Manchmal sah ich ihn von einem Fenster der Küche aus, doch er wählte jeden Morgen einen anderen Ort für seine Übungen. Einmal fragte ich ihn, warum. Er neigte den Kopf und winkte mir, ihm zu folgen. So standen wir unter einer der vier Eichen auf dem Klinikgelände. Der Professor bedeutete mir, tief einzuatmen, und erklärte mir mit Zeichensprache und seinem holprigen Englisch, dass an dieser Stelle unter dem Baum, wo die Sonne durch die Blätter schien, frischer Sauerstoff entstehe, mit dem wir uns nun erfüllten, für einen neuen energiereichen Tag. Seite an Seite atmete ich mit dem Professor und spürte es nun selbst, wie das *Qi,* die Lebensenergie, mich durchdrang. Und dann gingen wir in die Küche und begannen unser Tagwerk.

Staunend nahm ich wahr, wie ich immer ruhiger und gelassener wurde, ohne an Spannkraft einzubüßen. Ich nahm mir Zeit, und sie fehlte nirgends. Gut gelaunt erledigte ich alle meine Pflichten, die mir leicht von der Hand gingen. Und manches Mal kam es mir so vor, als sei meine neue Ausgeglichenheit ein Gewürz, das den Geschmack der Speisen bereicherte.

> **Professor Pengs Praxis**
> - Achtsamer Umgang mit der Natur
> - Konzentration auf eine Sache, anstatt sich zu verzetteln.
> - Gelassen, ruhig und mit Freude den Tag gestalten.
> - Nicht zu viel vornehmen.
> - Pausen einhalten.

## Essen mit Muße

Professor Peng veränderte auch mein Essverhalten. Wie die meisten Köche nahm ich mir viel zu wenig Zeit zum Essen, und oft aß ich zwischendurch, während ich kochte, im Stehen. Das Frühstück fiel bei mir sogar häufig aus. Damit kam ich bei Professor Peng nicht durch. Wenn wir uns morgens nach seiner Qi-Gong-Praxis in der Küche trafen, bereitete er zuerst einmal Frühstück für uns beide zu. Das war gewöhnungsbedürftig für mich, nicht nur, weil ich morgens gewöhnlich gar nichts aß, sondern auch, weil seine Speisen neu für mich waren. Es gab fast immer etwas Warmes, oft eine Gemüsesuppe oder kleine Pfannkuchen. Wir setzten uns und aßen diese Mahlzeit mit Ruhe und Genuss. So bereiteten wir uns auf den Tag vor.

Nach dem Frühstück fragte mich der Professor, was wir für heute geplant hätten. Wir verbrachten die Zeit ja nicht nur in der Küche, ich zeigte ihm auch die herrliche Gegend um den Chiemsee, wir besuchten Lieferanten, Bäckereien, Metzgereien, Gärtnereien und so weiter. Der Professor wollte von mir wissen, was wir an diesen Orten eventuell essen würden. Es dauerte eine Weile, bis ich den Grund dieser wiederkehrenden Frage verstand. Der Professor beurteilte das, was er sich zuführte, in einem Gesamtbild. Er wusste intuitiv, wie viel wovon sein Körper benötigte, und wenn er nachmittags zu Kaffee und Kuchen eingeladen war, verzichtete er davor auf Süßes. Aber war das überhaupt ein Verzicht? Ich glaube nicht, ich glaube, dass er unter dem Strich jeden Tag eine gewisse gesunde Summe erreichte. Das beeindruckte mich. Überspitzt formuliert könnte man sagen: Professor Peng ließ es nie krachen.

Ich gewöhnte mir die warme Mahlzeit zum Frühstück dann ebenfalls an. Wie so oft hatte der Professor recht. Mein Tag begann anders. Das Frühstück stahl mir keine Zeit, im Gegenteil, es schenkte mir Zeit. Ich bereitete mich mental besser auf den Tag vor, und mein innerer Motor lief rund. Morgens braucht der Körper offensichtlich eine warme Mahlzeit. Wir tranken Ingwertee, und unsere Lebensgeister erwachten sanft. Das war etwas anderes, als unmittelbar nach dem Aufstehen zuerst ein Glas kühlen, wenn auch frisch gepressten Orangensaft in den Magen zu gießen. Über diese angeblich gesunde Gewohnheit konnte der Professor nur den Kopf schütteln. Als ich es mir bildhaft vorstellte, wie die Fruchtsäure in den noch schlafenden Magen rinnt, wusste ich, was er meint, und wir nahmen den Orangensaft vom Frühstücksbuffet. Nur ein einziger Patient vermisste ihn. Im Gespräch hörte ich dann aber, dass er zu Hause morgens nie Orangensaft trank, nur in Hotels, weil er da auf dem Buffet stand und weil das doch so gesund sei. In China wird zum Frühstück übrigens auch keine kalte Butter serviert, alle Speisen am Morgen sind ihrem Charakter nach warm und leicht verdaulich. Viele Europäer sind überrascht, wie gut ihnen der Hirse- oder Reisbrei bekommt, wenn sie sich erst einmal überwunden haben, ihre Gewohnheiten aufzugeben. Besonders Menschen mit Stoffwechselerkrankungen oder Personen, die an Magen oder Bauchspeicheldrüse operiert wurden, profitieren von diesem bekömmlichen Start in den Tag. Was nicht heißt, dass man Orangensaft prinzipiell meiden soll! Orangensaft ist gesund – aber es kommt

> **Professor Pengs Praxis**
> - Den Tag mit einer warmen, leicht verdaulichen Speise beginnen.
> - Dem nüchternen Magen keine Fruchtsäure zumuten.
> - Obst vor dem Verzehr kurz in einer Pfanne mit Pflanzenöl und einer Scheibe Ingwer erwärmen.
> - Süßes in Maßen essen.

eben immer auf den Zeitpunkt an, und morgens »erschreckt« er den Körper mehr, als dass er ihm gut bekommt. Wenn wir in der Klinik morgens Obst servierten, schwenkten wir es nun kurz in Pflanzenöl mit einer Scheibe Ingwer in der Pfanne, gaben manchmal Mandeln oder Walnüsse hinzu. So brachen wir die Struktur des rohen Obstes und machten es bekömmlich. Fruchtzucker wird nicht von jedem Menschen vertragen, manche bekommen davon Durchfall oder Hautausschlag. Obst ist nicht immer und unter allen Umständen gesund. Auf nüchternen Magen oder in zu großen Mengen genossen, erschwert frisches Obst einen guten Start in den Tag. Es fordert den Körper so sehr heraus, als würde er unmittelbar nach dem Aufwachen zu einem Tausendmeterlauf starten. Kein verantwortungsbewusster Sportler würde das Aufwärmen und Dehnen ausfallen lassen. Auch unser Magen braucht ein Aufwärmprogramm, und nicht nur er, sondern der ganze Körper, der Mensch.

## Weshalb Vielfalt im Geschmack so wichtig ist

Für Professor Peng musste die Nahrungsaufnahme wortwörtlich rund sein. Wenn er das sagte, malte er oft einen Kreis in die Luft. Essen war für ihn keine Tätigkeit, die zeitlich begrenzt reine Nahrungsaufnahme ist. Essen hält im Wortsinn Leib und Seele zusammen, da es seiner Auffassung nach über das Leben des Menschen bestimmt – du bist, was du isst. Und wie du isst. Und in welcher Menge du welche Speisen in welcher Reihenfolge zu dir nimmst. Professor Peng verzichtete auf nichts, doch er aß nie über den Kreis hinaus. Er wusste intuitiv, wie groß sein persönlicher Kreis war, und überdehnte ihn nicht. Er hätte sich nicht hinreißen lassen, irgendwelchen Gelüsten nachzugeben, wie es uns so oft passiert. Wir gehen an einer Bäckerei vorbei, aus der es verlockend duftet, schon stehen wir im Laden und kaufen, was wir gerochen haben, ohne einen Gedanken an unser geplantes Nahrungsbudget für diesen Tag zu verschwenden. Genau betrachtet verhielt sich der Professor wie ein Koch, der ja auch nicht nur eine Mahlzeit plant, sondern mehrere. Reste werden verwertet, der Bedarf an Mineralien, Wirkstoffen, Vitaminen, Kohlehydraten, Fett, Eiweiß muss gedeckt werden und so weiter. Insofern kam mir seine Philosophie sehr entgegen. Nur hatte ich sie noch nicht auf mich selbst angewendet, lediglich auf die Speisepläne, die ich für unsere Patienten erstellte.

Professor Peng war niemals dogmatisch, sondern neugierig. Er aß eine Weißwurst und trank dazu sogar ein paar Schlucke Weißbier. Aber die zweite Weißwurst lehnte er ab. Er wusste jetzt, wie Weißwurst schmeckt, und er hatte diese eine mit Genuss verzehrt, ohne schlechtes Gewissen, obwohl Weißwurst sicher nicht zu seinem gesunden Ernährungsprogramm zählte. Das faszinierte mich immer wieder: sein Maßhalten und seine Genussfähigkeit. Denn essen wir nicht oft scheinbar »Verbotenes«, und das unmäßig? Statt das eine Stück Schokolade zu genießen, wird die ganze Tafel geschlachtet. Ich fragte mich, ob Genussfähigkeit nicht gleichzeitig zum Maßhalten führen würde. Die chinesische Diätküche lebt nicht von Verbot und Verzicht. Gegessen werden darf fast alles. Das handwerkliche Können zielt darauf, durch die geeignete Kochtechnik die Verträglichkeit zu verbessern und Gesundheit und Gaumenfreude auf einem Teller zu vereinigen. Denn das Ausklammern ganzer Lebensmittelgruppen oder das radikale Vermeiden von bestimmten Nahrungsmitteln reduziert die Vielfalt und gibt dem Körper nicht alle Nährstoffe, die ihm zustehen. Auch schon vor der Begegnung mit Professor Peng war ich der Ansicht, dass das weder unserer Gesundheit noch unserem Wohlbefinden zuträglich ist, und er bestärkte mich darin.

Professor Pengs Philosophie rund um die Ernährung besteht aus diesen bekömmlichen Bausteinen:

> Iss mit Köpfchen,
> Damit es deinem Körper gutgeht.
> Genieß mit allen deinen Sinnesfreuden,
> Damit es deiner Seele gutgeht.
> Nimm dir Zeit zum Essen, nur so hast zu Zeit zum Leben.

## Die fünf Geschmacksrichtungen

Ein rundes Essen beinhaltet Aromen mit den Geschmacksrichtungen: scharf, sauer, süß, salzig und bitter. Indem wir in unseren Breiten vorwiegend süß essen, nehmen wir uns selbst viel Geschmack weg. Die Geschmacksrichtung bitter kommt so gut wie gar nicht mehr vor, sie wurde sogar aus Pflanzen herausgezüchtet, die ursprünglich viele Bitterstoffe in sich trugen, etwa Salatgurken. Aber auch bei der Zubereitung bitterer Nahrungsmittel werden die – übrigens für die Herzfunktion sehr gesunden – Bitterstoffe eliminiert. In der Gourmetküche ist es beispielsweise üblich, Chicoréesalat so lange im warmen Wasser zu baden, bis er nahezu vollständig entbittert ist, im Wasser sind dann mehr Bitterstoffe enthalten als im Salat, und es ist fast zu empfehlen, ein Glas dieses Wassers zu trinken, um sich mit Bitterstoffen zu versorgen. Diese Ablehnung des Bitteren führt zu einem reduzierten Geschmackserlebnis.

### Die scharfe Note

Scharfe Speisen werden bei uns selten gegessen. Anders sieht das in Asien aus, wo Schärfe eine wichtige Eigenschaft vieler Gerichte ist. Und das kommt nicht von ungefähr: Wenn es sehr heiß und dazu vielleicht auch noch feucht ist, vermehren sich Bakterien schneller. Hinzu kommt, dass die Kühlkette in manchen Ländern nicht mit einer mitteleuropäischen zu vergleichen ist. Fleisch hängt in praller Sonne auf dem Markt, wo es verkauft wird. Träge wedelt der Metzger die Fliegen von einem Kalbskopf. Was wir ohne Not nicht kaufen würden, weil es unseren hygienischen Vorstellungen widerspricht, vertragen die Einheimischen gut. Und das liegt nicht nur an der Art der Zubereitung – lange Kochzeiten –, sondern auch an der Schärfe: Sie wirkt antibakteriell. Schärfe ist ein Schutz, auch für die Pflanzen, die Schärfe produzieren, weshalb Tiere sie meiden. Scharfe Speisen wirken aber auch kühlend. Wir schwitzen äußerlich, wenn wir sie genießen, und innerlich kühlt der Körper ab. Zu scharf verdirbt den Geschmack, aber wenn eine Speise ausgewogen scharf gewürzt ist, stimuliert die Schärfe die Rezeptoren auf der Zunge, was uns auch andere Geschmacksnoten besser empfinden lässt. Insofern dient die wohldosierte Schärfe als Geschmacksverstärker. Eine Überdosis an Schärfe kann durchaus zu Schmerzen führen – und dem Ruf nach der Feuerwehr! Wobei Wasser nicht lindert – besser ist es, Schärfe mit etwas Reis zu mildern.

Da man in unseren Breiten selten scharf isst, schrecken viele Menschen vor scharfen Speisen erst einmal zurück. Scharfes Essen ist aber Trainingssache. Bei »Anfängern« verwende ich gern getrocknete Chilifäden, die erhält man heute in jedem gut sortierten Supermarkt oder im Feinkostgeschäft. Diese Chilifäden gebe ich beim Anrichten der Speisen – nicht mitkochen! – darüber. Ein paar Fäden auf den Reis, auf das Gemüse, in den Salat oder in die Suppe. Je nachdem, wie lang ein Gast diese Chilifäden nun im Munde behält, entfaltet sich Schärfe. Wer den Bissen schnell schluckt, entschärft ihn. So können auch Menschen, die eigentlich nicht gern scharf essen, von der antibakteriellen Wirkung scharfer Gewürze im Magen und im Verdauungstrakt profitieren.

Da die guten Eigenschaften von scharfen Speisen vielerorts bekannt sind, glauben manche Menschen, sie sollten beispielsweise viel Ingwer essen, um ihre Abwehrkräfte zu stärken. Ingwer gehört ja zu den scharfen Nahrungsmitteln. Doch wenn man zu viel Ingwer aufnimmt, kann man auch Bauchschmerzen bekommen. Die Fasern des Ingwer setzen sich an die Magenwand oder wickeln sich um die Darmzotten. Deshalb bevorzuge ich Ingwertee. Der ist gut verträglich und schenkt Schärfe auf bekömmliche Art. Aber natürlich verzichte ich nicht auf Ingwer beim Kochen, ganz im Gegenteil: Er zählt zu den Grundbausteinen der asiatischen Küche.

Angeblich macht sehr scharfes Essen sogar glücklich. Denn als Reaktion auf den Schmerz – oder wenn der Schmerz nachlässt? – schüttet der Körper Endorphine aus. Insofern befindet sich das Scharfe in guter Gesellschaft des Sauren, das ja lustig machen soll.

## Die saure Note

Saure Speisen aktivieren Leber und Galle und leiten Schlackenstoffe aus dem Körper. Sauer macht also nicht nur lustig, es räumt auch auf. Und so schmeckt es ja auch, ein bisschen frisch und sauber. Da die Verbindung zwischen süß und sauer als sehr wohlschmeckend gilt, ernähren wir uns mittlerweile nicht nur zu süß, sondern auch zu sauer, also zu süßsauer, was auch daran liegt, dass Zucker billig ist. Man könnte für die Süße bei einer Ente süßsauer eine Ananas oder Mango einsetzen. Aber Zucker ist billiger. Und so ersetzt der Zucker oft die Frucht. Hinzu kommt, dass auch viel Salat gegessen wird, und der ist häufig mit Essig angemacht – einem der bekanntesten sauren Lebensmittel, da Essig konservierende Eigenschaften hat. Im Winter werden auch süße Typen sauer, wenn sie nämlich täglich Orangensaft auspressen und Zitrone in ihren Tee geben, um ja keinen Vitamin-C-Mangel zu erleiden und keine Erkältung zu bekommen. Der entgehen sie hoffentlich – der Übersäuerung womöglich nicht, und dann fühlen sie sich schlapp, müde, energielos, was eine Reihe von Krankheiten entstehen lassen kann. Bei einer Übersäuerung verengen sich die Gefäße, und die Blutzirkulation wird gehemmt – auch das Vitamin C wird dann nicht optimal im Körper verteilt.

### Die süße Note

In unserer Gesellschaft wird, wie eingangs erwähnt, vorwiegend süß gegessen, was aber vielen Menschen gar nicht bewusst ist, da sie die allgegenwärtige Süße für natürlich halten. Gerade in letzter Zeit werden die Verbraucher auf versteckten Zucker in unserer Nahrung hingewiesen, der sich in vielen industriell gefertigten Produkten sowie Getränken befindet. Für eine gesunde, runde Ernährung ist es wichtig, auch über diesen versteckten Zucker Bescheid zu wissen, der übrigens reichlich in Obst vorkommt, als Fruchtzucker. Unter Fruchtzuckerunverträglichkeit leiden mittlerweile immer mehr Menschen, oft sogar diejenigen, die sich besonders gut ernähren wollen und viel Obst essen. Gerade in beliebten Südfrüchten wie Ananas oder Mango ist sehr viel Fruchtzucker enthalten und in allen Trockenfrüchten, beispielsweise in Rosinen. Auch aus chinesischer Sicht ist Zucker mit Vorsicht zu genießen, weil der Blutzuckerspiegel nach dem Genuss rapide ansteigt und es in der Folge zu Heißhungerattacken auf noch mehr Zucker kommt. Besser ist es, diesen Teufelskreis erst gar nicht zuzulassen und auf Zucker zu verzichten oder ihn in Maßen zu sich zu nehmen. Es müssen ja nicht zwei Löffel in einer Tasse Kaffee sein, für den Geschmack genügt einer, der wiederum gar nicht so schlecht ist, weil er die Bitterstoffe im Kaffee aufbricht.

### Die salzige Note

Auch Salz führen wir uns häufig zu viel zu, was, wie beim Zucker, daran liegt, dass industriell gefertigte Nahrung in der Regel üppig gesalzen ist. Auch hier spielt der Preis eine Rolle – Salz ist ein billiges

Professor Pengs Geheimnisse des gesunden Essens

Würzmittel, wenngleich es auch teure Alternativen gibt, die in der Drei-Sterne-Küche verwendet werden. Salz ist ein wahres Zaubermittel, denn es bringt immer viel Geschmack. Genau betrachtet überlagert es den natürlichen Geschmack und somit auch den Nichtgeschmack. So kann Salz sehr leicht Qualitätsmängel verbergen. Wer einmal die Inhaltsstoffe einer Tütengemüsesuppe studiert, wird sich wundern, wie wenig Gemüse und wie viel Salz darin enthalten ist. Was aber gar nicht auffällt, wie gesagt: Salz täuscht uns.

Salz sollte man sparsam verwenden, weil es Wasser im Körper bindet. Je mehr Salz man isst, desto mehr Durst bekommt man, der Körper braucht Flüssigkeit, die aber nicht im Magen bleibt und später ausgeschieden wird, der Körper lagert das Wasser ein, und schlimmstenfalls führt das zu einer Wasseransammlung, was viele Krankheiten entstehen lassen kann.

### Die bittere Note

Bitterstoffe stärken das Herz und die Herzfunktion, klären den Geist und erhöhen unsere Konzentrationsfähigkeit. Sie reduzieren Stress und wirken allgemein ausgleichend, womit sie Nervosität vorbeugen. Bei meinen Reisen ist mir aufgefallen, dass gerade in mediterranen Ländern, die für die gute Gesundheit ihrer Einwohner bekannt sind, bitterer gegessen wird als bei uns. Wenn wir uns zu wenig Bitterstoffe zuführen, schlägt sich das oft in einem unruhigen oder schlechten Schlaf nieder. Man kann es aber auch übertreiben: Zu viele Bitterstoffe trocknen den Körper nämlich aus. Leider gehört auch Kaffee zu den Bitterstoffen, und wegen ihnen lautet die Empfehlung, nicht zu viel Kaffee zu trinken. Die Südländer machen es richtig, indem sie zum Kaffee automatisch ein Glas Wasser servieren, um der Austrocknung durch die Bitterstoffe im Kaffee entgegenzuwirken. Aber das kann man sich ja auch als Nordländer angewöhnen. So hat man auch länger etwas vom Kaffee, denn durch die Austrocknung werden wir müde, und gute Wirkstoffe können sich im Körper nicht optimal verteilen. Also denken Sie an das Glas Wasser – damit der Kaffeegenuss schön lange anhält.

Kurioserweise wissen viele Menschen gar nicht, welche Nahrungsmittel wie schmecken. Manche Lebensmittel haben sogar mehrere Geschmäcker, dazu gehören: Grapefruit – sauer und bitter, Apfel – je nach Sorte sauer und süß.

Essen, was gesund macht

## Die 5 Geschmacksrichtungen der TCM

### Sauer
Ananas, Kiwi, Rhabarber, Zitrone, Erdbeere, Mandarine, Heidelbeere, saurer Apfel, Pflaume, Granatapfel
Hülsenfrüchte, Sauerkraut, Sojasprossen
Joghurt, Quark, Frischkäse, Kefir, Sahne, Sauerrahm
Entenfleisch, Hühnerfleisch
Weizen, Dinkel, Couscous
Sauerampfer, Petersilie, Kresse
Essig, sauer eingelegtes Gemüse, Sekt, Weißwein

### Bitter
Grapefruit, Quitte
Artischocke, Chicorée, Radicchio, Pastinake, Kohlrabi, Rosenkohl, Rote Bete, Endiviensalat
Schafskäse, Ziegenkäse
Lamm, Schaf
Buchweizen, Quinoa, Roggen
Thymian, Basilikum, roter Paprika, Kurkuma
Kaffee, grüner Tee, schwarzer Tee, Rotwein, Bier

### Süß
Honigmelone, Mango, Wassermelone, Aprikose, süße Kirsche, Rosine
Aubergine, Gelber Paprika, Schwarzwurzel, Zucchino, Kürbis, Kartoffel, Karotte, Wirsing, Fenchel, Spargel, Shiitake-Pilz
Erdnuss, Walnuss
Süße Sahne, Butter, Kuhmilch, Ei
Rindfleisch
Gerste, Hirse, Polenta, Hafer, Reis
Safran, Zimt, Vanille
Traubensaft, Fencheltee, Sirup

### Scharf
Radieschen, Kresse, Lauch, Frühlingslauch, Meerrettich
Schimmelkäse
Gans, Pute, Hirsch und anderes Wild
Ingwer, Koriander, Schnittlauch, Süßholz, Dill, Lorbeerblatt, Sternanis, Salbei, Pfeffer, Piment, Curry, Chili, Minze
Reiswein, Alkohol

### Salzig
Alge, Erbse, Linse, Agar-Agar, Olive
Parmesan, gereifter Hartkäse
Salz, Sojasauce
Krabbe, Garnele, Tintenfisch, Forelle, Scholle, Barsch, Lachs, Thunfisch, Räucherfisch
Schwein, Salami, Schinken
Mineralwasser

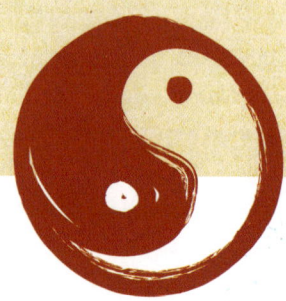

Professor Pengs Geheimnisse des gesunden Essens

Nachfolgend ein Menü, in dem alle fünf Geschmacksrichtungen vertreten sind.

## Menü für alle Geschmacksrichtungen

### Kürbisschaumsuppe mit Ingwer und Chilifäden
süß und scharf

### Krosser Wolfsbarsch mit Kartoffelkruste
salzig und bitter

### Gebratener Chicorée mit Granatapfelkernen, Walnüssen und Pistazien
salzig und bitter

### Glacierte Ananasscheibe mit Honig
sauer und süß

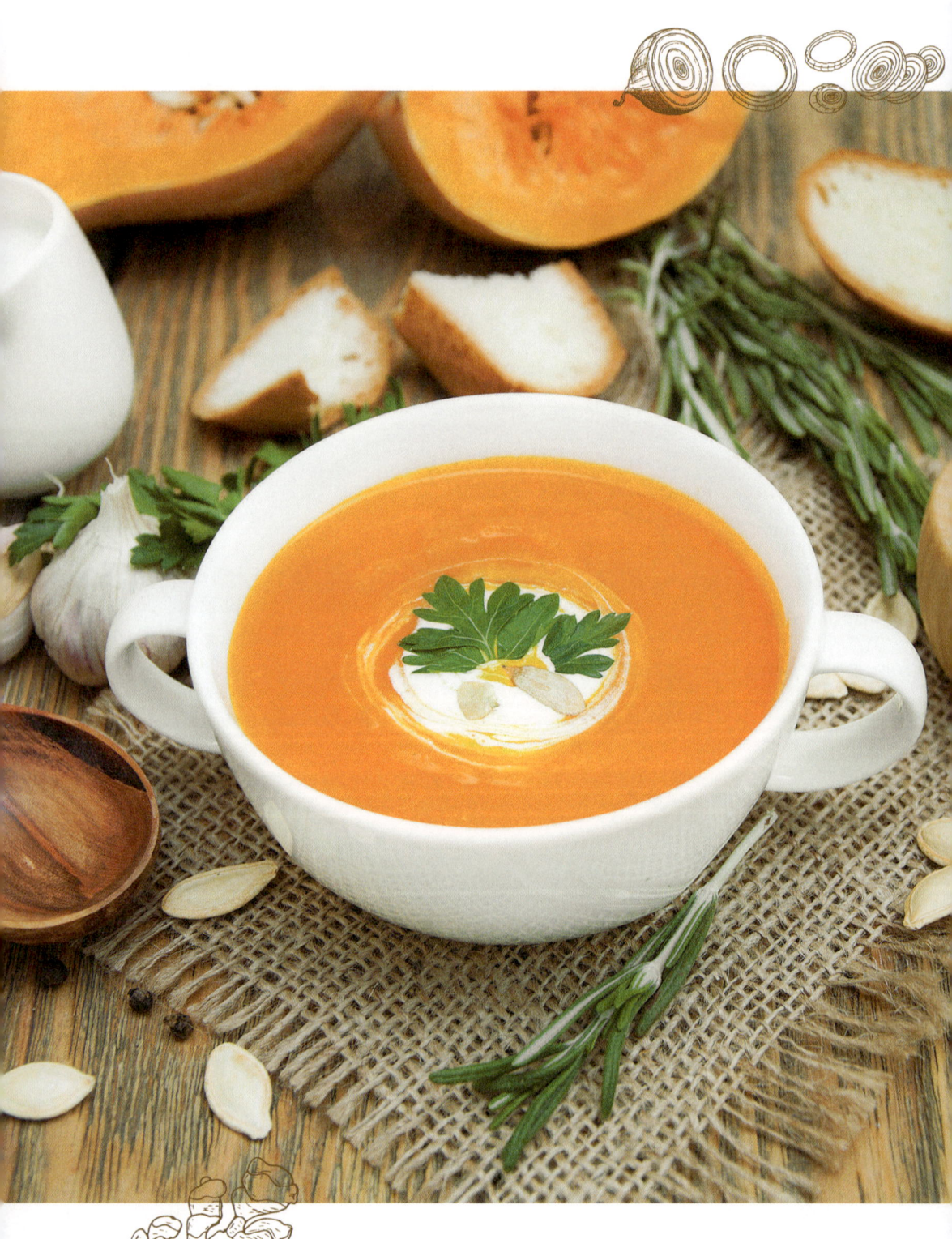

Professor Pengs Geheimnisse des gesunden Essens

## Kürbisschaumsuppe mit Ingwer und Chilifäden*

### Für 4 Personen

| | |
|---|---|
| 10 ml | Pflanzenöl |
| 1 Scheibe | Ingwer |
| 200 g | Muskatkürbis |
| 1 Prise | Kurkuma |
| 1 Prise | Currypulver |
| etwas | Asia Gewürzmischung |
| etwas | Salz, schwarzer Pfeffer |
| 500 ml | Hühner- oder Gemüsebrühe |
| 200 g | Kartoffeln |
| 50 ml | Kokosmilch |
| einige | Chilifäden |

Das Pflanzenöl in einem Topf leicht erhitzen, die Ingwerscheibe zugeben, kurz anschwitzen.

Den Muskatkürbis waschen, schälen, in Würfel schneiden und in den Topf geben. Mit Kurkuma, Curry, Asia Gewürzmischung, Salz und wenig Pfeffer würzen und alles kurz anschwitzen. Mit Hühner- oder Gemüsebrühe auffüllen, rasch aufkochen.

Kartoffeln schälen, in kleine Stücke schneiden und in die kochende Suppe geben. Bei leichter Hitze 15 Minuten leicht köcheln lassen.

Die Kokosmilch zugeben, mit dem Pürierstab mixen, danach nochmals kurz aufkochen, abschmecken, anrichten und mit den Chilifäden nach Geschmack garnieren.

---

\* Zu den Mengenangaben siehe Kapitel »Maße und Mengen verschiedener Zutaten« im Anhang

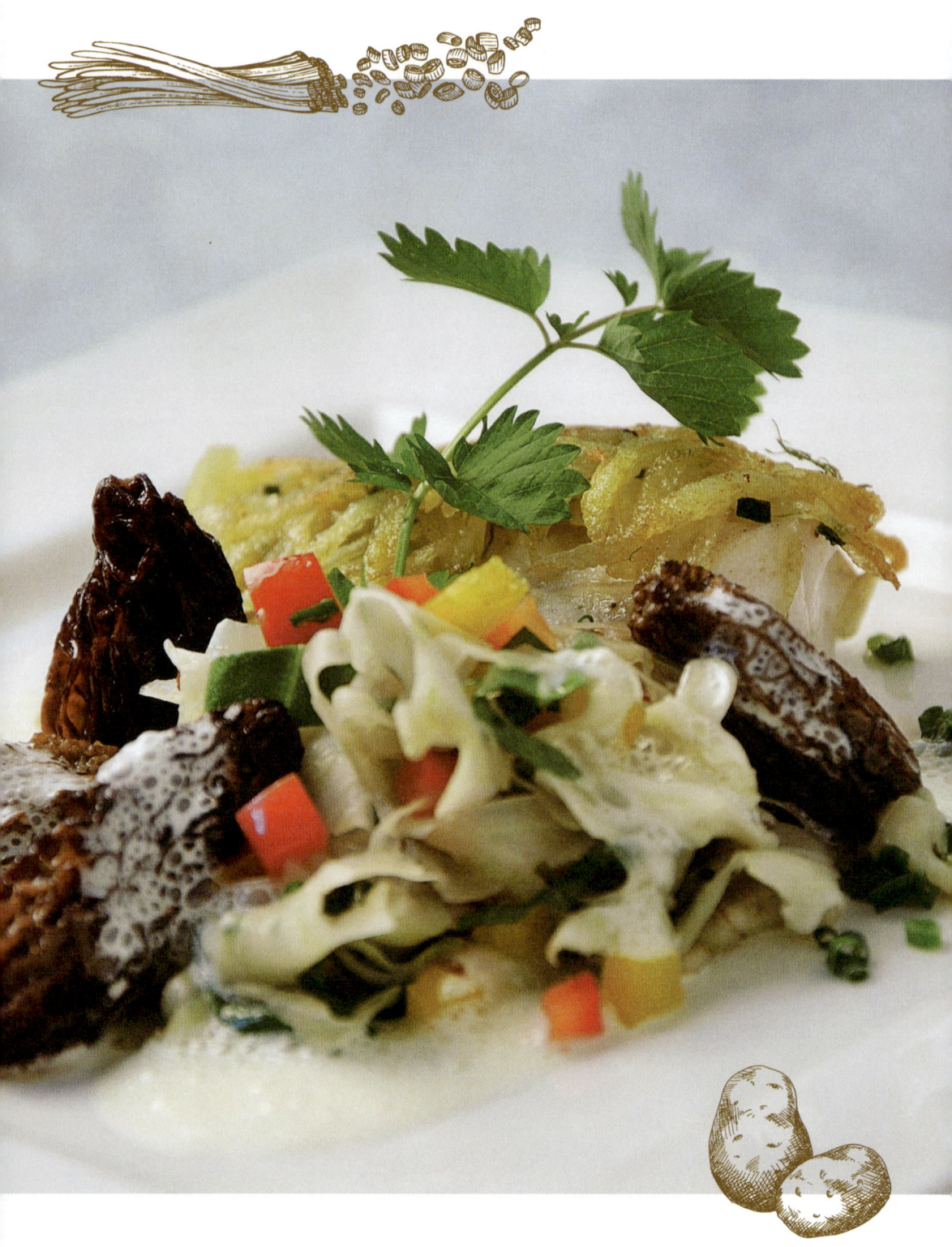

Professor Pengs Geheimnisse des gesunden Essens

## Krosser Wolfsbarsch mit Kartoffelkruste

### Für 4 Personen

| | |
|---|---|
| 480 g | Wolfsbarschfilet mit Haut ohne Schuppen |
| 30 ml | Ingweröl |
| etwas | Salz, schwarzer Pfeffer aus der Mühle |
| 240 g | Kartoffeln |
| 20 g | Lauchzwiebel |
| 5 g | Sesam, weiß |
| etwas | Muskatnuss |
| 1 | Eigelb |
| 15 g | Mehl, griffig |
| 600 g | Chicorée |
| etwas | Paprikapulver, edelsüß |
| 30 g | Walnüsse |
| 4 | Cocktailtomaten |
| 10 ml | Lu Shui |

Das Wolfsbarschfilet waschen, abtrocknen und in vier gleich große Stücke schneiden. Mit etwas Ingweröl einstreichen, mit Salz und Pfeffer würzen und kalt stellen.

Kartoffeln schälen und in kaltes Wasser legen.

Kartoffeln fein raspeln, ausdrücken, mit Salz, Pfeffer, Lauchzwiebel, weißem Sesam und etwas Muskatnuss würzen und mit Eigelb und etwas Mehl vermengen.

Die Kartoffelmasse gleichmäßig dünn auf der Fleischseite der Fischfilets verteilen, mit dem Ingweröl reichlich einstreichen und wieder kalt stellen.

Eine breite Pfanne erhitzen und die Fischfilets mit der Kartoffelkruste nach unten hineinlegen, bei geringer Hitze kross ausbraten, wenden, weitergaren, herausnehmen und im Ofen bei 110 °C warm stellen.

Den Chicorée waschen, putzen, abtrocknen und halbieren. Das restliche Mehl mit dem Paprikapulver vermischen und 10 Minuten stehen lassen. Den Chicorée mit etwas Ingweröl einstreichen, salzen und pfeffern, in der Mehlmischung wenden und in der gleichen Pfanne, in der zuvor der Fisch gebraten wurde, mit dem restlichen Ingweröl bei geringer Hitze goldgelb braten.

### Aus meiner Praxis

- Eine mehlige Kartoffelsorte verwenden.
- Den Fisch bei zwei Drittel der maximalen Leistung braten.
- Fischfilets mit frischen Kräutern würzen, bevor die Kartoffelkruste aufgetragen wird.
- Zum Braten eine beschichtete Pfanne verwenden.

Die Walnüsse und die Cocktailtomaten zum Schluss kurz mit dem Chicorée in der Pfanne leicht anbraten, den Fisch zurück in die Pfanne geben, leicht erwärmen, abschmecken und mit etwas Lu Shui würzen. Den Chicorée und den Fisch auf Tellern anrichten, mit den restlichen Zutaten garnieren und servieren.

## Gebratener Chicorée mit Granatapfelkernen, Walnüssen und Pistazien

### Für 4 Personen

| | |
|---|---|
| 600 g | Chicorée |
| 20 g | Mehl, griffig |
| etwas | Paprikapulver, edelsüß |
| 8 g | Poriapulver |
| 10 ml | Ingweröl |
| etwas | Salz, schwarzer Pfeffer aus der Mühle |
| 1 | Granatapfel |
| 30 g | Walnüsse |
| 20 g | Pistazien |
| 4 | Cocktailtomaten |
| 10 ml | Lu Shui |

Den Chicorée waschen, putzen, abtrocknen und halbieren.
Das Mehl mit dem Paprikapulver und dem Poriapulver mischen und 10 Minuten stehen lassen.
Den Chicorée mit der Hälfte vom Ingweröl einstreichen, salzen und pfeffern, in der Mehlmischung wenden und in einer Pfanne mit dem restlichen Ingweröl bei geringer Hitze goldgelb braten.
Den Granatapfel mit der flachen Hand über eine feste Arbeitsplatte rollen, damit sich die Kerne im Inneren lösen, mit dem Messer halbieren, die Kerne vorsichtig aus der Frucht herauslösen und in eine Schüssel gleiten lassen (Vorsicht, Fruchtsaft färbt stark!).
Walnuss, Pistazien und Cocktailtomaten zum Schluss kurz mit dem Chicorée in der Pfanne leicht anbraten, abschmecken und mit etwas Lu Shui würzen.
Chicorée auf Tellern anrichten, garnieren und servieren.

Professor Pengs Geheimnisse des gesunden Essens

## Glacierte Ananasscheibe mit Honig

### Für 4 Personen

| | |
|---|---|
| 1 | Ananas, frisch, mittelgroß |
| 20 g | Ingwer |
| 10 ml | Sesamöl |
| 100 ml | Lu Shui |
| 40 g | Cashewkerne oder Mandeln |
| 80 g | Honig |
| 10 g | Bocksdornfrüchte |

Ananas schälen und mit dem Strunk in Scheiben schneiden. Ingwer schälen und in feine Würfel schneiden.

Das Sesamöl in eine Auflaufform geben, Ingwerwürfel zugeben und die Ananasscheiben auflegen.

Lu Shui angießen, Cashewkerne zugeben, mit dem Honig beträufeln und ca. 15 Minuten bei 140 °C (Umluft) im vorgeheizten Ofen backen. Ananasscheiben mit den gewaschenen Bocksdornfrüchten garnieren und in der Auflaufform servieren.

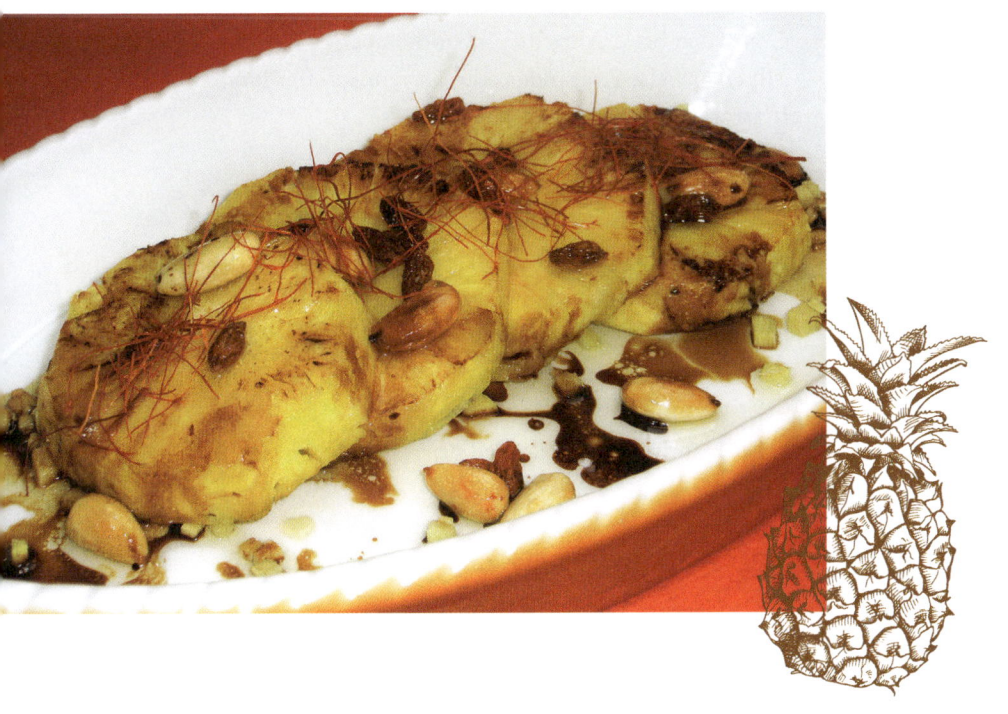

Essen, was gesund macht

## Aus dem Kochtöpfchen geplaudert: Kleine Tipps für guten Geschmack

Um allen fünf Geschmacksrichtungen gerecht zu werden, gibt es auch eine Abkürzung: Die chinesischen Heilpflanzen helfen uns dabei, die jeweils fehlenden Geschmacksrichtungen auszugleichen, damit unser Essen schön rund wird. Dazu muss es nicht bitter schmecken, falls hier ein Mangel bestünde. Einige Bitteraprikosenkerne in eine Speise gegeben, würden schon für die nötige Balance sorgen. Bitteraprikosenkerne sehen wie Pinienkerne aus. Es bedarf keiner Vorbereitung, man kann sie unkompliziert kurz vor dem Servieren in Gemüse einschwenken. Sie verändern ein Gericht nicht insgesamt im Geschmack, nur wenn man auf einen Bitteraprikosenkern beißt, entfaltet sich seine Note – und verschwindet gleich darauf wieder. Ich möchte Sie einladen, mit Hilfe solcher Kleinigkeiten – die Chilifäden hatte ich bei der scharfen Note bereits erwähnt – Ihr Geschmacksinstrumentarium bekömmlich zu stimmen. Mit einer kleinen Prise eines Gewürzes können Sie schon Großes erreichen. Nachfolgend einige Tipps für den runden Geschmack, wenn es schnell gehen soll:

### Scharf

- Chilifäden beim Anrichten über die Speisen geben.
- Mit einer Prise Koriander oder Cayennepfeffer würzen.
- Ingweröl verwenden.

### Bitter

- Bitteraprikosenkerne zum Schluss kurz mitkochen.
- Einige Chicorée- oder Radicchiostreifen zum Beispiel unter ein Wok-Gericht schwenken.
- Grapefruitsaft hinzugeben.

### Sauer

- Eine Handvoll Granatapfelkerne beispielsweise über den Salat streuen.
- Etwas Reisessig ins Gemüse geben.
- Sauer eingelegtes Gemüse zum Essen reichen.

---

**Aus meiner Praxis**
- An heißen Tagen mit frischer Minze zubereiten.
- An kalten Tagen mit Zimt zubereiten.
- Lässt sich gut vorbereiten.
- Eignet sich hervorragend als Abendessen.

Professor Pengs Geheimnisse des gesunden Essens

### Süß
- Etwas Vanilleschote zum Beispiel zu Früchten geben.
- Mangowürfel in ein Gericht geben.
- Mit wenig Honig würzen.
- Beim Zubereiten Fruchtsaft verwenden.
- Süße Gemüsesorten wie Karotten verwenden.

### Salzig
- Ein wenig Parmesan nicht nur über Pasta geben.
- Oliven, Kapern und Sardellenfilets verwenden.

## Die runde Reihenfolge

Wenn Professor Peng ein Essen rund nannte, bezog er das nicht nur auf das Vorkommen aller fünf Geschmacksrichtungen. Sondern auch auf die Abwesenheit von Röststoffen beziehungsweise die Anwendung schonender Röstverfahren – eine Voraussetzung für Bekömmlichkeit. Darüber hinaus durfte kein Inhaltsstoff dominieren.
Professor Peng wies mich einmal auf eine Menüabfolge hin, in der ich zuerst eine Rahmsuppe und zum Dessert Crème brulée serviert hatte. »Warum?«, fragte er mich. Da fiel es mir wie Schuppen von den Augen. Es war ja noch so neu für mich, in den ganzheitlichen Kreisen des Professors zu denken. Mein Menü enthielt zu viele Milchprodukte. Besser wäre es gewesen, nach der Rahmsuppe als Dessert Obst zu reichen. Ich gestaltete den Speiseplan nun so, dass ich ein- bis zweimal in der Woche Fleisch und Fisch servierte, aber nicht an zwei aufeinanderfolgenden Tagen, so dass immer ein Tag fleisch- oder fischfrei war. Mindestens ein vegetarisches Gericht stand ohnehin immer zur Auswahl. Ich dachte nun »größer«, in einem übergeordneten Rahmen. Es kam nicht mehr nur auf den Speiseplan *eines* Tages an, sondern auf den Plan für *mehrere* Tage, ja sogar Wochen. Diese Veränderungen schmeckten und taten den Patienten gut. Wir waren also auf dem richtigen Weg, mal »warm«, mal »kalt«. Denn das war von allen Wirkungsweisen die wichtigste. Mit den Bezeichnungen kalt und warm beschreibt man nicht die Temperatur, sondern die innere Bestimmung eines Lebensmittels. Es gibt kühlende und erwärmende, was ich selbst bei dem oben erwähnten Test erlebt habe.

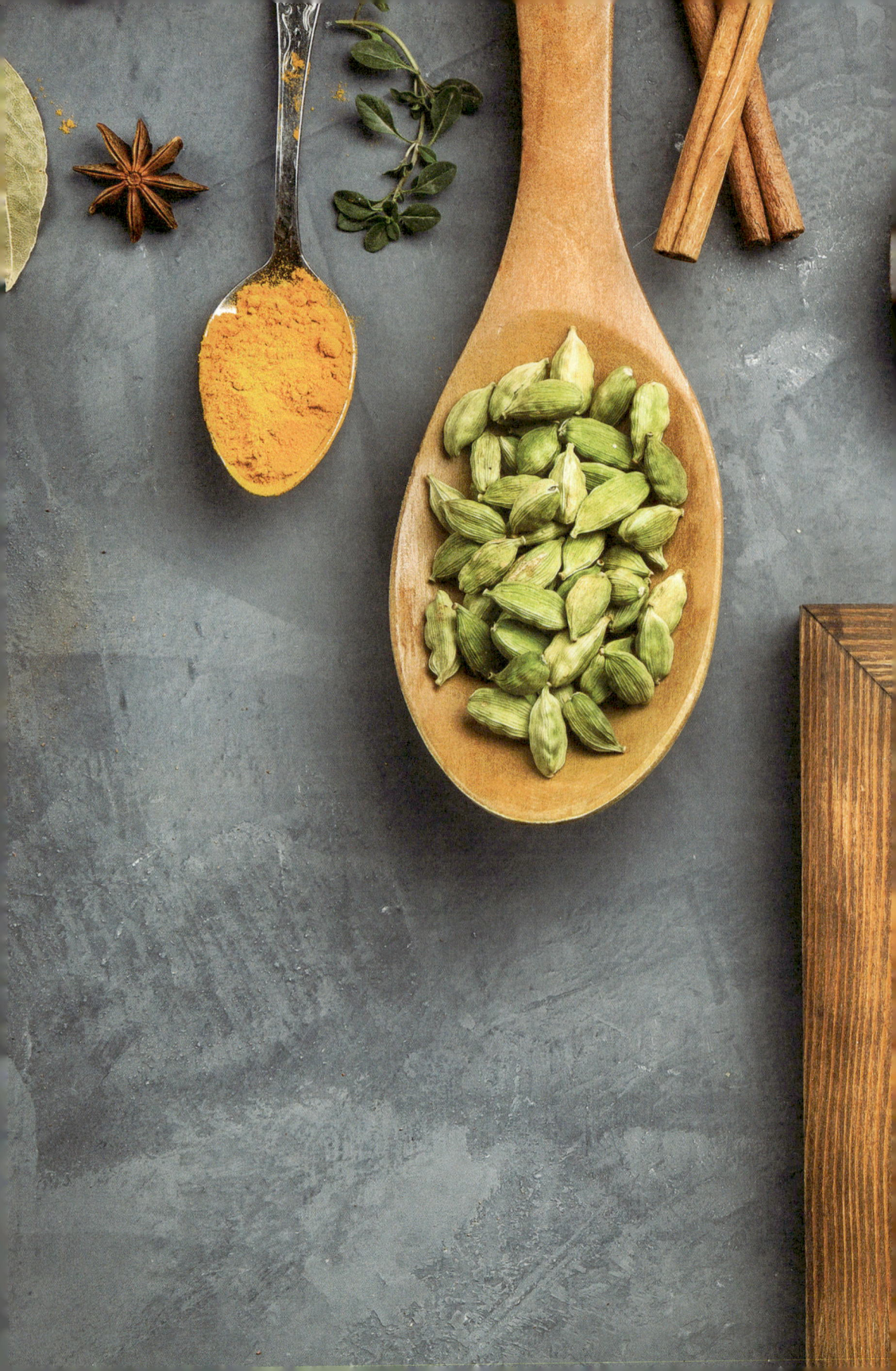

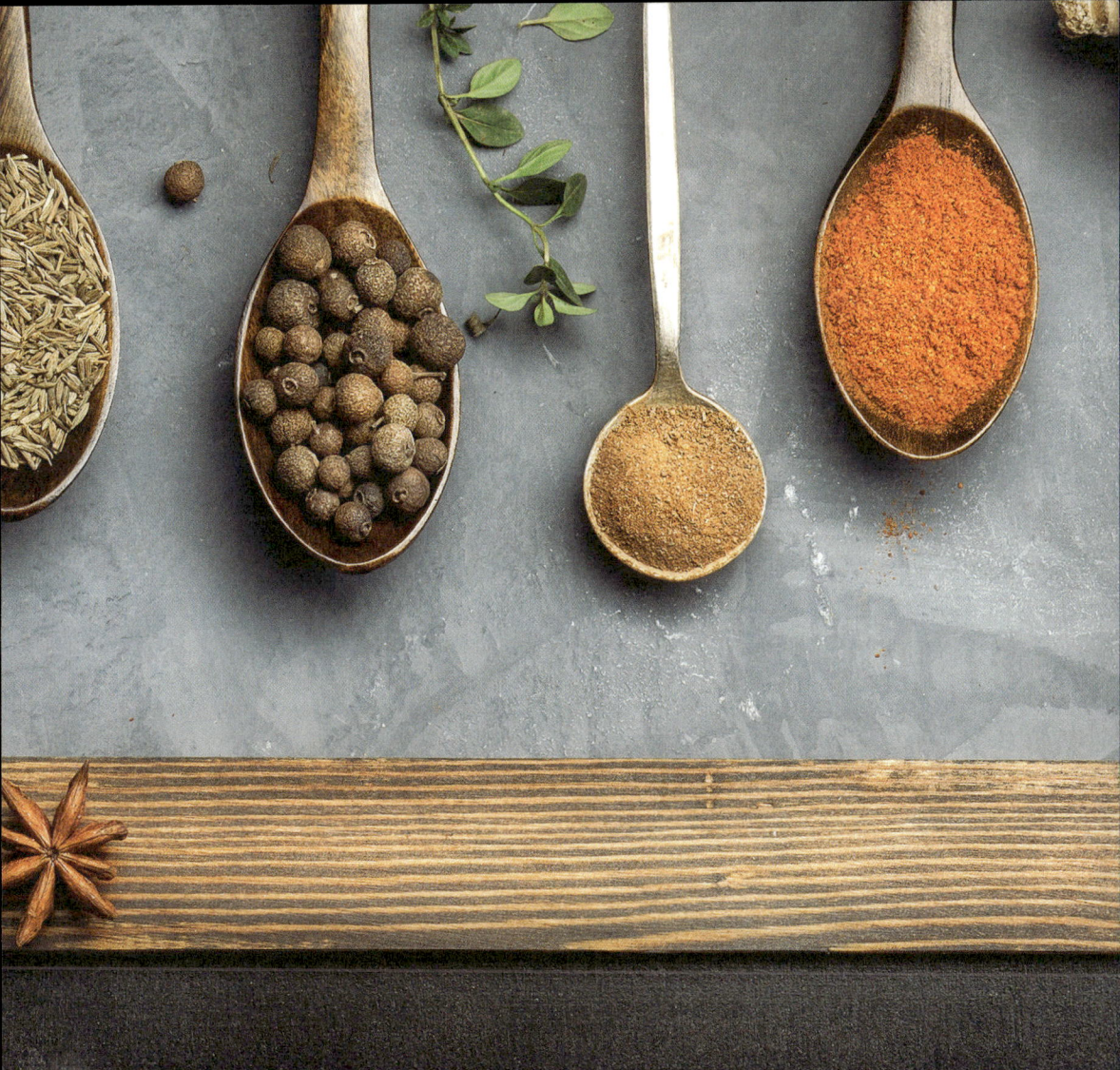

# Das chinesische ABC der richtigen Ernährung

Essen, was gesund macht

Professor Peng unterteilt die Nahrungsmittel traditionell in wärmende, kühlende und neutrale. In der chinesischen Heilkunde bestimmt ein Arzt, welchem Typ der jeweilige Patient zuzuordnen ist. Je nach Bestimmung erhält der Patient dann passende Speisen – ihm förderliche Nahrungsmittel, bestimmte Zugaben von Heilpflanzen, speziell zubereitete Speisen.

Mit den Jahren habe ich selbst ein Gespür dafür entwickelt, welchen Menschen wärmendes oder kühlendes Essen zu empfehlen ist.

Sehr grob gesprochen erkennt man *den Menschen, dem wärmendes Essen guttut,* an seinem leicht fröstelnden Wesen. Er zieht sich meistens warm an, wirkt häufig passiv, auch unentschlossen, klagt öfter über kalte Füße, trägt auch in der Übergangszeit Schals, schwimmt vielleicht nicht gern, weil ihm das Wasser zu kalt ist, die morgendliche Dusche würde er nie mit einem kalten Schauer abschließen.

*Der Mensch, dem kühlendes Essen guttut,* läuft auch im Herbst draußen im T-Shirt herum, er schwitzt leicht, reißt sich, wenn er in geheizte Räume kommt, zuerst die Jacke vom Leib, ist eher aktiv und unternehmungslustig denn zögerlich, und die morgendliche Dusche beendet er gern mit einem kalten Schauer.

Es gibt zahlreiche Charaktermerkmale, die diesen beiden Typen zugeordnet werden, auch Krankheitsbilder. Wie heißt es so schön? Viele Köche verderben den Brei! Und ich bleibe mal lieber bei meinen Töpfen und meinen Erfahrungen. Ich bin ja kein Mediziner. Nichtsdestotrotz habe ich manchen Treffer bei meiner Einschätzung gelandet – was mich freut, vor allem, wenn ich dann mit Dr. Friedl die Speisepläne für die Patienten bespreche und mein Gespür bestätigt finde. Einige der Heilpflanzen, die ich in der Küche einsetze, werden auch von Dr. Friedl verwendet, allerdings in anderer Form, zur medizinischen Therapie. So kann sich vieles ergänzen. Leidet ein Patient, der dem kühlen Typ zugeordnet ist, an einer »warmen« Krankheit, etwa an einem Tumor – auch Krankheiten werden in warm und kalt unterteilt –, ist es kontraproduktiv, ihm wärmende Speisen zu reichen. Tumore zählen zu den warmen Krankheiten, weil sie aktiv sind und wachsen. Dagegen zählen Verdauungsprobleme zu den kalten Krankheiten.

Nahrungsmittel wie Reis, Nudeln, Kartoffeln gelten als neutral. Man isst sie zwischen heiß und kalt auch für ein optimales Geschmacksempfinden und kann so die ganze Fülle einer Mahlzeit kosten.

Das chinesische ABC der richtigen Ernährung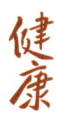

## Lebensmittel-Eigenschaften nach TCM

### Wärmend
Fenchel, Karotte, Chinakohl, Lauch, Mais, Weizenmehl
Granatapfel
Walnuss, Mandel, Erdnuss
Wild, Rind, Ente, Gans, Garnele
Zimt, Ingwer, Nelke, Pfeffer, Meerrettich, Knoblauch, Senf

### Kühlend
Melone, Gurke, Tomate, Kopfsalat, Spinat, Radieschen, Stangensellerie, Aubergine
Erdbeere, Birne, Kiwi, Zitrusfrucht, Banane
Tofu, Huhn, Pute
Joghurt, Käse
Pfefferminze, Melisse, Rosenblatt

### Neutral
Shiitake-Pilz, Erbse, Weißkohl, Kartoffel, Reis, Nudel, Hirse
Traube, Pflaume, Feige, Ananas, Apfel
Kabeljau, Seelachs, Lachs

Die Einteilung der Nahrungsmittel sollte nicht in ein Schubladen-(Denk)-system münden, denn einige Nahrungsmittel können nicht eindeutig eingeteilt werden, zum Beispiel Fruchtjoghurt. Während der Joghurt seinem Charakter nach kühlt, wärmt die Frucht. Darüber hinaus hängt die Wirkweise der Speisen auch von ihrer Zubereitung ab. Man kann ein kühlendes Nahrungsmittel durch die Zubereitung »erwärmen« – wenn man ein Hühnerfrikassee (kühlend) pfeffert (erwärmt).
Bei meinen Speiseplänen stelle ich mir eine Neutrallinie vor, über die ich dann mit einer schön geschwungenen Kurve nach oben und unten koche, wobei das Ziel die bekömmliche Mitte ist. Und wenn ich eine Richtung betonen möchte – wärmend oder kühlend –, ist das nicht so schwierig, wie es den Anschein haben mag. Da würde ich dem Grießbrei einmal Zimt (wärmend) hinzugeben und ein anderes Mal Melone (kühlend). Fertig ist die individuelle, bekömmliche Mahlzeit. Es sind

oft Kleinigkeiten, und das begeistert mich immer wieder, dass man mit so wenig so viel erreichen kann. Und natürlich macht das Experimentieren auch große Freude. Ich kann es mit Zimt, also wärmstens empfehlen.

Rund zu essen bedeutet nicht, dass man im Sommer nur kühlende und im Winter nur wärmende Lebensmittel zu sich nimmt. Auch im Sommer sollen wärmende und im Winter kühlende Speisen serviert werden. Eine runde Mahlzeit enthält sowohl kühlende als auch wärmende Speisen, die sich geschmacklich stark unterscheiden, und zwar in der richtigen Reihenfolge.

## Was sollte man zuerst essen? Die richtige Reihenfolge

Professor Peng wechselte, während er etwas aß, zwischen kalten, neutralen und warmen Speisen. Er nahm beispielsweise eine Gabel Ente, eine Gabel Reis, eine Gabel Gurkensalat. Nun ja, fast. Korrekt würde es heißen: zwei Stäbchen Ente, zwei Stäbchen Gurkensalat, zwei Stäbchen Reis. Er war es gewohnt, so zu variieren. Für mich war diese schnelle Abwechslung neu, wenngleich mir das Prinzip vertraut ist. Ich würde, wenn ich drei Speisen auf dem Teller hätte, nicht auf die Idee kommen, sie nacheinander aufzuessen. Ich würde nach zwei, drei Gabeln der einen Speise eine andere probieren, schon allein für ein reiches Geschmackserleben. Davon abgesehen isst man weniger, wenn man mal das eine, dann das andere zum Munde führt. Man erhöht den Genuss, nicht die Menge. Und die Bekömmlichkeit, weil der Körper die Nahrung besser verdauen kann.

Auf den letzten Bissen sollte man besonderes Augenmerk legen. Wenn man die Mahlzeit mit einer wärmenden Speise beendet, nimmt die Körperenergie zu, eine kühlende verringert sie. Zu empfehlen ist die wärmende, da der Körper im Nachgang viel Energie benötigt, um zu verdauen. Wir beanspruchen unser Verdauungssystem mehr, wenn wir den Körper mit Speiseeis herunterkühlen und er dann wieder hochfahren muss. Denn jetzt beginnt seine Schichtarbeit, besonders im Winter. Und wenn wir schwer verdauen, geben wir nicht uns selbst die Schuld, sondern dem Lebensmittel. Da heißt es etwa: Der Salat hat

## Das chinesische ABC der richtigen Ernährung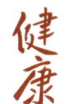

mir Bauchweh gemacht. Oder: Die Torte hat mir eine schlimme Nacht beschert. Nahrungsmittel, die zur falschen Zeit, bei nicht bestem Allgemeinbefinden, in zu großen Mengen, eventuell noch ungünstig zubereitet, genossen werden, können zu Verdauungsproblemen führen. Es ist falsch, zu behaupten, Salat sei an und für sich schwer verdaulich. Aber es ist richtig, dass es für den Körper im Winter zusätzliche Arbeit bedeutet, ihn zu verdauen. Denn der Organismus muss mehr Energie für die Verdauung zur Verfügung stellen, wenn er wegen der kalten Jahreszeit ohnehin schon viel »heizen« muss.

In China wird als letzter Gang oft Suppe serviert – ein perfekter Abschluss –, oder man trinkt Tee. Kaffee, wie er bei uns nach dem Essen oft angeboten wird, ist zwar thermisch warm, gehört aber wegen der darin enthaltenen Röststoffe zu den kühlenden Lebensmitteln.

> **Professor Pengs Praxis**
> - Beim Genuss mehrerer Speisen Bissen für Bissen abwechseln.
> - Gründlich kauen.
> - Langsam und mit Genuss essen.
> - Wahrnehmen, was man isst.
> - Die Mahlzeit mit Suppe oder Tee beenden.

## Gesund essen im Jahresrhythmus

Es ist ein Trugschluss, zu glauben, im Sommer wüchsen mehr kühlende Nahrungsmittel als wärmende. Wir können das ganze Jahr über wohltemperierte Köstlichkeiten auf den Tisch bringen. Wir sollten dabei jedoch den Takt berücksichtigen, den der Kalender vorgibt!

Es hat sich inzwischen herumgesprochen, dass es nicht zuletzt aus Umweltschutzgründen besser ist, saisonal zu essen, also Gemüse zu der Jahreszeit, in der es wächst und reift. Lange Transportwege werden damit vermieden, und das Gemüse ist frischer.

Nach dem Kalender zu essen ist unter vielerlei Gesichtspunkten die beste Wahl. Professor Peng staunte regelrecht, als ich ihm erzählte, dass wir nicht nur alles zu jeder Jahreszeit servieren können, sondern das auch tun. Darin sah er keinen Sinn, im Gegenteil: Es belastet den Körper. Ich persönlich habe nichts gegen eine Erdbeere zur Dekoration im Dezember, aber im Großen und Ganzen halte ich mich an die saisonalen Gegebenheiten. Je nachdem, in welcher Kultur wir aufwachsen, ist unser Körper auch darauf eingestellt. Vor allem reagiert er auf Sommer und Winter. Im Sommer haben wir Lust auf andere Speisen als im Winter. Im Sommer essen wir gern Salat, weil er kühlend wirkt, im Winter gern dunkles Fleisch, Ente, Chili, Geräuchertes, Kohl, weil diese Nahrungsmittel wärmen. Wenn wir das Bestreben unseres Körpers nach ausbalancierter Temperatur mit der richtigen

## Essen, was gesund macht

> **Professor Pengs Praxis**
> - Nach saisonalen und regionalen Gesichtspunkten einkaufen.
> - Im Sommer kühlende Lebensmittel wie Salat, Tomaten, Gurken verzehren.
> - Im Winter wärmende Lebensmittel und Gewürze wie Zimt essen.

Ernährung unterstützen, behandeln wir ihn freundlich und schonend. Wir nehmen ihm einen Teil seiner Arbeit ab und gleichen die Temperatur an. Der Salat bei Minusgraden mag ein gutes Gewissen verschaffen, weil man vielleicht abnehmen möchte. Aber letztlich macht man die Rechnung ohne den Wirt, ohne den Körper, dem wir das zumuten.

Verrückterweise behandeln wir unseren Körper oft nicht gut. Dabei ist er es doch, der uns das Leben ermöglicht. Er ist unser bester Freund, und wenn es ihm schlechtgeht, geht es uns auch schlecht, was wir gern vergessen – bis zu dem Moment, wenn es so weit ist. Lieber vorbeugen! Den besten Freund wertschätzen und gut behandeln und ihm das Beste angedeihen lassen. Denn wir können uns leider oder glücklicherweise darauf verlassen: Alles kommt zurück, früher oder später.

Essen hält Leib und Seele zusammen!

### Vielfalt in kleinen Dosen genießen

Weil in der chinesischen Küche so viel Wert auf Vielfalt und Abwechslung gelegt wird, fiel es mir manchmal schwer, Professor Peng die Einseitigkeit unserer Ernährung zu erklären. Einseitig? Ja, durchaus, obwohl wir alles bekommen können. Und selbst wenn wir saisonal essen, können wir uns ausgewogen ernähren, gerade dann. Doch viele Menschen ernähren sich minderwertig, greifen zu Fast Food und Fertiggerichten und verzehren diese in einem Zustand ähnlich der Bewusstlosigkeit. Sie merken gar nicht, was sie sich zuführen. Das ist für einen Chinesen wie Professor Peng nahezu unbegreiflich. Er schätzt die Speisen als Lebensgrundlage und freut sich an unterschiedlichen Geschmacksrichtungen. Es ist schon kurios, auf wie viel manche Menschen verzichten – und es gar nicht wissen. Und mehr noch: sich auch damit schaden. Denn gesund ist die einseitige Ernährung nicht, auch wenn sie wieder mal als neues Wundermittel gepriesen wird.

Da finden etwa Wissenschaftler heraus, dass fettarme Ernährung das Beste sei, bis andere Experten das Gegenteil propagieren, und so geht es hin und her. Die Intuition bleibt dabei auf der Strecke. Wir schauen auf Tabellen, anstatt in uns selbst hineinzuspüren, wo ganz genau

Das chinesische ABC der richtigen Ernährung

abzulesen ist, was wir brauchen, was uns guttut. Mein Lieblingsbeispiel ist der Spinat. Jahrelang sollten Kinder Spinat essen, weil er angeblich sooo viel Eisen enthält. Es gab wahre Spinatkämpfe, denn viele Kinder mögen keinen Spinat, was vielleicht auch an der Farbe liegt. Bis man herausfand, dass Spinat gar nicht so viel Eisen enthält. Vor vielen Jahrzehnten hatte sich jemand beim Schreiben einer Nährwerttabelle um eine Kommastelle vertan. Dieser Fehler pflanzte sich über Generationen fort und führte zu manchem Spinattrauma.

Insbesondere für die Fans von Rohkost hat Professor Peng wenig Verständnis. Wenn wir unserem Körper die Speisen roh zuführen, bürden wir ihm zusätzliche Arbeit auf, wir behandeln ihn nicht gut und helfen ihm nicht bei der Verdauung, sondern erschweren sie ihm, was langfristig zu gesundheitlichen Problemen führen kann.

Je tiefer meine Einsicht in die Philosophie des Professors wurde, desto logischer erschien sie mir, zumal ich sie mit meinen eigenen Erfahrungen der letzten Jahrzehnte abglich. Ich hatte vieles bemerkt, das sich nun wie Puzzleteilchen zu einem neuen Bild fügte. Und dieses neue Bild erfüllte mich mit Zuversicht. Ich war nun sicher, dass ich meine Vision vom wohlschmeckenden, bekömmlichen Essen würde verwirklichen können. Es mussten nur noch die Gäste beziehungsweise die Patienten mitspielen. Leider gaben sie dem bekömmlichen Essen nicht immer die Chance, die es verdient hatte, wenigstens zu Beginn ihres Aufenthalts. Dann aber änderte sich ihr Essverhalten häufig. Manchmal ohne mein Zutun, manchmal sprachen die Speisen für sich, was ich am schönsten fand. Wenn jemand beginnt, gedankenlos zu essen, dann plötzlich innehält, weil ihn ein Geschmack überrascht – und staunend nicht nur weiterisst, sondern zu genießen beginnt, freue ich mich. Manchmal suchte ich das Gespräch mit einem Patienten so wie mit dem Herrn, der den Tafelspitz verzehrte, als sei Kauen bei Strafe verboten.

**Professor Pengs Praxis**
- Einseitige Ernährung meiden.
- Fertigprodukte nur in Ausnahmefällen verwenden.
- Rohkost zu verdauen ist für den Körper sehr anstrengend.
- Vollkornprodukte sinnvoll einsetzen.

## Tischlein dreh dich

Von meiner Küche in der Klinik Silima habe ich von einem bestimmten Platz aus beim Anrichten der Speisen freie Sicht auf einen Tisch im Restaurant, und zwar jedes Mal dann, wenn der Service durch die Schwingtür hereinkommt, um die Speisen zu holen. An diesem Tag

## Essen, was gesund macht

hatten wir Kalbstafelspitz auf dem Speiseplan, und ich sah den Gast an besagtem Tisch in einem Tempo schlingen, als befürchte er, man würde ihm die Mahlzeit wegnehmen. Dabei wirkte er aber nicht gehetzt, nein, er machte den Eindruck, sich völlig normal zu verhalten, was genau genommen noch viel schlimmer war. Er säbelte ein großes Stück vom Tafelspitz ab, spießte es auf die Gabel, schob es in den Mund und schnitt sofort das nächste große Stück ab, um es zum Mund zu führen, obwohl er noch mit Kauen beschäftigt war. Kurz schwebte der nächste Bissen vor seinem Mund, dann schluckte er, nahm den nächsten, und so ging es weiter, bis sein Teller leer war. Die Dame, die neben ihm saß und in einem Tempo aß, das ich als normal bezeichnen würde, war da gerade beim zweiten Bissen angelangt. Die Schwingtür, die jemand aufgehalten hatte, fiel zu wie ein Vorhang vor der Bühne. Ich verzichtete auf den Applaus.

Wir erleichtern uns die Verdauung, wenn wir die Nahrung zerkleinern. Genau genommen beginnt die Verdauung im Mund. Der Speichel enthält unter anderem ein Enzym, das Doppelzucker von Stärke abspaltet. Je länger und gründlicher man kaut, desto besser wird die Speise für die nächsten Stationen der Verdauung vorbereitet. Es lohnt sich, das einmal nachzulesen, man kommt aus dem Staunen nicht

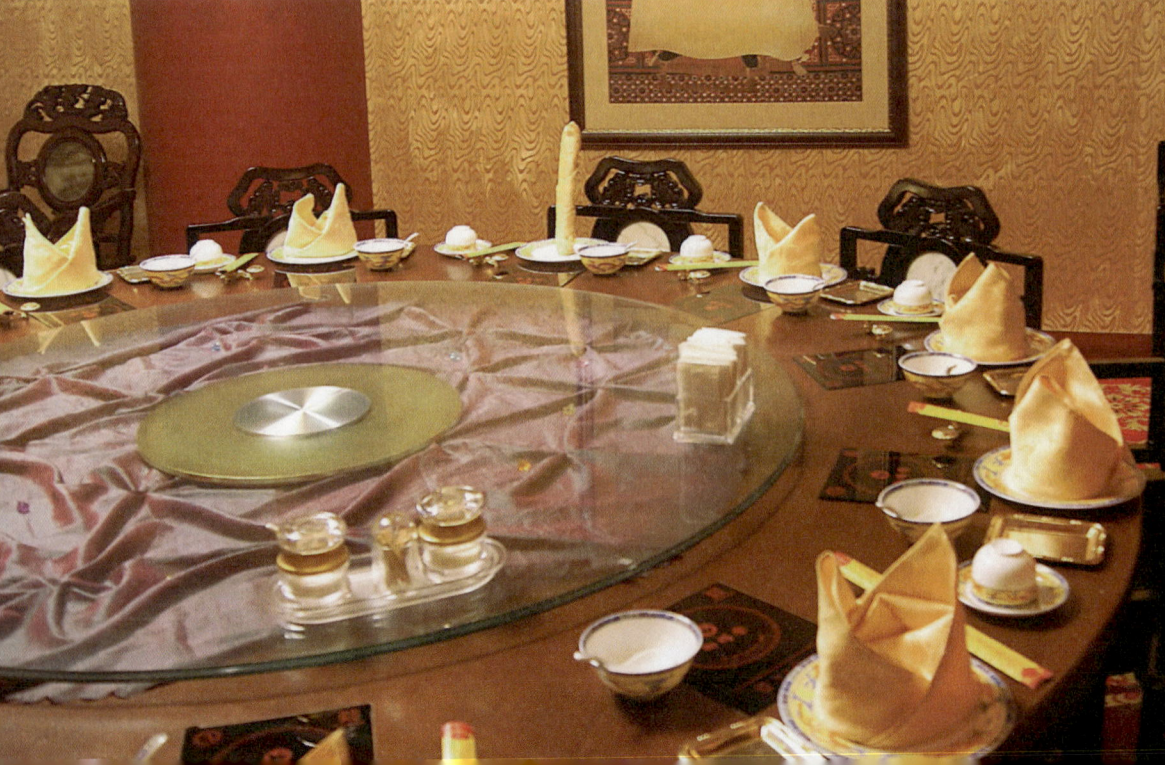

Das chinesische ABC der richtigen Ernährung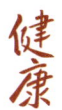

mehr heraus, was der Körper bei der Verdauung leistet. Noch ein Grund, ihn gut zu behandeln und ihm gut zuzuarbeiten.

So viele gute Gedanken, Ideen, Zutaten, Arbeit und auch eine Prise Liebe waren in den Tafelspitz geflossen – und es machte nicht den Eindruck, der Herr hätte irgendetwas davon mitbekommen. Ich konnte nur hoffen, dass die Qualität des Fleisches und all das bekömmliche Drumherum inklusive der Heilpflanzen ihn davor bewahrten, Bauchschmerzen zu bekommen. Aber wahrscheinlich war sein Körper an diese Brocken gewöhnt. Andererseits hing sein Aufenthalt in der Klinik vielleicht damit zusammen. Ich nahm mir vor, in einer günstigen Situation mit ihm zu sprechen, mit viel Feingefühl. Und natürlich wollte ich darauf achten, dass er sein Gesicht nicht verlor.

In traditionellen chinesischen Restaurants, wie ich sie bei meinen Reisen nach China besuchte, wäre so ein Essverhalten gar nicht möglich gewesen, schon wegen der Umstände. Erstens werden alle Speisen sehr fein geschnitten. Traditionell wird ja mit Stäbchen gegessen, das heißt, die Speisen sind mundgerecht zubereitet. Und zweitens gibt es eine Vielzahl von Speisen, die noch dazu in Bewegung sind: Auf dem Tisch befindet sich eine drehbare Scheibe, auf der kleine Schüsseln mit verschiedenen Speisen stehen, die nach kühlend, wärmend, neutral angeordnet sind. Beim Essen wird die Scheibe gedreht, jeder Gast hat Zugriff auf jede Schüssel und hält so automatisch die richtige Reihenfolge ein – oder ungefähr, wenn er einmal eine Station überspringen sollte. Bei dieser Tischsitte ist es weder möglich, große Happen zu schlucken, da es die nicht gibt, noch kann man eine Schüssel zur Neige leeren und sich dann der nächsten widmen. Mich begeistert diese Esskultur. Bei meiner letzten Chinareise musste ich jedoch feststellen, dass immer mehr junge Chinesen lieber »westlich« essen gehen. Sie wollen ihren eigenen Teller, statt sich mit vielen anderen die Schüsseln auf der Drehscheibe zu teilen.

**Professor Pengs Praxis**
- Kleine Häppchen schneiden.
- Langsam essen.
- In Gesellschaft essen.
- Gründlich und lange kauen.
- Pausen einlegen.
- Sich nach dem Essen etwas bewegen.

## Das Auge isst mit und gern bunt

Das Einzige, was bei einer chinesischen Mahlzeit reduziert ist, sind die Farben in einer Speise. Das bemerkte ich in den traditionellen chinesischen Restaurants, die ich besuchte. Darüber hatte ich mit Professor Peng nie gesprochen, doch als ich mich an seine Unterweisungen

## Essen, was gesund macht

erinnerte, fiel mir auf, dass auch er nur drei Farben pro Speise plante. Vielleicht hielt er das nicht für wesentlich, weil es für ihn so selbstverständlich war wie für mich der Griff zu Messer und Gabel, wenn ich an einem gedeckten Tisch sitze. Würde ich darüber ein Wort verlieren? Wohl kaum.

Während wir manchmal sechs Farben in einem Gericht verarbeiten, würden traditionelle Chinesen daraus zwei Gerichte machen. Das ist auch ein Geheimnis der Vielfalt ihrer Speisen. Laut chinesischer Kochphilosophie wird ein Gericht unruhig, wenn es aus mehr als drei Farben besteht, es verliert Struktur, macht hektisch. Bei uns gilt eher das Motto: je bunter, desto besser. Mal ehrlich: Es macht hektisch, zumindest bei der Zubereitung. Wenn ich drei verschiedene Gemüse verarbeite, ist das leicht zu bewerkstelligen. Ab vier wird es unübersichtlich, vor allem, wenn man mit mehreren Töpfen hantiert. Eine klare Sache ist es, sich auf drei zu beschränken, angenommen Zucchino, Aubergine, roter Paprika. Und dann nicht noch was Grünes dazu und Zwiebeln und Knoblauch und was einem noch so einfällt. Nein, klar bleiben. Zucchino, Aubergine, roter Paprika. Nacheinander in den Wok. Jedes Mal ein neues Bild. Wenn alle drei drinliegen: schön bunt. Gerade bunt genug. Dann noch Reis dazu – und fertig. Ich richte am liebsten auf einfarbigen Tellern, am liebsten auf weißen an. Darauf wirken die Speisen lebendig.

> **Professor Pengs Praxis**
> - Sich auf drei Farben pro Gericht beschränken.
> - Appetitlich auf weißem Teller anrichten.
> - Mit Liebe und Freude kochen.

In China stehen drei Farben meistens auch für drei Geschmacksrichtungen, womit man einen kulinarischen Spannungsbogen kreieren kann. Es kommt also auch auf das Zusammenwirken dieser drei Farben an. Und es liegt auf der Hand, dass das mit drei Farben leichter gelöst werden kann als mit fünf oder sechs. Vor allem, weil man sich ja nicht auf ein Gericht mit den drei Farben beschränkt, es gibt weitere Gerichte mit anderen Farbkombinationen. Aber eine Speise besteht immer nur aus drei Farben. So verzettelt man sich nicht, man bleibt gut aufgeräumt und behält eine klare Struktur – oder bekommt sie durch das Essen. Nachfolgend ein Rezept für ein bekömmliches Wok-Gericht im Dreiklang, das zudem befeuchtend und entwässernd wirkt und die Nierentätigkeit anregt.

Das chinesische ABC der richtigen Ernährung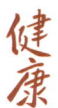

## Wok-Gericht in Rot, Gelb, Grün:

### Gebratene Kalbfleischstreifen aus dem Wok mit Melone und Chinesischer Spargelwurzel

#### Für 4 Personen

| | |
|---|---|
| 8 g | Chinesische Spargelwurzel |
| 400 g | Kalbsschnitzelfleisch |
| etwas | Salz, schwarzer Pfeffer aus der Mühle |
| 20 ml | Lu Shui |
| 60 g | Zucchino |
| 60 g | Paprika, rot |
| 60 g | Paprika, gelb |
| 40 g | Shiitake-Pilze oder Champignons |
| 80 g | Honigmelone |
| 10 ml | Ingweröl |
| etwas | Asia Gewürzmischung |
| etwas | Koriander, frisch |

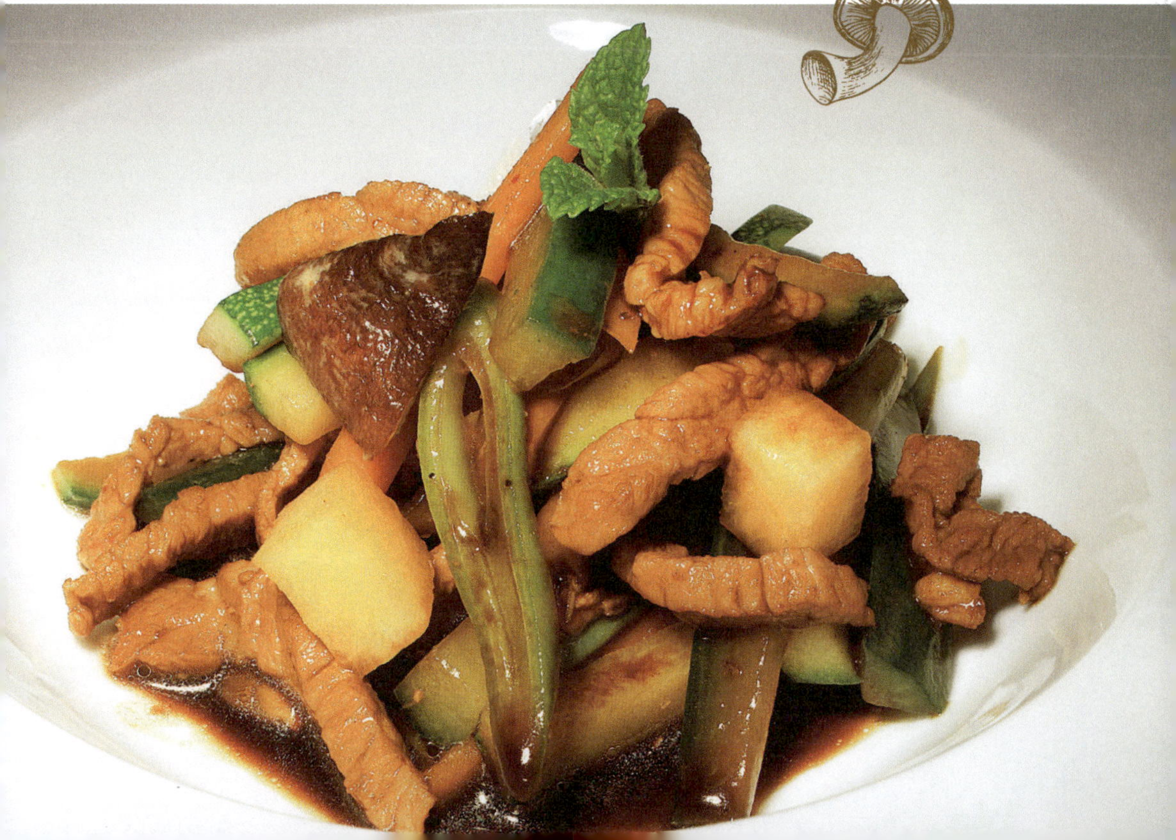

Essen, was gesund macht

Die Spargelwurzel waschen und in frischem kaltem Wasser einlegen. Das Kalbfleisch parieren und in sehr feine Streifen schneiden, in eine Schüssel geben, salzen, pfeffern und mit Lu Shui marinieren. Anschließend kalt stellen.

Den Zucchino und die Paprika waschen, wie die Shiitake-Pilze oder Champignons in feine Streifen schneiden.

Die Melone schälen, die Kerne entfernen und das Fruchtfleisch in kleine Stücke schneiden. In einem Wok oder einer flachen Pfanne das Ingweröl vorsichtig erhitzen, die Kalbfleischstreifen zügig anbraten, dann herausnehmen.

Noch etwas Ingweröl in den Wok geben, Spargelwurzel und Paprikastreifen zugeben, anschwenken, mit der Asia Gewürzmischung würzen, Zucchinostreifen, Pilzstreifen und Melonenwürfel zugeben, würzen und durchschwenken.

Die angebratenen Kalbfleischstreifen in den Wok geben, untermengen, alles kurz aufkochen und abschmecken.

Auf vorgewärmten Tellern anrichten, mit den Korianderblättern garnieren und servieren.

### Aus meiner Praxis
- Kalbfleischstreifen 1 bis 2 Stunden marinieren.
- Mit Rind- oder Hähnchenfleisch zubereiten.
- Mit etwas Limettenschale oder Zitronengras abschmecken.
- Eine große, flache Pfanne verwenden.

Das chinesische ABC der richtigen Ernährung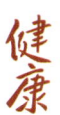

## Die chinesischen Heilpflanzen – die Hausapotheke der Bekömmlichkeit

Lange musste ich auf den Moment warten, bis Professor Peng endlich seine Geheimnisse lüftete und mich in die kulinarischen Wirkweisen der chinesischen Heilpflanzen einweihte. Oder kam es mir nur so lang vor, weil ich so neugierig war? Ich war schließlich bestens vorbereitet. Zwei Wochen vor seiner Ankunft hatte er mir eine Liste gefaxt, was ich besorgen sollte. Ich las staunend Namen wie Drachenaugenfrucht und Hiobstränensamen – noch nie gehört, wo sollte ich das herbekommen? Ich rief im Asia-Laden an und war an der falschen Adresse. Ich versuchte es über andere Quellen und kam nicht weiter. Schließlich fragte ich Dr. Friedl und erfuhr, dass diese vermeintlichen Gewürze Heilpflanzen waren. Dr. Friedl verwendete viele davon medizinisch. »Dann frage ich mal in der Apotheke«, sagte ich – und wurde fündig. Man bekommt schließlich auch Gewürze in der Apotheke, die in unseren Breiten wachsen. Fenchelsamen zum Beispiel – wenngleich er in der Apotheke nicht als Gewürz, sondern als medizinisches Produkt verkauft wird. Und genauso war es mit den chinesischen Heilpflanzen, in denen sowohl Heilkraft als auch Geschmack steckt. Heute arbeite ich mit Apothekengroßhändlern zusammen, über die ich die Heilpflanzen beziehe. Doch in der Regel sind sie in jeder Apotheke erhältlich. Manche sind auch bei uns bekannt – beispielsweise Ginseng.
Dann kam die Lieferung. Sollte ich warten, bis der Professor eingetroffen war? Meine Neugier siegte. Ich packte die Schätze aus und legte sie auf den Tisch. Die meisten waren in Leinensäckchen geliefert worden. Sie hießen Geißblattblüte, Goldfadenwurzelstock, Rotwurzelsalbei, Hiobstränensamen oder sibirische Spitzklette. *Aha.* Ich öffnete manche der Säckchen, legte Proben auf den Tisch. Schaute sie von allen Seiten an. *Und was mache ich jetzt mit euch?* Ich nahm ein Stückchen in die Hand, wahrscheinlich eine Wurzel, und roch auch mal daran. Befühlte, betrachtete, schmeckte, staunte. Endlich stieß ich auf einen Geruch, der mir bekannt vorkam. Ich assoziierte Glühwein. Eine feine Note von Zimt. Wobei Zimt nicht zu meinen Lieblingsgewürzen zählt. Ich sog intensiver den Duft ein. *Interessant.* Es duftete … bekömmlich. Ich grinste und legte die Zimtbaumrinde zurück in ihr Säckchen. Eine Heilpflanze trug den schönen Namen Magnolien-

## Essen, was gesund macht

baumrinde. Diese betrachtete ich am längsten. Wenn ich im Sommer mit dem Rad zur Arbeit fahre, komme ich an einem Magnolienbaum vorbei. Niemals wäre ich auf den Gedanken gekommen, seine Rinde beim Kochen zu verwenden. Meine Spannung stieg. Ich freute mich auf alles, was ich demnächst erfahren sollte. Bildete ich mir das ein, oder duftete nun die ganze Küche nach diesen Heilpflanzen … so bekömmlich, so grundgut, rundgut. Oder hatte ich olfaktorische Halluzinationen? Zu viele Kräuter inhaliert? Sorgfältig packte ich alles wieder weg. In zwei Wochen, wenn ich Professor Peng kennenlerne, dachte ich, werde ich erfahren, was es mit diesen Heilpflanzen auf sich hat. Von wegen! Es dauerte fast vier Wochen, ehe ich die Leinensäckchen wieder auspackte und vor dem Professor ausbreitete, der zufrieden nickte. Einen Moment lang kam es mir so vor, als sei er gerührt. Vielleicht wirkten die Heilpflanzen auf ihn aber auch wie ein Gruß aus der Heimat. Er war ja weit weg von zu Hause. Und sollte noch eine Weile bei uns bleiben im bayerischen Voralpenland mit Blick auf den Wilden Kaiser.

Professor Peng sprach über jede Heilpflanze ausführlich mit mir. Er begann mit ihrem Vorkommen und endete bei ihrer Wirkweise in der Küche. Ich schrieb alles mit, schließlich waren die verschiedenen Heilpflanzen unterschiedlich zu verarbeiten. Manche mussten eingeweicht

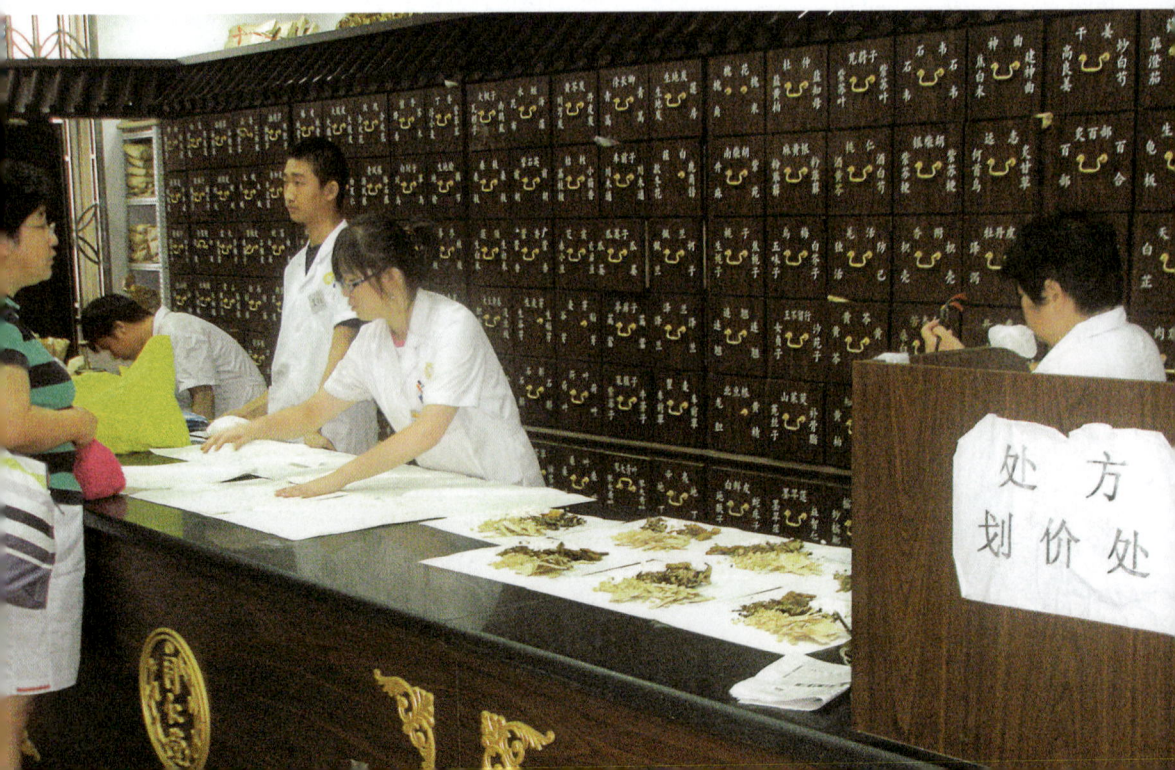

## Das chinesische ABC der richtigen Ernährung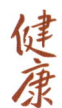

werden, andere pulverisiert oder gekocht, wieder andere durften auf keinen Fall gekocht werden. Dann gab es Freundschaften und Unverträglichkeiten zwischen den Heilpflanzen. Manche taten sich gut und verstärkten ihre Wirkung, wenn man sie gemeinsam verwendete. Andere neutralisierten sich oder schadeten einer Speise in ihrer Kombination. In den ersten Tagen schwirrte mir abends der Kopf. Dann fand ich mich immer besser zurecht. Eigentlich war es ganz einfach. Die Heilpflanzenkunde fand immer vormittags statt. Nach dem Mittagessen – um das ich mich ja auch noch kümmern musste – wurde es erst recht spannend für mich. Dann musste ich herausfinden, wie ich die neu besprochene Pflanze in meine Speisen aufnehmen konnte, zu welchen Gerichten sie passte. Oft machte Professor Peng Vorschläge, doch der chinesische Speiseplan unterscheidet sich nun mal vom deutschen. So musste ich meistens allein herausfinden, welche Speise ich mit den Eigenschaften der am Vormittag besprochenen Pflanze bekömmlicher würde gestalten können. Je mehr Heilpflanzen ich kennenlernte, desto lockerer wurde ich. Warum nicht mal zwei oder gar drei kombinieren. Der Professor nickte und malte sein Zeichen für rund in die Luft.

Die Patienten, die ja sozusagen meine Testesser waren, zeigten sich begeistert. Immer wieder hörte ich, dass jemand eine Speise, die ihm üblicherweise Probleme machte, nun gut vertrug. Nun ja, kein Wunder, ich hatte eine Art Zaubermittel in den Schweinebraten geschmuggelt. Aber ich war noch weit entfernt von der Souveränität, mit der ich die chinesischen Heilpflanzen heute verwende. Mittlerweile bin ich selbst schon ein alter Hase, wenn auch kein Professor. Dieser stand mir leider nur wenige Monate zur Verfügung. Später trafen wir uns zwar in China, und ich konnte viele Fragen stellen, doch so intensiv wie in unserer Zeit am Fuße des Wilden Kaisers wurde der Austausch nie mehr. Dennoch ist der gute Geschmack unserer Begegnung geblieben. Er lebt weiter in jeder Speise, die ich mit chinesischen Heilpflanzen bekömmlicher mache.

Essen, was gesund macht

## Für jede Speise ist ein Kraut gewachsen

Es gibt Hunderte von Heilpflanzen – und es kommen ständig neue hinzu. Die Fülle der Natur ist unüberschaubar. Und das kennen wir in unseren Breiten ja auch. Der Volksmund sagt: *Gegen jede Krankheit ist ein Kraut gewachsen.* Und für jeden Kochtopf auch, möchte ich hinzufügen. Man unterteilt die Heilpflanzen in diejenigen, die der allgemeinen Gesundheitspflege dienen. Aus dieser Gruppe habe ich zwölf ausgewählt, die ich detailliert vorstellen werde. Dann gibt es noch Heilpflanzen, die auf medizinische Anordnung eines Arztes oder Therapeuten zu speziellen Zwecken eingesetzt werden. Dem entspricht das ganzheitliche Konzept an der Klinik Silima. Die Pflanzen regulieren jene Funktionen, die Voraussetzung für die Heilung sind: die Verwertung von Nahrung, die Verdauung, den Schlaf, die Temperatursteuerung, den Kreislauf, die Atmung, die körperliche wie seelische Widerstandskraft. So geben die Heilpflanzen gezielt Impulse für innere Reparaturvorgänge. Die Ärzte verwenden Heilpflanzen medizinisch, und ich verwende sie kulinarisch. In China findet man diese Verbindung nicht nur in Krankenhäusern. Es gibt dort Restaurants, in denen man sich vor dem Essen untersuchen lassen kann – um dann ein Rezept für ein Gericht zu erhalten, das in der Küche zubereitet wird.

Alle in diesem Buch vorgestellten Heilpflanzen gehören zu der Gruppe, die der allgemeinen Gesundheitspflege dienen. Ihre Inhaltsstoffe machen ein Essen leichter verdaulich und wirken Beschwerden wie Sodbrennen oder Bauchschmerzen entgegen. Insgesamt fühlt man sich nach einer Mahlzeit, in der chinesische Heilkräuter enthalten sind, oftmals leichter, froher, beschwingt. Die Trägheit nach dem Essen, ja das Gefühl, man müsse sich sofort hinlegen, und das unangenehme, oft über Stunden andauernde Völlegefühl bleiben aus.

Nicht alle Heilpflanzen können den Speisen direkt zugegeben werden. Manche werden vorbereitet, zum Beispiel eingeweicht oder wie eine Muskatnuss gerieben, aber es geht alles sehr einfach, und ich beschreibe die einzelnen Schritte sehr genau.

In der Apotheke können Sie alle Heilpflanzen bestellen. Manche bekommt man auch im Asia-Laden. Allerdings unterliegen diese Geschäfte keinen strengen Kontrollen wie Apotheken, die nur Produkte

## Das chinesische ABC der richtigen Ernährung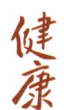

führen, die auf Rückstände von Pestiziden und Schwermetallen geprüft wurden. Weil Apotheker und ihre Angestellten Namen wie Hiobsträneñsamen wahrscheinlich noch nie gehört haben, nenne ich von jeder Heilpflanze auch den lateinischen Namen. Und zu Ehren meines Lehrers Professor Peng gebe ich zusätzlich den Namen der Heilpflanze in seinem chinesischen Dialekt an: Pinyin. Übrigens sind die Heilpflanzen in der Regel nicht teuer. Man erhält Bekömmlichkeit sogar relativ günstig. Ich notiere bei jeder Heilpflanze, wie viel ich bei der Erstanschaffung beziehen würde, zuerst eine kleine Menge, aber doch für häufigen Gebrauch. Bei der zweiten Bestellung können Sie die Mengen, die Sie benötigen, sicher schon gut selbst einschätzen. Zur Aufbewahrung noch ein Wort: Wenn Sie Ihre neuen Errungenschaften kühl, trocken und lichtgeschützt lagern, machen Sie alles richtig. Welche Heilpflanzen im Kühlschrank aufbewahrt werden sollten, notiere ich bei der jeweiligen Pflanze, es sind nur wenige.

Noch ein Wort zu den Rezepten: Sie schmecken alle auch ohne Zugabe der Heilpflanzen. Dann fehlt aber natürlich ihre besondere Wirkung. Was nicht bedeutet, dass ein Rezept nicht trotzdem bekömmlich sein kann. Was wir vertragen, hängt immer von unserem jeweiligen Zustand ab. Ein junger Mensch verdaut drei Knödel zum Schweinsbraten leichter als ein alter mit Magenbeschwerden. Nichtsdestotrotz kann man die Gerichte zuerst mal ohne Heilpflanzen kochen und sie in einem zweiten Gang dazunehmen ... und am eigenen Leib spüren, was sich verändert ... Es wird sich bestimmt etwas verändern, davon bin ich überzeugt, weil ich es an mir selbst erlebt habe – und weil mir die Patienten in der Klinik täglich davon berichten.

Ich wünsche Ihnen jedenfalls viel Freude mit der Bekömmlichkeit. Und bevor es jetzt aber wirklich losgeht mit den unverzichtbaren Grundrezepten der guten Erde, in der die chinesischen Heilpflanzen gut gedeihen, möchte ich Ihnen als Amuse-Gueule – wie man sagt, als kleinen Gruß aus der Küche, der ein Menü einleitet – eine kleine Geschichte aus meiner Pionierzeit auf dem Gebiet der chinesischen Heilpflanzen erzählen, passend zum Kaiser von China und zum Wilden Kaiser.

### Aus meiner Praxis

- Heilpflanzen dienen der allgemeinen Gesundheitspflege.
- Die Gerichte können auch ohne Heilpflanze zubereitet werden.
- Heilpflanzen in der Apotheke einkaufen.

Essen, was gesund macht

### Amuse-Gueule: Kaiserschmarrn

»Ein Kaiserschmarrn ist nix für Feiglinge«, hörte ich einmal eine Patientin sagen. Ja, ein Kaiserschmarrn ist schwere Kost. Alle Speisen, in denen Mehl, Eier, Milch und Fett kombiniert werden, sind schwer verdaulich. Mit dem richtigen Mengenverhältnis kann man manchmal ein bisschen entgegenwirken. Oder man setzt gleich auf das richtige Kraut.
Herr Rumpel war ein rüstiger Endsechziger, der nach einer Krebserkrankung vier Wochen in unserer Klinik weilte, um wieder zu Kräften zu kommen. Man sah dem sportlichen Mann nicht an, welche harten Zeiten hinter ihm lagen. Es ging ihm täglich besser, und er hatte schon wieder mit einem leichten Sportprogramm begonnen. Eines Tages erzählte er mir: »Wissen S', was mit am schlimmsten ist? Dass ich kein' Kaiserschmarrn mehr vertrag. Und ohne den Kaiserschmarrn brauch ich genau genommen nicht einmal zum Skifahrn. Weil der Kaiserschmarrn auf der Hüttn ist das Beste am Skifahrn.«
»Und wieso vertragen Sie keinen Kaiserschmarrn mehr?«, fragte ich.
»Ich hab dann ollaweil des Gfühl, ich hätt an Ziegelstein im Bauch. Die ganze Nacht. Und der Tag danach ist auch kein Zuckerschlecken.«
»Vielleicht fällt mir etwas ein«, dachte ich laut. Dies war einer der Momente, in denen ich es bedauerte, dass Professor Peng abgereist war. Ich hätte mich gern mit ihm beraten. Andererseits hatte er mir genug Wissen geschenkt. Es wäre doch gelacht, wenn ich Herrn Rumpel das Skifahren nicht wieder versüßen könnte! Auch unter schwierigen Bedingungen. Denn natürlich tut sich ein Körper, der viel leistet, mit einem Kaiserschmarrn leichter als ein Organismus, der sich in Rekonvaleszenz befindet. Wir können gut verdauen, wenn wir von Haus aus viel Energie haben, weil Verdauung eben auch Energie kostet. Wenn wir geschwächt sind, wird der Körper bei der Verdauung schwerer Speisen zu sehr belastet. Wir schwächen ihn noch mehr und fühlen uns in der Folge träge, müde und/oder leiden an Befindlichkeitsstörungen wie Bauchschmerzen, Blähungen. Das sollte bei dem Kaiserschmarrn, den ich für Herrn Rumpel zubereiten würde, nicht geschehen. Ich hatte auch schon eine Idee.
Guter Dinge machte ich mich mit einer nicht zu kleinen Prise Ehrgeiz ans Werk. Wie immer stellte ich mir das Problem bildlich vor. Schwer

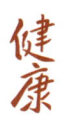 Das chinesische ABC der richtigen Ernährung

liegt der Kaiserschmarrn im Magen. Er muss bewegt werden. Ich brauche also eine Heilpflanze, die Bewegung in die Sache bringt – Poria, den Kokospilz. Denn um gut zu verdauen, muss sich der Magen bewegen. Er zerkleinert die Nahrung, knetet sie durch, da darf er nicht träge sein, und der Kokospilz wirkt Trägheit entgegen.

»Das war ein Eins-a-Kaiserschmarrn«, lobte Herr Rumpel mich, »aber ich hab danach leider ein leichtes Sodbrennen gehabt. Dafür war das Ziegelsteingefühl weg.«

Wieder ging ich in mich und sah das nächste Bild vor mir. Diesmal suchte ich nach Bekömmlichkeit. Der Kaiserschmarrn lag im Magen, er wurde gut bewegt, doch er lastete noch immer zu weit unten. Ich brauchte also Säure zum Abpuffern. Mandarinenschale! Erneut machte ich mich ans Werk, und Herrn Rumpels Gesichtsausdruck sah schon fast so aus wie ein Kaiserschmarrn, allerdings fehlte das Kompott. »Super geschmeckt hat der Kaiserschmarrn, und ich habe ihn auch gut vertragen. Kein Sodbrennen diesmal. Bloß dass ich danach so was von müde war, regelrecht erschöpft.«

Bei meinem dritten Versuch fügte ich eine dritte Heilpflanze hinzu: Magnolienbaumrinde. Sie wirkt wie ein Katalysator und kappt die Spitzen, womit sie den Kaiserschmarrn harmonisiert. Und dann begann das Feinabschmecken: Wie viel wovon? Die Basis veränderte ich nicht: Pflanzenöl, in dem ich zuerst eine Scheibe Ingwer briet. Insgesamt dauerte es rund sechs Wochen, bis ich mit dem Ergebnis so zufrieden war, dass ich mir vorstellen konnte, Professor Peng hätte sein Zeichen für rund in die Luft gemalt. Herr Rumpel jedenfalls, der nicht meine allerletzte Kreation kostete, aber eine auf der Zielgeraden, war begeistert und hatte richtig Lust aufs Skifahren. Ich hoffe sehr, er verträgt den auf der Hütte servierten Kaiserschmarrn ebenso gut.

Bei meinen Experimenten leistete mir mein Chef gelegentlich Gesellschaft. Dr. Friedl schätzt Desserts und stellte sich gern als Testesser zur Verfügung. Und wenn ich ihm wieder eine Probe servierte, stand er mir mit feinem Geschmack und klugem Rat zur Seite.

Sind Sie neugierig geworden?
Hier ist er:

Essen, was gesund macht

## Der chinesische Kaiser(schmarrn)

### Für 4 Personen

| | |
|---|---|
| 6 | Eier |
| 280 g | Weizenmehl Type 405 |
| 8 g | Kokospilz, gemahlen |
| 8 g | Magnolienbaumrinde, gemahlen |
| 8 g | Mandarinenschale, gemahlen |
| 400 ml | Vollmilch |
| 15 ml | Ingweröl |
| 25 g | Mandelblätter |
| 25 g | Rosinen |
| 30 g | Puderzucker |

Die Eier trennen und das Eiklar zu einem festen Schnee schlagen, kühl stellen.

Das Mehl in eine Schüssel sieben und eine Mulde eindrücken. In die Mulde das Kokospilz-, Magnolienbaumrinden- und Mandarinenschalenpulver geben und mit der Milch verrühren, 5 Minuten quellen lassen.

Das Eigelb zugeben und langsam mit dem Schneebesen von innen nach außen einen glatten Teig rühren.

Den festen Eischnee vorsichtig unter die Teigmasse heben.

Das Ingweröl in einer breiten Pfanne leicht erhitzen, Mandelblätter zugeben und leicht anrösten, den Teig zugeben, Rosinen auf dem Teig verteilen.

Den Kaiserschmarrn leicht bräunen, vom Pfannenboden lösen, nochmals etwas Ingweröl zugeben, wenden und leicht anbräunen.

Wenn der Schmarrn eine schöne Farbe hat, ihn mit zwei Gabeln vorsichtig in gleich große Stücke reißen, mit etwas Puderzucker bestäuben und zart karamellisieren lassen. Den Kaiserschmarrn vor dem Servieren mit dem restlichen Puderzucker bestreuen, garnieren und servieren.

**Aus meiner Praxis**

- Verwenden Sie eine große Schüssel.
- Schlagen Sie das Eiklar bei Zimmertemperatur auf.
- Eiklar erst kurz auf kleiner, dann auf höchster Stufe aufschlagen.
- Eischnee mit einem Schneebesen unterheben.
- Anstatt der Rosinen frische Früchte der Saison wie Kirschen, Pflaumen und Pfirsiche verwenden.
- Schmarrn auf mittlerer Stufe langsam zubereiten.
- Wenig Fett verwenden.

Das chinesische ABC der richtigen Ernährung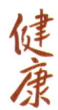

## Grundrezepte – Die gute Basis für die chinesischen Heilpflanzen

Auf den folgenden Seiten beschreibe ich zwölf meiner am häufigsten verwendeten Heilpflanzen. Zu jeder Heilpflanze habe ich ein oder mehrere Gerichte komponiert. In diesen kommen manchmal folgende Grundbestandteile vor, deren Rezepte ich hier voranstelle:
Die *Gemüsebrühe* ist auch in unseren Breiten bekannt. Ich rate dazu, sie selbst herzustellen. Sie lässt sich gut auf Vorrat portioniert einfrieren, zum Beispiel in Eiswürfelschalen. Die chinesische Gewürzbrühe *Lu Shui* besteht aus mehreren Heilpflanzen und kann ebenfalls in kleinen Portionen eingefroren werden. Ich verwende sie sowohl zum Würzen als auch zum Garen von Fleisch, um weniger Röststoffe zu produzieren. *Ingweröl* und die *Asia Gewürzmischung,* die ebenfalls zu den Grundrezepten gehören, sind wohlschmeckende Tausendsassas.

### Asia Gewürzmischung

Diese Mischung habe ich mir selbst zusammengestellt, da ich im Handel keine gefunden habe, die meinem Geschmack genügt; sie waren mir zu salzig oder zu scharf. Meine Gewürzmischung ohne Salz ist wärmend bis neutral und so genau richtig. In einem dunklen Glas aufbewahrt, ist sie etwa sechs Monate haltbar.

| | |
|---|---|
| 20 g | Fenchelsamen |
| 16 g | Zimtbaumrinde |
| 12 g | Bergpfeffer Szechuan |
| 4 g | Chilischoten, getrocknet |
| 6 g | Kardamom, grün |
| 4 g | Kurkuma |
| 10 g | Paprikapulver, edelsüß |
| 5 g | Magnolienbaumrinde |
| 2 g | Süßholz |
| 2 | Sternanis |

Alle Zutaten mischen und in der Küchenmaschine oder im Mörser fein mahlen beziehungsweise fein zerstoßen.

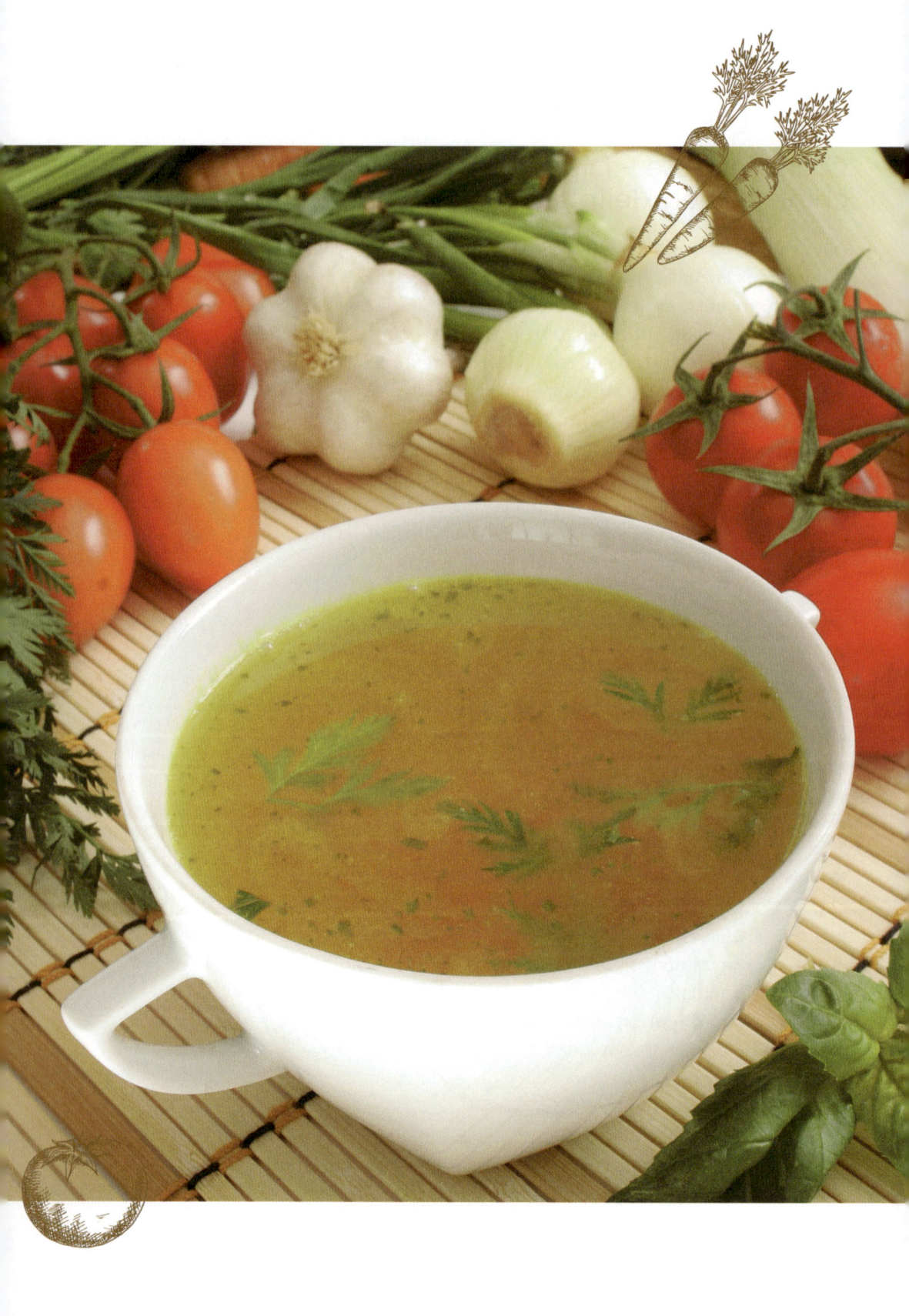

Das chinesische ABC der richtigen Ernährung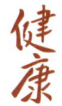

## Gemüsebrühe

### Für 2 Liter

| | |
|---|---|
| 100 g | Karotte |
| 100 g | Sellerieknolle |
| 100 g | Lauch |
| 1 | Tomate |
| 100 g | Staudensellerie |
| 100 g | Petersilienwurzel |
| 100 g | Champignons, weiß |
| reichlich | Küchenkräuter nach Saison wie Liebstöckel, Kerbel, Thymian, Rosmarin |
| etwas | grobes Stein- oder Meersalz, schwarzer Pfeffer aus der Mühle |

Das Gemüse sorgfältig waschen, in kleine Stücke schneiden und in einen Topf geben. Zwei Liter kaltes Wasser, Kräuter, wenig Salz und Pfeffer zugeben. Kurz aufkochen, Kochplatte ausschalten und weitere 2 Stunden ziehen lassen. Die Gemüsebrühe durch ein feines Sieb schütten, nochmals kurz aufkochen und kühl stellen.

> **Aus meiner Praxis**
> - Gemüsebrühe auf Vorrat kochen.
> - Gemüsebrühe in einer Eiswürfelschale oder in einem Eiswürfelbeutel portioniert einfrieren.
> - Bei Bedarf gefrorene Brühwürfel in einem kleinen Topf auftauen und kurz aufkochen.

## Gewürzbrühe Lu Shui

Lu Shui ist eine braune Gewürzbrühe, die aus natürlichen Bestandteilen ohne künstliche Zusätze besteht. Sie eignet sich besonders zum Würzen, Kochen, Marinieren und Dünsten. Sie entfaltet dabei ihr vielfältiges Aroma, so dass man bei vielen Gerichten auf zusätzliches Würzen verzichten kann. Die Mischung aus 20 Heilpflanzen und Gewürzen gibt der Brühe Kraft und Geschmack. Sie eignet sich auch wunderbar dazu, Gemüsen und Fleischgerichten etwas braune Farbe zu verleihen. Weil sie intensiv im Geschmack ist, gilt es, vorsichtig zu dosieren. Der Phantasie des Kochs sind keine Grenzen gesetzt, um die Vielfalt dieser Würzbrühe zu genießen. Meine Erfahrung ist, dass Gerichte mit Lu Shui bekömmlich, reizarm und kraftspendend sind. Gerade für Schmorgerichte ist sie zu empfehlen, die, normal zubereitet, sehr viele kraftraubende Röststoffe haben. Schon eine kleine Menge Lu Shui in einer Sauce verbessert die Bekömmlichkeit.

Essen, was gesund macht

### Rezept für 1 Liter

| | |
|---|---|
| 50 ml | Pflanzenöl, gern Rapsöl |
| 100 g | Ingwer |
| 50 g | Frühlingslauch |
| 20 g | Zitronengras |
| 5 g | Mandarinenschale |
| 5 g | Bergpfeffer |
| 5 g | Sternanis |
| 5 g | Zimtbaumrinde |
| 5 g | Fenchelsaat |
| 2 g | Nelken |
| 10 g | Kokospilz |
| 5 g | Kardamom |
| 5 g | Süßholz |
| 25 g | Kandiszucker |
| 10 g | Salz, grob |
| 50 ml | Weißwein |
| 100 ml | Sojasauce, hell |
| 100 ml | Sojasauce, dunkel |
| 1,5 l | Wasser |
| 25 g | Honig |

Das Pflanzenöl in einem flachen, breiten Topf erwärmen, Ingwer waschen, putzen, halbieren und in dem Öl leicht anschwitzen. Geputzten Frühlingslauch in Stücke schneiden, zugeben und leicht mit anschwitzen. Gewürze und Heilpflanzen zugeben und mit leichter Hitze anrösten, bis ein intensives Aroma entsteht.
Kandiszucker und Salz untermengen und leicht karamellisieren lassen. Mit Weißwein ablöschen, aufkochen und die Sojasauce zugeben.
Mit Wasser auffüllen, Honig zugeben und rasch zum Kochen bringen, Hitze reduzieren und ca. 2 Stunden leicht köcheln lassen. Verkochende Flüssigkeit nach und nach mit kaltem Wasser auffüllen.
Die fertige Lu Shui durch ein feines Sieb oder Kaffeefilter passieren, nochmals aufkochen, in Gläser füllen und kalt stellen. Die Brühe ist in gut verschlossenen Gläsern im Kühlschrank mindestens 10 Tage haltbar.

Das chinesische ABC der richtigen Ernährung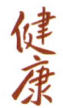

## Ingweröl

Die Wirkung des Ingwers und sein Geschmack übertragen sich beim Auskochen auf das Öl. Diese Vorgehensweise hat im Vergleich zur Verwendung von rohem Ingwer den großen Vorteil, dass er nach dem Kochen dem Öl entnommen und nicht verzehrt wird. Dies kann entlastend sein, da Ingwerfasern für manche Menschen schwer verträglich sind. Sie können sich an der Magen- und Darmwand anlagern. Außerdem ist Ingwer sehr scharf und für unseren Körper nicht gut zum rohen Verzehr in größeren Mengen geeignet. Vorbehandelt ist er bekömmlicher und auf diese Weise lagerfähig, also immer vorrätig.

### Rezept für ½ Liter

| | |
|---|---|
| 500 g | Ingwer |
| 600 ml | Rapsöl oder Sonnenblumenöl |

Den Ingwer waschen und dunkle Stellen entfernen. Ist die Schale in gutem Zustand, wird sie mitverwendet. Nach dem Waschen muss der Ingwer gut trocknen. Dann die Knollen längs halbieren.
Das Pflanzenöl in einem schmalen, hohen Topf auf ca. 120–140 °C erhitzen, dann den Ingwer dazugeben (Verhältnis 500 g Ingwer zu 600 ml Öl). Den Ingwer 30–40 Minuten frittieren, bis die Schnittflächen schön braun sind. Anschließend den Ingwer herausnehmen.
Das Öl jetzt noch so lange bei gleicher Temperatur sieden, bis keine Blasen mehr aufsteigen. Danach abkühlen lassen, durch ein feines Sieb (zum Beispiel Kaffeefilter) abseihen und in Gläser füllen. Kühl und lichtgeschützt gelagert hält das Ingweröl 3 Monate.
Ich arbeite bei der Herstellung des Ingweröls mit einer recht hohen Ingwerkonzentration, da ich die guten Wirkstoffe des Ingwers auf das Öl übertragen möchte. Dadurch wird das Öl sehr intensiv und kann je nach Bedarf und Vorliebe bei seiner Verwendung durch Pflanzenöl ergänzt und somit verdünnt werden. Haben Sie eine gute Mischung für sich gefunden, sollten Sie dabei bleiben, damit Sie die Dosierung nicht immer wieder neu austüfteln müssen.
Wenn Sie Gäste überraschen möchten, stellen Sie eine Flasche Ingweröl auf den Tisch. So kann jeder nach Bedarf und Lust die zusätzlich wärmende Wirkung des Ingwers nutzen.

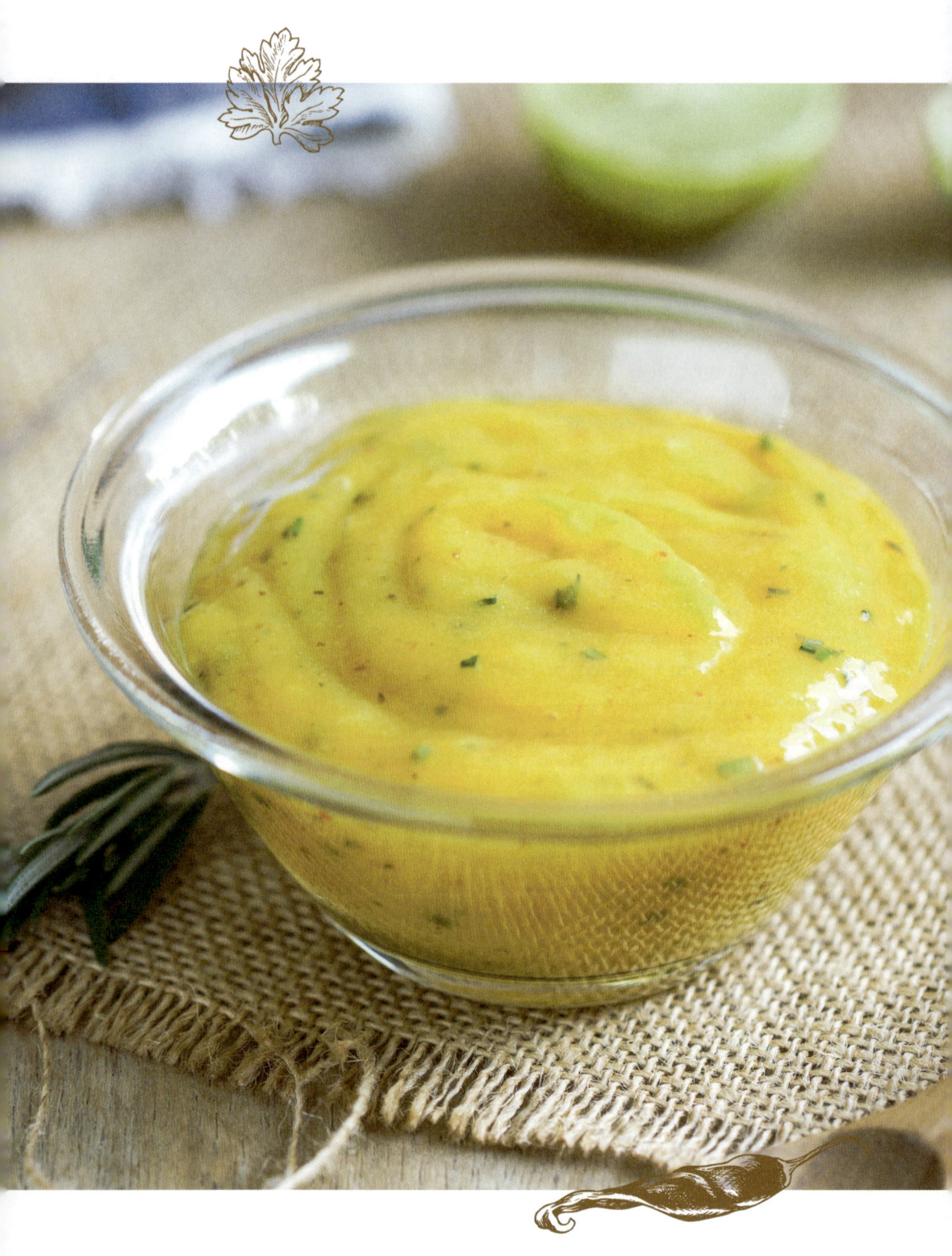

Das chinesische ABC der richtigen Ernährung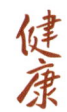

## Mango-Dip mit Mandeln und Koriander

### Für 4 Personen

| | |
|---|---|
| 2 | Mangos, reif |
| 40 ml | Sweet Chilisauce, erhältlich im Asia-Laden |
| 1 | Limette |
| 10 g | Koriander, grün |
| 25 g | Mandelblätter, gebräunt |
| 10 g | Honig |

Die Mangos schälen und das Fruchtfleisch vom Kern schneiden. Eine Hälfte in kleine Würfel schneiden, die andere in ein hohes Mixglas geben und mit der Chilisauce pürieren.

Limettenschale abreiben, auspressen und unter das Mangopüree rühren.

Koriander waschen, abtrocknen und in feine Streifen schneiden. Die gerösteten Mandelblätter in einen Gefrierbeutel geben und auf fester Unterlage mit einer kleinen Pfanne oder einem anderen schweren Gegenstand zerstoßen.

Das Mangopüree mit Honig und Limettenabrieb abschmecken und die Mangowürfel, zerstoßene Mandelblätter und Korianderstreifen vorsichtig unterheben.

### Aus meiner Praxis

- Mit gerösteten Cashewkernen oder Pinienkernen zubereiten.
- Frische Kräuter zugeben.
- Mit schwarzem Sesam würzen.
- Frischen Ingwer hineinreiben.
- Mit Reisessig verfeinern.
- Auf Vorrat in kleine Gläser füllen und kühl lagern.

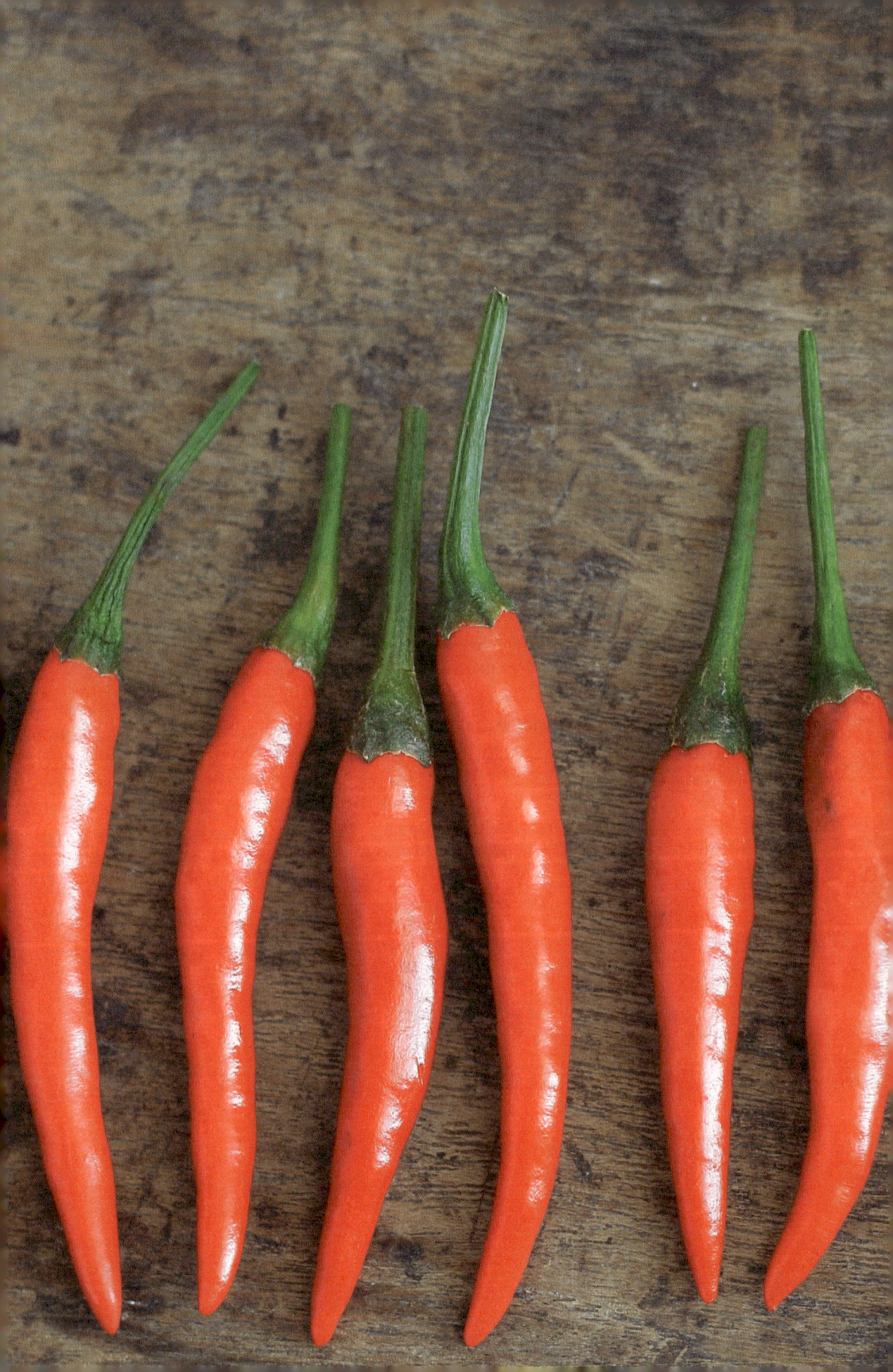

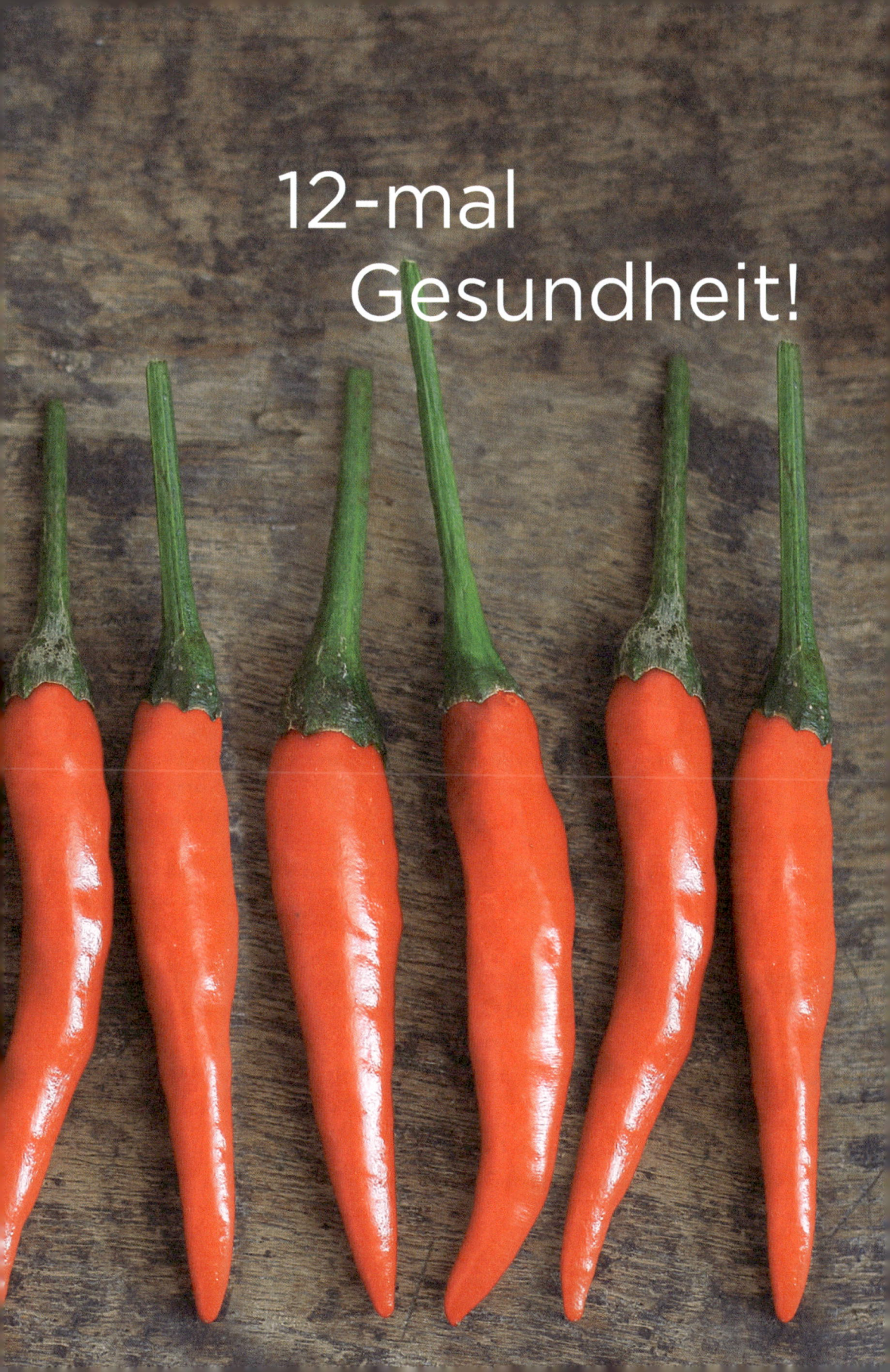
# 12-mal Gesundheit!

Essen, was gesund macht

Und nun sind Sie gut vorbereitet für die folgenden zwölf chinesischen Heilpflanzen. Übrigens können Sie Ihren Teller fast immer unbesorgt leeressen. Bis auf die Magnolienbaumrinde und das Süßholz können alle Heilpflanzen verzehrt werden. Nur diese beiden Pflanzenteile werden vor dem Servieren entfernt. Seien Sie sorglos, Sie können nichts falsch machen. Am besten, Sie probieren selbst ein wenig herum und finden Ihre speziellen Mischungen der Bekömmlichkeit!

## Kokospilz

Pilze sind in China sehr beliebt, und zwar schon zum Frühstück. Nun, sie schmecken ja auch. Und sie haben viele gute Eigenschaften: Hier sei vor allem ihre wasserregulierende Wirkung hervorgehoben. Wenn wir zum Beispiel zu viel Salz zu uns nehmen, lagert der Körper Wasser ein, was unser Allgemeinbefinden beeinträchtigen kann. Ein Pilzgericht schafft Abhilfe.

Eine weitere gute Eigenschaft: Pilze können Wirkstoffe im Körper verteilen. Ich vergleiche sie daher gern mit Lastwagen; manche sind 40-Tonner, einige sind sogar mit Anhänger unterwegs. Aber auch der 7,5-Tonner leistet schon große Dienste. Deshalb kombiniere ich gelegentlich einen Pilz mit einer anderen Heilpflanze, damit der Pilz diese Heilpflanze bis in den letzten Winkel des Körpers transportiert. Denn manchmal reicht es nicht, einfach nur vorhanden zu sein, sondern der Wirkstoff muss auch sein Ziel erreichen. Häufig hat ein Mensch zwar alle Stoffe, die er braucht, im Körper, doch manche kommen nicht dort an, wo sie benötigt werden. Mit einem Pilz-Lkw werden sie zuverlässig ausgeliefert.

Der Kokospilz, Poria, ist nicht mit der Kokosnuss verwandt, er schmeckt auch nicht so. Vielleicht verdankt er seinen Namen der strahlend weißen Haut. Viele Pilze sind als kleine oder größere Lastwagen unterwegs, der Poria-Pilz gehört zu den Schwertransportern. Er macht auch Gerichte mit Knödeln oder Kaiserschmarrn, Kuchen und Milchreisauflauf bekömmlich. Außerdem harmonisiert er insgesamt und leitet Feuchtigkeit ab – sehr angenehm für Menschen, die schnell ins Schwitzen geraten.

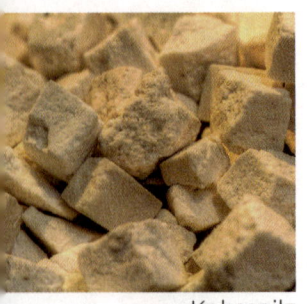
Kokospilz

| | |
|---|---|
| Lateinische Bezeichnung | Poria |
| Pinyin | Fu Ling |
| Einkaufsempfehlung | 100 g |
| Geschmack | Neutral, leicht süß |
| Charakter | Neutral |
| Aussehen | Kleine, eckige Bröckchen |
| Zugabe | Im Ganzen wie einen Suppenwürfel oder pulverisiert zugeben. |
| Verarbeitung | Zu Pulver verarbeiten, zum Beispiel mit einer Reibe wie eine Muskatnuss behandeln oder mit einer Kaffeemühle mahlen. |
| Wirkung in der TCM | Reguliert den Wasserhaushalt, beruhigt, leitet Feuchtigkeit ab, harntreibend. |
| Dosierung | 3 bis 5 Gramm pro Person. Das entspricht jener Menge Pulver, die man zwischen Zeigefinger und Daumen auch als Prise über Gerichte streut. Nicht überdosieren, sonst schlägt die Wirkung um! |
| Zeitpunkt der Zugabe | Bei einer Suppe oder warmen Speisen zum Schluss zugeben und kurz aufkochen. Bei Teiggerichten zu Beginn in den Teig geben. |
| Anwendung | Grünkohl, Sauerkraut, Cremesuppen, Ragouts und Eintöpfe, Pfannkuchen, Kuchenteig |
| Wirkung in der Küche | Macht Speisen leichter verdaulich, wirkt Völlegefühl entgegen, verhindert Trägheit nach dem Essen. |

Essen, was gesund macht

## Semmelknödel mit Pilzragout und Schnittlauch

Für 4 Personen

### Knödel

| | |
|---|---|
| 60 g | Zwiebel oder Schalotte |
| 10 ml | Ingweröl |
| 12 g | Petersilie, gehackt |
| 250 g | Semmeln, in 1 cm große Würfel geschnitten |
| 125 ml | Milch |
| 12 g | Poreapulver |
| je 1 Prise | Salz, Pfeffer aus der Mühle, Muskatnuss |
| 3 | Eier |
| 40 g | Mehl, doppelgriffig |

Zwiebel schälen, in feine Würfel schneiden und in Ingweröl leicht anschwitzen.

Petersilie zugeben und anschließend mit den Semmelwürfeln mischen.

Milch aufkochen, Poreapulver zugeben, mit Salz, Pfeffer, Muskatnuss würzen und über die Semmelmasse gießen, ca. 10 Minuten ziehen lassen. Eier aufschlagen und mit dem Mehl locker unter die Semmelmasse mengen.

Mit nassen Handflächen 8 gleich große Knödel formen und in reichlich siedendem Salzwasser ca. 10 Minuten schwach sieden lassen.

### Pilzragout

| | |
|---|---|
| 600 g | Pilze wie Champignon, Pfifferling, Austernpilz, Shiitake, Steinpilz, frisch |
| 10 ml | Ingweröl |
| 10 g | Magnolienbaumrinde am Stück |
| 40 g | Frühlingslauch |
| je 1 Prise | Salz, Pfeffer aus der Mühle |
| 100 ml | Gemüsebrühe |
| 100 ml | Schlagsahne |
| 10 g | Mehl, glatt, oder 5 g Stärkepulver |

**Aus meiner Praxis**
- Verwenden Sie andere frische Pilzsorten.
- Frische Pilze mit einem feuchten Tuch vorsichtig reinigen.
- Kaltes Wasser mit etwas Mehl mischen, darin die frischen Champignons waschen.
- Bei Gluten-Unverträglichkeit mit Maisstärke binden und gekochten Reis statt Semmelknödel servieren.

12-mal Gesundheit!

| | |
|---|---|
| etwas | Zitronensaft |
| 12 g | Schnittlauch |

Pilze je nach Sorte vorsichtig putzen und reinigen, in Scheiben schneiden oder halbieren.

Ingweröl in einem Topf erhitzen, Magnolienbaumrinde zugeben und kurz leicht anschwitzen.

Frühlingslauch putzen und in Ringe schneiden, in den Topf geben und mit anschwitzen.

Geputzte Pilze zugeben, mit Salz und Pfeffer würzen und ca. 3 Minuten dünsten. Gemüsebrühe zugeben, aufkochen.

Sahne mit dem Mehl oder der Stärke gut verrühren, unter die Pilze geben, weitere 3 Minuten unter ständigem Rühren köcheln lassen.

Mit Zitronensaft abschmecken, mit dem geschnittenen Schnittlauch garnieren und mit den Semmelknödeln servieren.

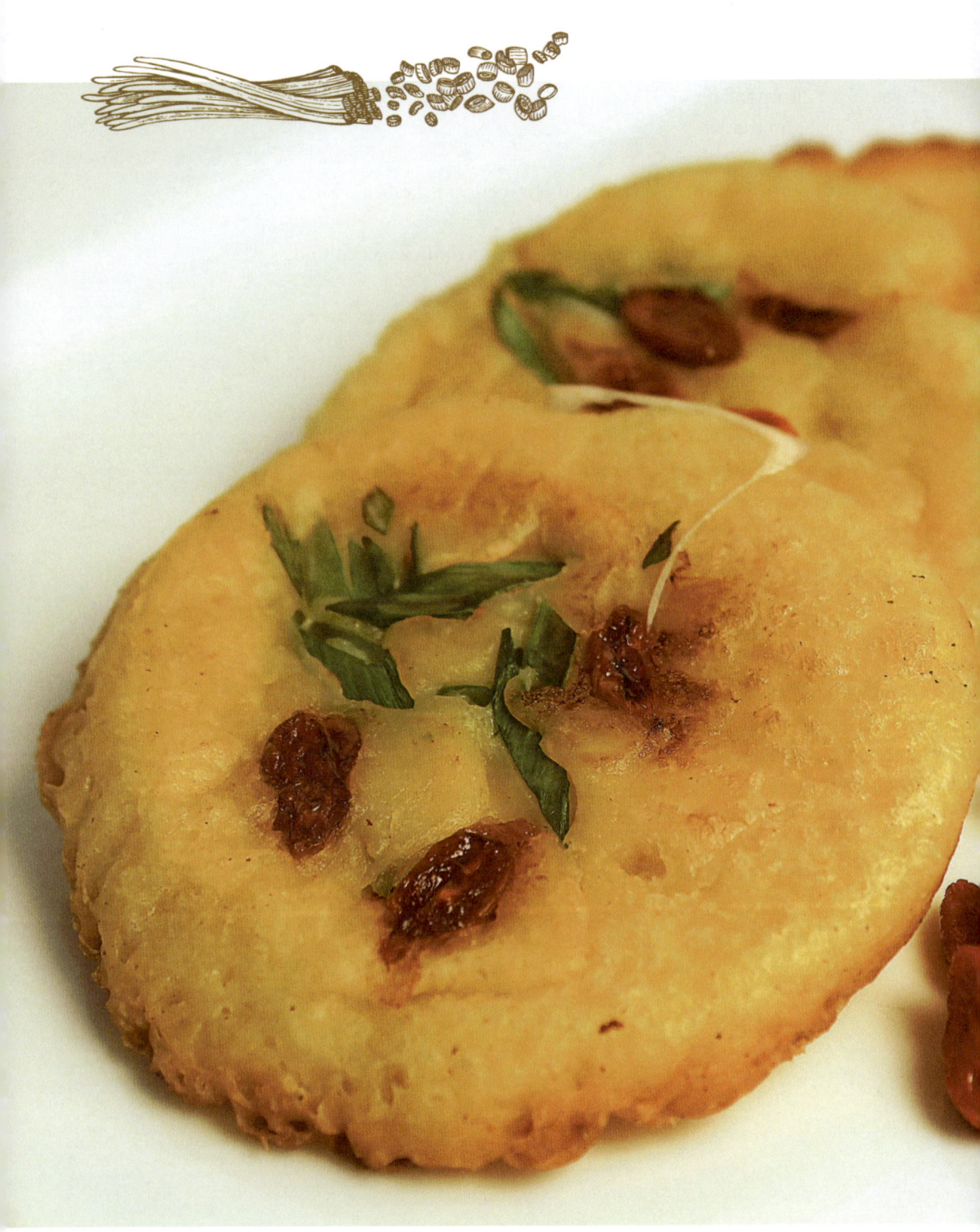

*12-mal Gesundheit!*

# Kokospilz am Morgen – Frühstück

## Kleine Pfannkuchen mit Poria, Frühlingslauch und Bocksdornfrüchten

### Für 2 Personen

| | |
|---|---|
| 100 g | Mehl Type 405 |
| 1 Prise | Kurkuma (Gelbwurzel oder Gelbwurz) |
| 250 ml | Vollmilch |
| 6 g | Poriapulver, also 2 Prisen |
| 1 | Ei |
| 1 Prise | Salz |
| etwas | Pflanzenöl, vorzugsweise Raps- oder Ingweröl |
| 10 g | Frühlingslauchstreifen |
| 5 g | Bocksdornfrüchte (Goji-Beere) |

Das Mehl mit dem Kurkuma in eine Schüssel sieben, eine kleine Mulde eindrücken und etwas Milch in die Mulde geben. Poriapulver zu der Milch geben und kurz quellen lassen.

Das Ei hinzufügen und mit der restlichen Milch und einer Prise Salz von innen nach außen einen glatten Teig rühren.

In einer Pfanne etwas Pflanzen- oder Ingweröl erhitzen, zwei Esslöffel Teig hineingeben, leicht anbacken, feine Frühlingslauchstreifen und Bocksdornfrüchte darauflegen, wenden und bei kleiner Hitze fertig backen.

### Aus meiner Praxis
- Dazu passt hervorragend mein Fruchtragout.
- Den Teig am Abend vorher zubereiten und kalt stellen.
- Die Pfannkuchen schmecken auch kalt mit etwas Marmelade gut, so dass sie mitgenommen werden können.

### Charakter
- Beruhigend, stärkend, vitalisierend. Für einen guten Start in einen neuen Tag!

Essen, was gesund macht

## Mandarinenschale

Diese Heilpflanze wird in China häufig zur Behandlung von Übelkeit, Verdauungsproblemen und Schluckauf eingesetzt. Sie verbessert auch die Magenfunktion insgesamt. Man kann Mandarinenschale hierzu in ein Glas heißes Wasser oder in Tee geben und bei Beschwerden oder zur Vorbeugung trinken. Mandarinenschale wirkt auch allgemein harmonisierend.

Sie stellen diese Heilpflanze selbst her, indem Sie unbehandelte, ungespritzte Mandarinenschalen zum Trocknen auslegen. Auch die weißen Fäden zwischen Schale und Frucht trocknen Sie mit, sie sind sogar das Wichtigste an dieser Heilpflanze, gerade weil sie bitter schmecken. Bitterstoffe braucht unser Herz. Nach dem Trocknen dominieren diese Bitterstoffe geschmacklich nicht mehr.

Auf einer meiner Kochreisen lernte ich auf Kreta eine ältere Bäuerin kennen, die mich in ihre Kochtöpfe blicken ließ. Nach einem bekömmlichen Mahl erntete ihr Enkel für uns einige Orangen aus dem Garten. Die Bäuerin schälte sie für meine Begriffe viel zu grob. Da hing ja noch die ganze weiße Innenhaut dran. Mein Ehrgeiz war geweckt, und ich zeigte, was ein Koch aus Deutschland so draufhat, indem ich eine Orange filetierte und allein das leuchtend orangefarbene Fruchtfleisch auf dem Teller anrichtete. Die Bäuerin schaute mir verwundert zu und erklärte mir dann, dass sie aber gerade dieses Weiße essen wolle, das ich weggeschnitten hatte. Ich glaube nicht, dass sie wusste, was mir damals selbst noch nicht bekannt war, dass »das Weiße« die für das Herz gesunden Bitterstoffe enthält. Sie reagierte intuitiv – wie viele Einwohner Kretas, bei denen die Herzinfarktrate zu den niedrigsten weltweit gehört. Ob es wohl auch an den Bitterstoffen in den Zitrusfrüchten liegt? Ich esse diese nun seit vielen Jahren mit – denn auch Professor Peng schätzt ihre bekömmliche Wirkung.

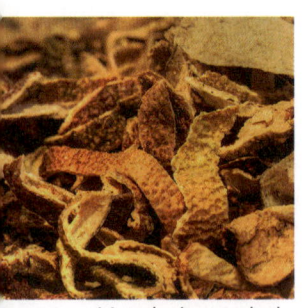

Mandarinenschale

## 12-mal Gesundheit!

| | |
|---|---|
| Lateinische Bezeichnung | Citri Reticulatae Pericarpium |
| Pinyin | Chen Pi |
| Einkaufsempfehlung | 100 g |
| Geschmack | Scharf-fruchtig, leicht säuerlich, bitter |
| Charakter | Warm |
| Aussehen | Schale |
| Zugabe | Im Ganzen oder pulverisiert |
| Verarbeitung | Im Mörser pulverisieren. |
| Wirkung in der TCM | Reguliert den Feuchtigkeitshaushalt, stärkt den Magen und stabilisiert die Verdauung. Durch die Säure wird der Speichelfluss angeregt. Der gute fruchtige Geschmack hellt das Gemüt auf. |
| Dosierung | 3 bis 5 Gramm pro Person. Das entspricht jener Menge Pulver, die man zwischen Zeigefinger und Daumen auch als Prise über Gerichte streut. |
| Zeitpunkt der Zugabe | Im Ganzen von Anfang an mitkochen, als Pulver bei Teiggerichten zu Beginn in den Teig geben. |
| Anwendung | Schmorgerichte wie Gulasch, Rinderbraten oder Rouladen. Hier wird die Mandarinenschale von Anfang an in ganzen Stücken hinzugegeben. |
| Wirkung in der Küche | Neutralisiert Röststoffe und unterstützt den Körper bei der Verdauung von Röststoffen. |

Essen, was gesund macht

## Rezepte mit Mandarinenschale

### Geschmorte Kalbshaxenscheiben mit Rote Bete und Lu Shui

#### Für 4 Personen

| | |
|---|---|
| 4 | Kalbsbeinscheiben, mittelgroß |
| etwas | Salz, schwarzer Pfeffer aus der Mühle |
| 20 ml | Ingweröl |
| 10 g | Mehl, gröber |
| 40 g | Lauch |
| 40 g | Karotte |
| 40 g | Zwiebel |
| 40 g | Knollensellerie |
| 1 | Lorbeerblatt |
| einige | Pimentkörner |
| 10 g | Mandarinenschale, getrocknet |
| 100 ml | Lu Shui |

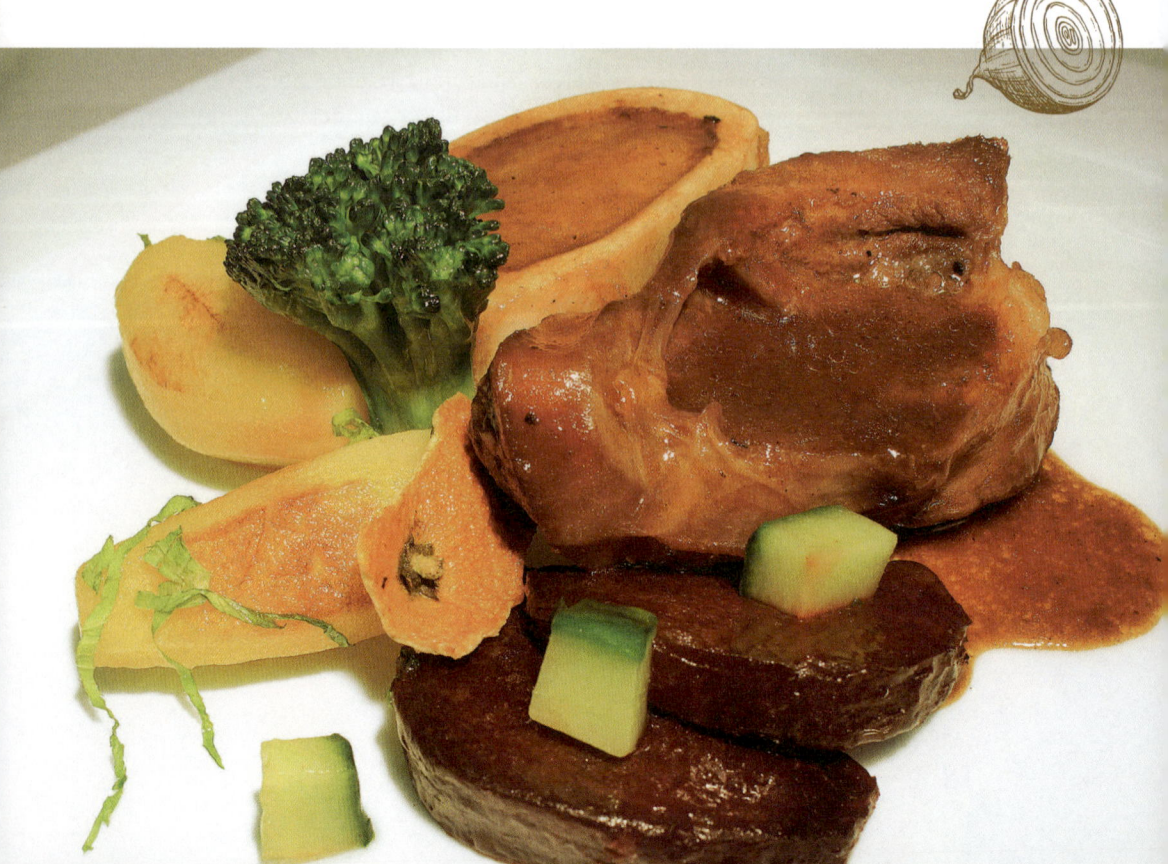

12-mal Gesundheit!

| | |
|---|---|
| 400 ml | Wasser |
| 240 ml | Gemüsebrühe |
| 400 g | Rote Bete |
| etwas | Asia Gewürzmischung |

Die Kalbsbeinscheiben waschen, trockentupfen und mit Salz und Pfeffer kräftig würzen.

Etwas Ingweröl in einem flachen Topf erhitzen, die Beinscheiben mehlieren und von beiden Seiten leicht anbraten.

Lauch waschen, Karotte, Zwiebel und Sellerie schälen, in Stücke schneiden und mit den Beinscheiben leicht anrösten.

Lorbeerblatt, Pimentkörner und Mandarinenschale zugeben, mit Lu Shui ablöschen, danach kurz dünsten.

Wasser und Gemüsebrühe aufgießen, rasch aufkochen, Hitze reduzieren und zugedeckt ca. 35 Minuten je nach Dicke der Scheiben schmoren lassen, dabei mehrmals wenden.

Rote Bete waschen, schälen, in gleich große Stücke schneiden und mit dem restlichen Ingweröl in einer Pfanne andünsten. Leicht salzen und pfeffern, mit der Asia Gewürzmischung abschmecken und mit etwas Wasser weichschmoren.

Beinscheiben aus der Sauce nehmen, Sauce durch ein feines Sieb gießen, nochmals mit dem Fleisch aufkochen und abschmecken.

Die Rote Bete auf Tellern anrichten, die geschmorten Beinscheiben anlegen, mit der Sauce begießen, garnieren und servieren.

### Charakter

- Sehr kräftigend, befeuchtend, beruhigend, erwärmend und harmonisierend.

**Aus meiner Praxis**

- Fleisch nur kurz anbraten, damit nur wenig schwer verdauliche Röststoffe entstehen.
- Für einen kräftigen Geschmack mit etwas dunklem Balsamicoessig ablöschen.
- Kleine gekochte Kartoffeln dazu reichen.

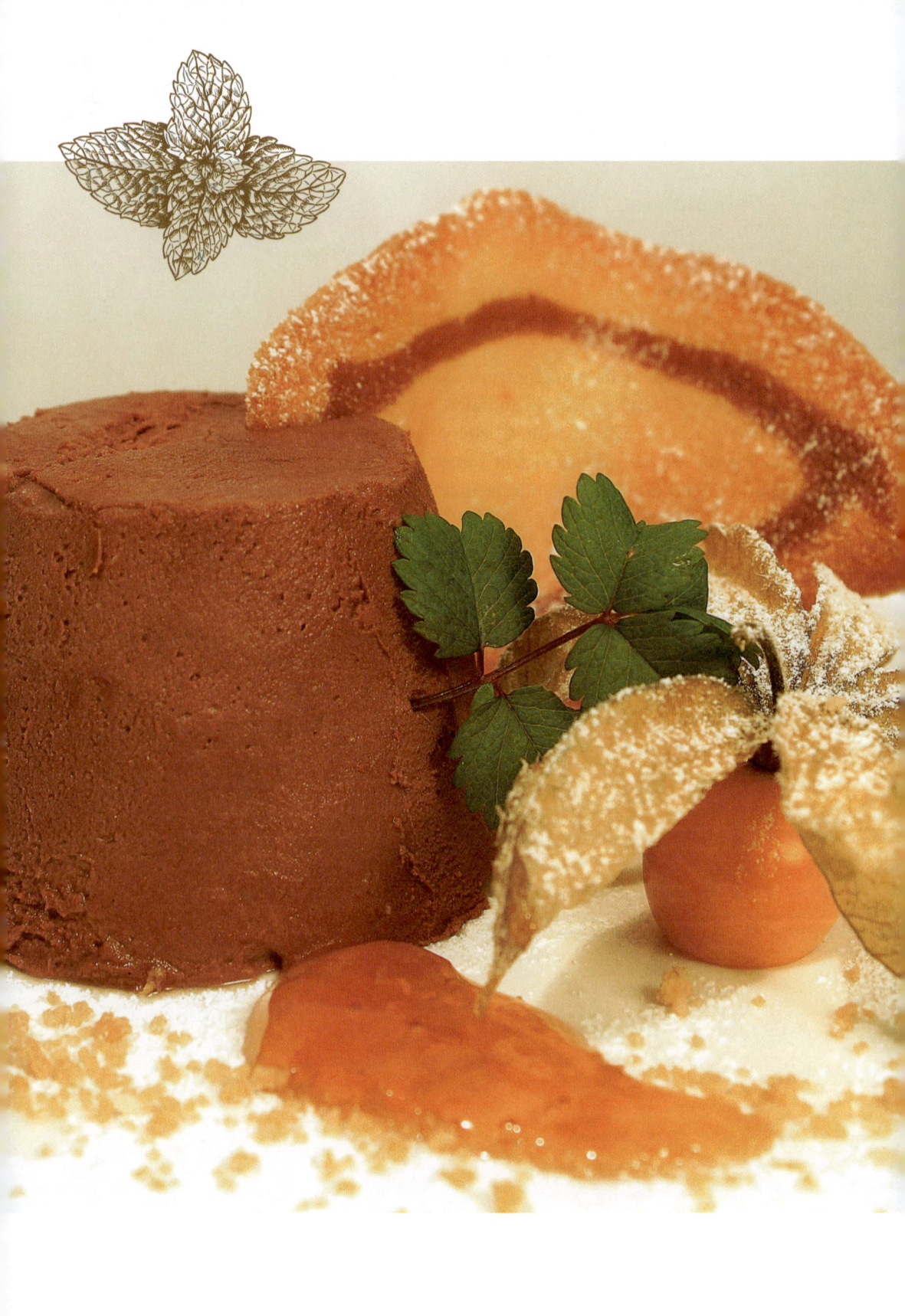

12-mal Gesundheit!

## Dunkle Schokoladenmousse

### Für 4 Personen

| | |
|---|---|
| 120 g | Kuvertüre, dunkel |
| 120 g | Naturjoghurt, 10 % Fettanteil |
| 3 g | Magnolienbaumrinde, gemahlen |
| 3 g | Mandarinenschale, gemahlen |
| 20 g | Honig |
| 15 g | Vanillezucker |
| 120 ml | Schlagsahne, 33 % Fettanteil |
| 4 | Minzblätter |

Die Kuvertüre in einer Metallschüssel im Wasserbad schmelzen.
Den Joghurt mit Magnolienbaumrinde, Mandarinenschale, Honig und dem Vanillezucker in einem kleinen Topf bei wenig Hitze leicht erwärmen.
Die Sahne steif schlagen.
Die geschmolzene Kuvertüre langsam unter den Joghurt rühren, abkühlen lassen, bis die Masse leicht anzieht.
Die geschlagene Sahne vorsichtig unterheben, in Schüsseln oder Gläser füllen und ca. 2 Stunden kalt stellen.
Mit einem kleinen Messer am Rand der Schüssel die Mousse lösen, stürzen, auf einem Teller anrichten, mit den Minzblättern garnieren, mit Puderzucker bestäuben und servieren.

### Charakter

- Leicht, gut bekömmlich und ohne Ei.

### TIPP

Nehmen Sie die Mousse 1 Stunde vor dem Verzehr aus dem Kühlschrank und servieren Sie frische Fruchtsauce, Früchte oder Joghurteis dazu.

Essen, was gesund macht

## Bocksdornfrucht

Diese Frucht ist in letzter Zeit geradezu in Mode gekommen. Sie enthält mehr Vitamin C als manche Zitrusfrucht, darüber hinaus aber auch viele Carotinoide, also Pflanzenfarbstoffe, die man auch in Karotten findet. Diese sind für die Produktion von Vitamin A notwendig, das Haut und Augen benötigen. Auch Vitamin $B_1$ und $B_2$ liefert die Bocksdornfrucht, und mit ihrem hohen Anteil an Antioxidantien stärkt sie das Immunsystem. Sie unterstützt die Leber beim Entgiften, indem sie durch Feuchtigkeitszufuhr die Körperfunktionen insgesamt aktiviert. So wird der Körper entlastet, wir fühlen uns wohler.

Obwohl die Bocksdornfrucht süß schmeckt, macht sie, wie Zucker es tut, keinen Heißhunger auf noch mehr Süßes, im Gegenteil. Ihr Genuss stillt die Lust auf Süßes anhaltend.

Die Frucht wächst auch in unseren Breiten – man kann sie gut im Garten ziehen, da sie winterhart und mehrjährig ist.

Aber bitte verwechseln Sie die Heilpflanze nicht: Neulich rief mich ein Apotheker an. In seinem Laden stehe eine Kundin, die am Wochenende zuvor einen meiner Kochkurse besucht habe und nun »Bocksdingens« erwerben wolle. Sie erinnere sich nicht genau an den Namen. War es Bocksklee? Aus diesem Grund nenne ich stets den lateinischen Namen. Damit gibt es sicher keine Verwechslung.

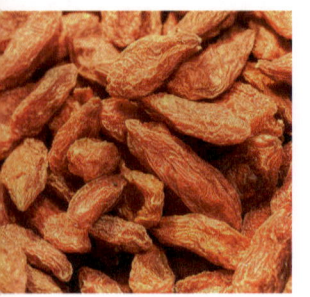

Bocksdornfrüchte

## 12-mal Gesundheit!

| | |
|---|---|
| Lateinische Bezeichnung | Lycii Fructus |
| Pinyin | Gou Qi Zi |
| Einkaufsempfehlung | 150 g |
| Aufbewahrung | Im Kühlschrank |
| Geschmack | Süß |
| Charakter | Neutral |
| Aussehen | Kleine rote Früchte, beerenartig |
| Zugabe | Nach dem Waschen im Ganzen |
| Wirkung in der TCM | Stärkt das Immunsystem, reguliert den Blutzuckerspiegel, senkt den Cholesterinspiegel, wohltuend für Leber und Niere, befeuchtet die Augen. |
| Dosierung | Ausreichend sind 6 bis 10 Stück pro Tag/Person. |
| Zeitpunkt der Zugabe | Kurz in Speisen mitkochen oder im Tee ziehen lassen. |
| Anwendung | Zum Beispiel unter fertig gegartes Gemüse schwenken. In Tee oder Joghurt geben, über Salat streuen oder einfach naschen. Probieren Sie selbst! |
| Wirkung in der Küche | Entlastend, steigert das Wohlbefinden. |

Essen, was gesund macht

# Rezepte mit Bocksdornfrucht

## Klare Kartoffelsuppe mit geröstetem Kürbiskernbrot

### Für 4 Personen

| | |
|---|---|
| 600 g | Kartoffeln |
| 60 g | Zwiebeln |
| 50 g | Karotten |
| 50 g | Knollensellerie |
| 40 g | Shiitake-Pilze |
| 50 g | Frühlingslauch |
| 5 ml | Ingweröl |
| etwas | Salz, Pfeffer aus der Mühle |
| 400 ml | Gemüsebrühe |
| 400 ml | Wasser |
| 6 g | Bocksdornfrüchte |
| 2 Scheiben | Kürbiskernbrot |
| etwas | Kerbel, Kresse oder Liebstöckel |

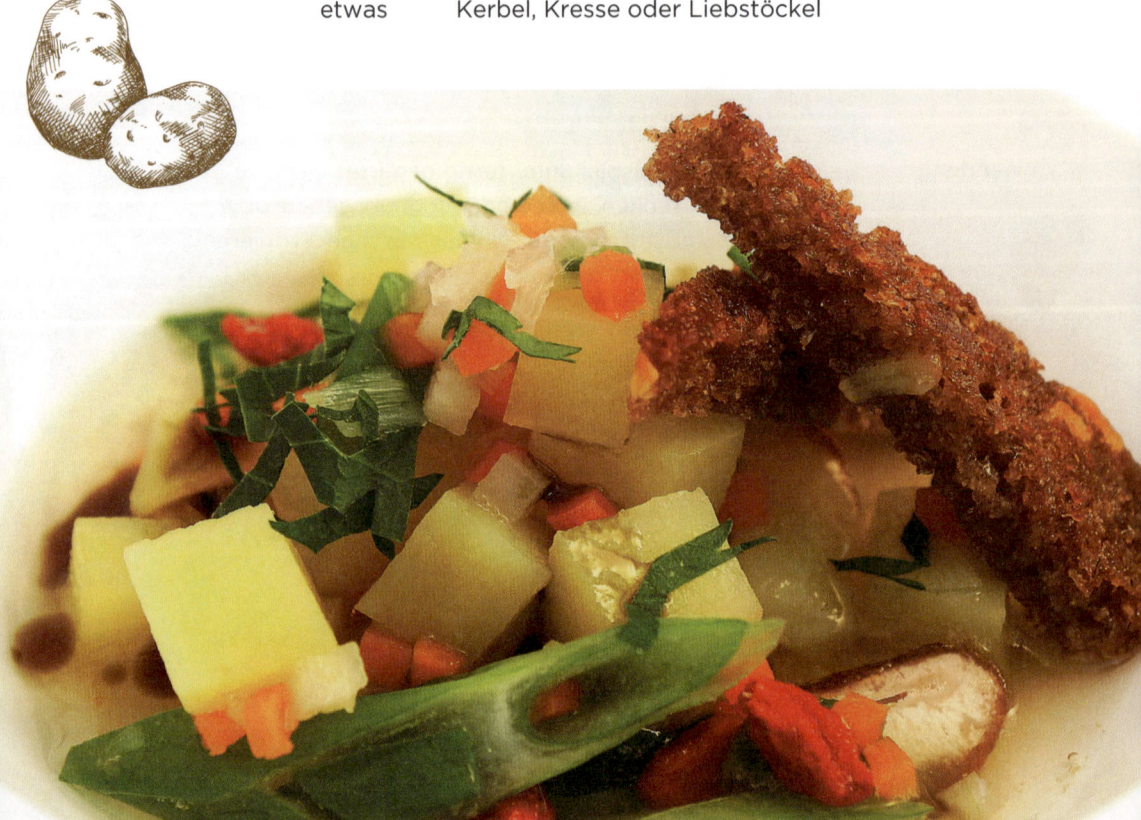

12-mal Gesundheit!

Kartoffeln waschen, schälen und in 1 cm große Würfel schneiden. Danach Zwiebeln, Karotten und Sellerie schälen und in 0,5 cm große Würfel schneiden. Shiitake-Pilze und den Frühlingslauch putzen und in dünne Scheiben schneiden.

In einem flachen, breiten Topf das Ingweröl erwärmen, geschnittenes Gemüse zugeben und leicht anschwitzen, danach die Kartoffelwürfel zugeben, leicht mit andünsten und mit Salz und Pfeffer würzen. Mit der Gemüsebrühe und dem Wasser auffüllen, rasch aufkochen und die Hitze reduzieren, ca. 12 Minuten leicht kochen lassen.

Die Bocksdornfrüchte waschen, in die Suppe geben und kurz aufkochen.

Kürbiskernbrotscheiben in 3 gleiche Stücke schneiden und in einer Pfanne mit etwas Ingweröl knusprig anrösten.

Frische Kräuter waschen und klein schneiden. Die Suppe abschmecken, in vorgewärmte Teller geben und mit den Brotscheiben und den frischen Kräutern servieren.

## Charakter

- Stärkt das Immunsystem sowie Leber und Niere, befeuchtet die Augen und senkt den Cholesterinspiegel.

### TIPP

Sie können die Kürbiskernbrotscheiben auch in einem Toaster rösten und die Suppe mit gebratenen Schinkenstreifen verfeinern.

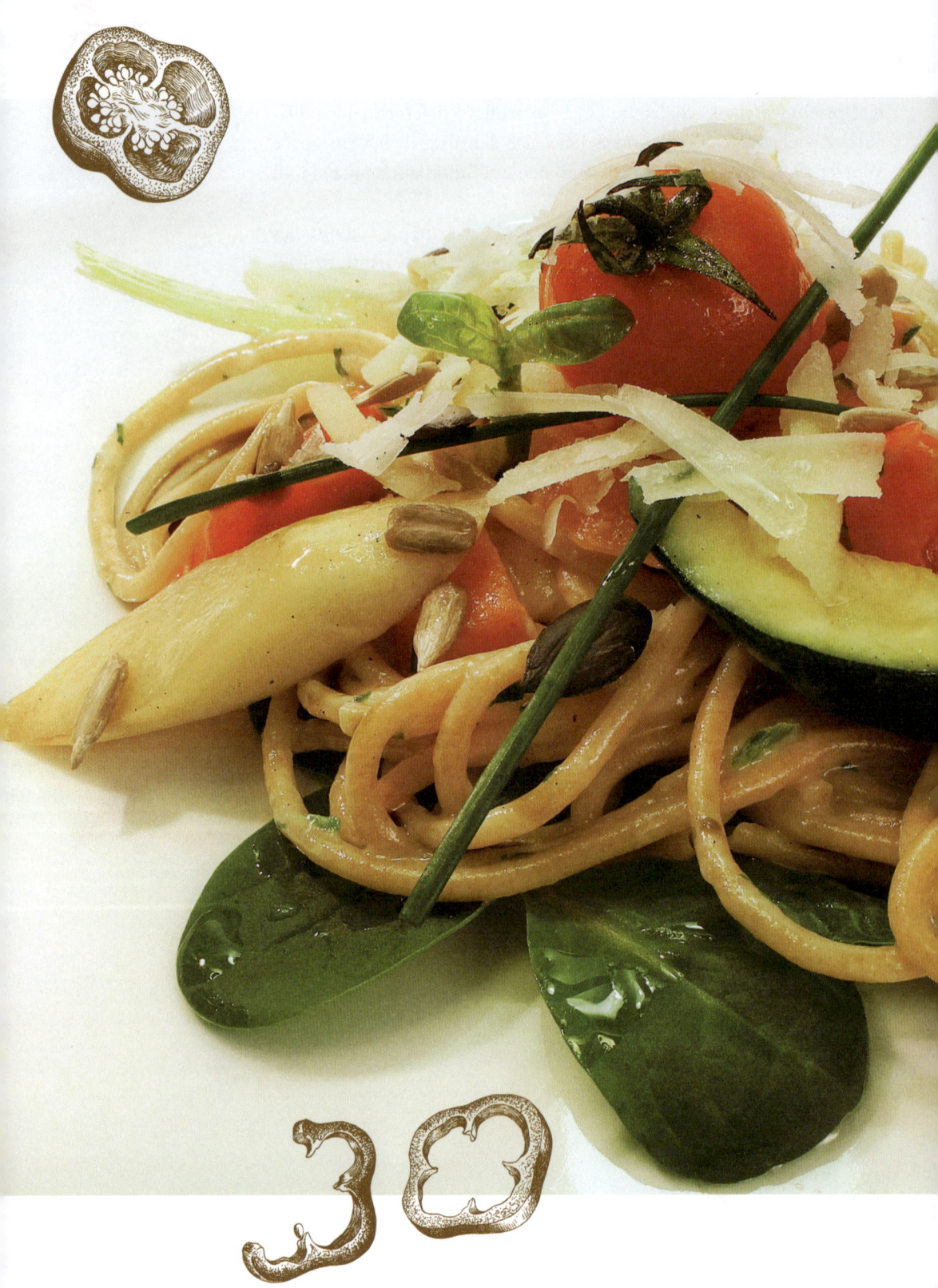

12-mal Gesundheit!

## Vollkornspaghetti mit Zucchino und Parmesan

### Für 4 Personen

| | |
|---|---|
| 120 g | Zucchino |
| 80 g | Paprika, rot |
| 4 | Cocktailtomaten |
| 320 g | Vollkornspaghetti |
| 10 ml | Ingweröl |
| etwas | Salz, schwarzer Pfeffer aus der Mühle |
| 40 g | Kürbiskerne |
| 20 ml | Gemüsebrühe |
| 10 ml | Lu Shui |
| 12 g | Bocksdornfrüchte |
| 20 g | Parmesan |
| etwas | Schnittlauch |

Zucchino, Paprika und Cocktailtomaten waschen und in Stücke schneiden.

Vollkornspaghetti in reichlich gesalzenem Wasser bissfest garen, Wasser abschütten, aber die Spaghetti nicht abschrecken.

Ingweröl in einer Pfanne erhitzen, Zucchino- und Paprikastücke anschwitzen, mit Salz und Pfeffer würzen, Kürbiskerne zugeben und leicht anrösten.

Die Vollkornspaghetti zurück in die Pfanne geben, Gemüsebrühe und Lu Shui zufügen, schwenken, abschmecken.

Tomatenstücke und Bocksdornfrüchte zugeben, alles einmal rasch aufkochen.

Die Spaghetti in tiefen Tellern anrichten, mit Parmesan bestreuen und mit Schnittlauch garnieren.

### Charakter

- Stärkend, kräftigend, leicht erwärmend und vitalisierend.

### Aus meiner Praxis

- Gericht wird in einer einzigen Pfanne zubereitet.
- Kleine frische Lachswürfel mit anbraten.
- Grünen oder weißen Spargel verwenden.
- Mit Dinkelnudeln zubereiten.
- Fein geschnittene Salatstreifen unter die Spaghetti schwenken.

Essen, was gesund macht

## Lotusnuss

In der traditionellen chinesischen Diätetik werden Lotusnüsse bei unterschiedlichen Leiden wie Schlaflosigkeit, Fieber, Hitze, Entzündungen und bei Tumoren eingesetzt, denn Lotusnüsse haben eine kühlende Wirkung. Man nimmt mit ihnen Hitze aus dem Körper. Lotusnüsse werden zur Gesundheitspflege in China vor allem im Sommer verwendet.
Sie sind sehr verdauungsfreundlich und wirken harmonisierend.

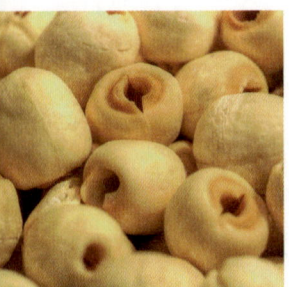

Lotusnüsse

| | |
|---|---|
| Lateinische Bezeichnung | Nelumbinis Semen |
| Pinyin | Lian Zi |
| Einkaufsempfehlung | 50 g |
| Geschmack | Süß, leicht nussig, etwas mehlig |
| Charakter | Neutral bis leicht kühlend |
| Aussehen | Kleine weiße, getrocknete Kugeln |
| Zugabe | 2 Stunden vor der Verwendung in kaltem Wasser einweichen, grüne Keimlinge entfernen, falls vorhanden. |
| Verarbeitung | Im Ganzen |
| Wirkung in der TCM | Stärkung von Milz und Niere, verdauungsfördernd, beruhigend bei nervösem Magen. |
| Dosierung | 8 bis 10 Gramm in getrocknetem Zustand pro Person. Das entspricht ca. 8 Stück. |
| Zeitpunkt der Zugabe | Nach dem Einweichen 5 Minuten in einem Gericht mitgaren. |
| Anwendung | Klare Suppen, Schmorgerichte, Wok-Gerichte, in Gemüse, Fruchtkompott |
| Wirkung in der Küche | Beruhigt den nervösen Magen, macht Speisen leichter verdaulich, wirkt Völlegefühl entgegen, verhindert Trägheit nach dem Essen, wirkt Schwitzen entgegen, lindernd bei Hitzewallungen. |

12-mal Gesundheit!

# Rezepte mit Lotusnuss

## Feiner Tomatensalat mit gebratenen Auberginenscheiben

### Für 4 Personen

| | |
|---|---|
| 10 g | Lotusnuss |
| 400 g | Tomaten |
| 200 g | Auberginen |
| 40 ml | Raps- oder Olivenöl |
| 5 g | Salz |
| 5 g | Pfeffer aus der Mühle |
| 5 g | Zucker, braun |
| etwas | Rosmarin |
| 20 ml | Balsamicoessig, dunkel |
| 100 ml | Gemüsebrühe |
| 20 g | Frühlingslauch |
| etwas | Schnittlauch |
| etwas | Pfeffer, rosa oder schwarz |

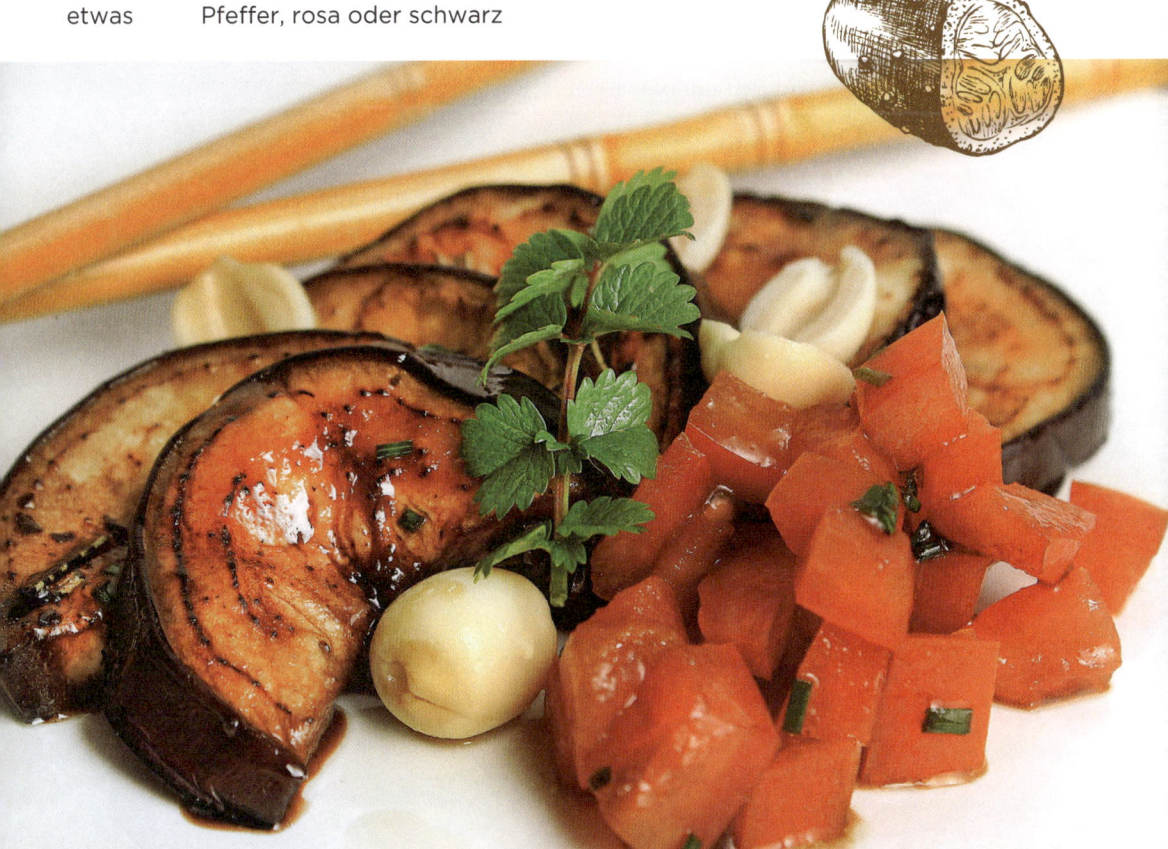

Essen, was gesund macht

Die Lotusnüsse waschen und 2 bis 3 Stunden in kaltem Wasser quellen lassen.
Tomaten waschen, abtrocknen, mit einem kleinen spitzen Messer den Stielansatz entfernen und in Würfel schneiden. Auberginen waschen, mit einem Küchentuch trockenreiben und in 0,5 cm dicke Scheiben schneiden.
In einer beschichteten Pfanne wenig Olivenöl oder Rapsöl erwärmen, die Auberginenscheiben einlegen und von beiden Seiten langsam anbraten. Mit Salz und Pfeffer würzen, aus der Pfanne nehmen und auf ein Küchentuch legen.
Das restliche Öl in die Pfanne geben, braunen Zucker und Rosmarin zugeben und leicht karamellisieren lassen. Mit dem Balsamicoessig ablöschen, mit der Gemüsebrühe auffüllen und leicht einkochen lassen.
Frühlingslauch waschen und in feine Ringe schneiden, in eine Schüssel geben und mit den Tomatenwürfeln mischen.
Lotusnüsse abschütten und unterheben.
Die Auberginenscheiben auf einem Teller fächerförmig anrichten, Tomatenwürfel anlegen und mit dem eingekochten Fond begießen.
Mit wenig Salz und Pfeffer würzen, mit Schnittlauch und rosa Pfeffer garnieren und servieren.

> **TIPP**
> Geben Sie geriebenen Parmesan über den Tomatensalat und servieren Sie ihn mit gerösteten Vollkornbrotscheiben.

*12-mal Gesundheit!*

## Spargel aus dem Wok mit schwarzem Sesam und Lotusnuss

### Für 4 Personen

| | |
|---|---|
| 12 g | Lotusnuss |
| 800 g | Spargel, weiß, frisch |
| 200 g | Spargel, grün, frisch |
| 10 ml | Ingweröl |
| etwas | Zucker, braun |
| etwas | Salz, schwarzer Pfeffer aus der Mühle |
| 40 g | Radicchio oder Chicorée |
| etwas | Sesam, schwarz |
| etwas | Asia Gewürzmischung |

Die Lotusnüsse waschen und 2 Stunden in frischem kaltem Wasser quellen lassen.

Den weißen und grünen Spargel für einige Minuten in kaltes Wasser legen, herausnehmen und dünn schälen; beim grünen Spargel nur den unteren holzigen Teil. Danach den Spargel quer in 0,5 cm dicke Stücke schneiden.

In einem flachen, breiten Topf das Ingweröl erhitzen, die Spargelscheiben und etwas braunen Zucker zugeben, mit Salz und Pfeffer würzen und vorsichtig garen. Der Spargel sollte noch ein wenig Biss haben.

Den Radicchio waschen, in feine Streifen schneiden und unterschwenken.

Lotusnüsse und schwarzen Sesam zugeben, schwenken, mit Salz, Pfeffer und Asia Gewürzmischung abschmecken.

Auf Tellern anrichten, garnieren und servieren.

### Aus meiner Praxis
- Mit einem Quark-Dip servieren.
- Chinesische Nudeln mit anbraten.
- Bei halber Energiezufuhr anbraten.
- Kurze Zubereitungszeit
- Zum Schluss Avocadowürfel unterschwenken.

### TIPP
Dieses Gericht wirkt durch den Spargel zusätzlich entgiftend.

Essen, was gesund macht

## Lilienzwiebel

Diese Blumenzwiebel wird in China sehr gern gegessen, weil sie eine kühlende Wirkung hat. Und sie ist sehr bekömmlich. Da sie geschmacklich auch gut zu Geflügelfleisch passt, findet sich diese Kombination oft.
Die Lilienzwiebel gilt auch als schleimlösend, wirkt also lindernd bei Husten. Man kann sie auch in den Tee geben. Sie vertreibt außerdem Hitze und stärkt die Lunge insgesamt.

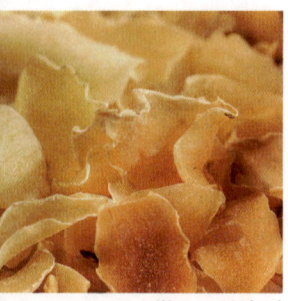
Lilienzwiebel

| | |
|---|---|
| Lateinische Bezeichnung | Lilii Bulbus |
| Pinyin | Bai He |
| Einkaufsempfehlung | 100 g |
| Geschmack | Leicht bitter, erdig, frisch und leicht säuerlich |
| Charakter | Leicht kühlend |
| Aussehen | Getrocknete Zwiebelblätter |
| Zugabe | Im Ganzen |
| Verarbeitung | Zwei Stunden vorher in kaltem Wasser einweichen. |
| Wirkung in der TCM | Lungenstärkend, schleimlösend, vertreibt Hitze. |
| Dosierung | 4 bis 6 Gramm in getrocknetem Zustand pro Person. Das entspricht ca. 15 Blättern. |
| Zeitpunkt der Zugabe | Ganz zum Schluss zugeben und einige Minuten mitkochen, mitdünsten oder mitdämpfen. |
| Anwendung | Zum Beispiel zu Salaten, in Suppen, in Gemüsegerichten sowie Pasta- und Reisgerichten |
| Wirkung in der Küche | Macht Speisen leichter verdaulich, beruhigt die Verdauung, harmonisiert die Körpertemperatur. |

12-mal Gesundheit!

## Rezepte mit Lilienzwiebel

### Gemüsecurry mit Kurkuma und schwarzem Sesam

#### Für 4 Personen

| | |
|---|---|
| 12 g | Lilienzwiebel |
| 80 g | Karotte |
| 80 g | Petersilienwurzel oder Pastinake |
| 80 g | Fenchelknolle |
| 60 g | Paprika, rot |
| 80 g | Blumenkohlröschen |
| 80 g | Broccoli |
| 60 g | Shiitake-Pilze oder Champignons |
| 20 ml | Ingweröl |
| 20 g | Bambussprossen |
| etwas | Kurkuma, Salz, schwarzer Pfeffer aus der Mühle |
| 20 g | Sojasprossen |
| 20 g | Mandeln oder Cashewkerne |
| etwas | Koriander, frisch |
| etwas | Chilifäden |
| etwas | Sesam, schwarz |

Die Lilienzwiebel waschen und in frischem kaltem Wasser mindestens 2 Stunden quellen lassen.
Karotte und Petersilienwurzel waschen, schälen und in gleich große Stücke schneiden.
Fenchelknolle und Paprika waschen, abtrocknen und in Würfel schneiden.
Blumenkohl und Broccoli putzen, in Röschen teilen, waschen und in reichlich Salzwasser blanchieren, mit kaltem Wasser abschrecken und abtrocknen.
Shiitake-Pilze putzen und in Scheiben schneiden.
In einem flachen, breiten Topf das Ingweröl vorsichtig erhitzen und die Karotten-, Fenchel- und Petersilienwurzelstücke anschwitzen, mit Kurkuma, Salz und Pfeffer würzen, danach die Paprikawürfel dazugeben.

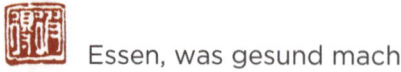 Essen, was gesund macht

### Aus meiner Praxis
- Lässt sich gut für mehrere Tage vorkochen.
- Mit Mango oder Ananas verfeinern.
- Mit Chili und Zitronengras abschmecken.
- Gekochten Reis dazu reichen.

Lilienzwiebel und Shiitake-Pilze zugeben, anschwitzen, würzen. Bambus- und Sojasprossen, Broccoli- und Blumenkohlröschen zugeben, nochmals würzen und so lange dünsten, bis die gewünschte Konsistenz erreicht ist.

Mandel- oder Cashewkerne separat in einer Pfanne leicht anrösten. Gemüsecurry mit frischem Koriander abschmecken, auf vorgewärmten Tellern anrichten, mit schwarzem Sesam und Chilifäden garnieren und servieren.

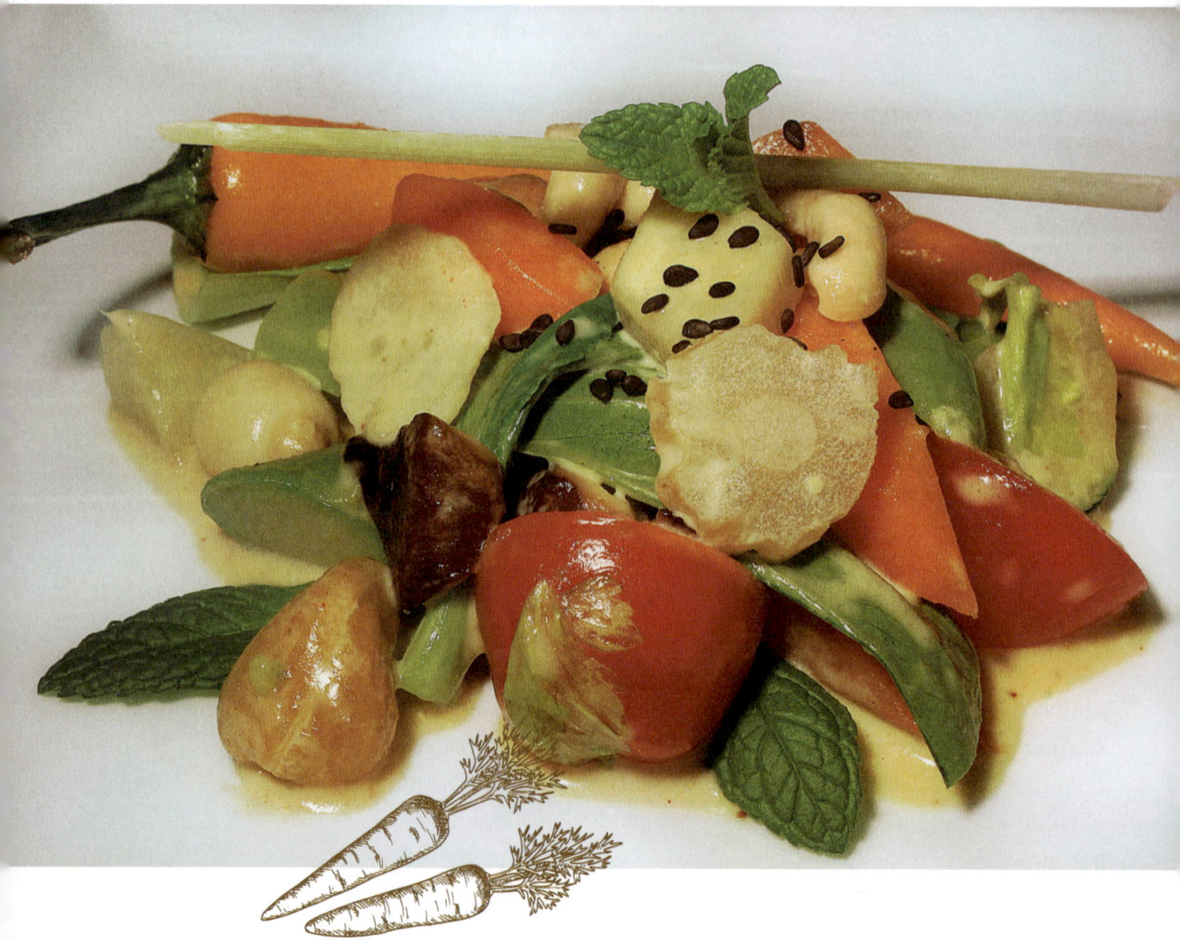

12-mal Gesundheit!

## Gekochter Tafelspitz mit Wurzelgemüse

### Für 4 Personen

| | |
|---|---|
| 12 g | Lilienzwiebel |
| 800 bis 1000 g | Kalbstafelspitz |
| etwas | Salz, schwarzer Pfeffer aus der Mühle |
| 10 ml | Ingweröl |
| einige | Pfefferkörner schwarz |
| 1 | Lorbeerblatt |
| 20 g | Ingwer |
| 1 | Schalotte oder kleine Zwiebel |
| 100 g | Karotte |
| 100 g | Knollensellerie |
| 100 g | Petersilienwurzel |
| 100 g | Lauchzwiebel |
| 1 | Tomate |
| etwas | Petersilie und Liebstöckel |
| 1 Prise | Muskatnuss |
| etwas | Schnittlauch |

Die Lilienzwiebel waschen und in kaltem Wasser quellen lassen.
Einen großen Topf mit 2 Litern kaltem Wasser aufsetzen und bei starker Hitze zum Kochen bringen.
Den Kalbstafelspitz waschen, abtrocknen, mit Salz und Pfeffer würzen und in einer Pfanne mit dem Ingweröl leicht von allen Seiten anbraten. Pfefferkörner, Lorbeerblatt, Ingwerscheiben, grobe Schalottenwürfel zugeben und alles kurz mit anschwitzen.
Danach den Tafelspitz mit den Gewürzen in das kochende Wasser geben und rasch einmal aufkochen, dabei ständig den aufsteigenden Schaum mit einer Suppenkelle entfernen. Die Hitze reduzieren und das Fleisch ca. 1 ½ Stunden leicht simmern lassen.
Karotte, Knollensellerie und Petersilienwurzel waschen, schälen und in gleich große Stücke schneiden.
Lauchzwiebel waschen, putzen und in Ringe schneiden, Tomate waschen und würfeln.
Fleisch aus dem Topf nehmen, Brühe durch ein feines Sieb passieren

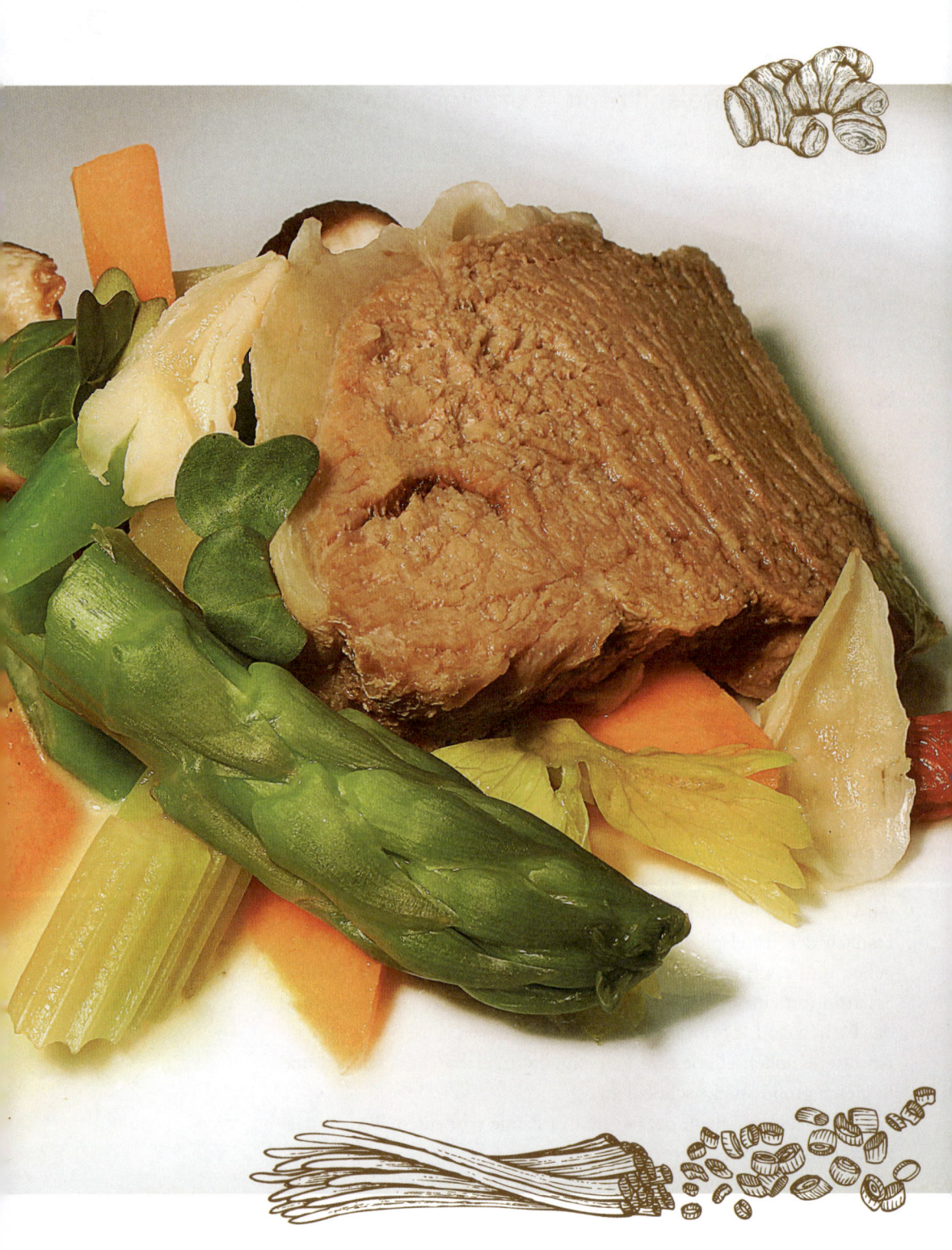

und nochmals in dem Topf mit dem Tafelspitz aufkochen. Gemüsestücke, Lauchzwiebeln, Lilienzwiebel und Tomatenwürfel zugeben und alles weitere 10 bis 15 Minuten leicht kochen lassen.

Petersilie und Liebstöckel waschen, putzen, fein schneiden und mit etwas frisch geriebener Muskatnuss in die Brühe geben. Fleisch in gleich große Scheiben schneiden, in tiefe vorgewärmte Teller geben, mit dem Gemüse und der Brühe aufgießen, mit frischem Schnittlauch garnieren und servieren.

### TIPP
Schneiden Sie Kartoffeln in Würfel und kochen Sie diese in der Brühe zusammen mit dem Gemüse. Reichen Sie frisch geriebenen Meerrettich zum Tafelspitz.

Essen, was gesund macht

## Magnolienbaumrinde

Diese Heilpflanze kann auch in unseren Breiten von Magnolienbäumen geerntet werden. Die Rinde wird getrocknet. In der Verarbeitung empfiehlt sich die Kombination mit Ingweröl, weil sich die Wirkstoffe von Ingwer und Magnolienbaumrinde unterstützen und verstärken.
Gerade bei Gerichten, nach denen man Völlegefühl befürchtet – Speisen mit Mehl, Milch, Eiern und Fett. Die Magnolienbaumrinde vermeidet Völlegefühl, Appetitlosigkeit und eine Überlastung des Magens. Bei Schmorgerichten wirkt sie wie ein Katalysator und schwächt die Röststoffspitzen ab. Auch so wird eine Überlastung des Magens vermieden.

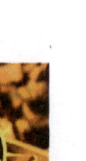
Magnolienbaumrinde

| | |
|---|---|
| Lateinische Bezeichnung | Magnoliae Officinalis Cortex |
| Pinyin | Hou Po |
| Einkaufsempfehlung | 100 g |
| Geschmack | Scharf, bitter bis leicht holzig |
| Charakter | Warm |
| Aussehen | Kleine aufgerollte Rindenstreifen |
| Zugabe | Pulverisiert oder bei den Schmorgerichten im Ganzen |
| Verarbeitung | Pulverisieren, zum Beispiel mit einer Reibe wie eine Muskatnuss oder mit einer Kaffeemühle |
| Wirkung in der TCM | Regt den Appetit an und beruhigt gleichzeitig den Magen, schwächt ungünstige Wirkung von Röststoffen ab und wirkt Völlegefühl entgegen. |

| | |
|---|---|
| Dosierung | 3 bis 5 Gramm Pulver pro Person, das entspricht einer Prise. Im Ganzen: 6 Gramm, das entspricht zwei aufgerollten Magnolienbaumrindenstreifen. |
| Zeitpunkt der Zugabe | Bei Gerichten, bei denen Röststoffe entstehen – wie Schmorgerichte, Bratwürste etc. – wird sie von Anfang an mitgegart. Auch bei einem Fruchtragout. Dann nimmt man sie wieder heraus. In Pulverform verbleibt die Magnolienbaumrinde natürlich im jeweiligen Gericht.<br>Bei Beilagen zu einem geschmorten Wildgericht kann man das Pulver auch in die Spätzle oder Knödel geben. Es muss nicht zwingend in der Fleischsauce bleiben, sondern kann auch in der Beilage Verwendung finden. |
| Anwendung | Mehlspeisen, Schmorgerichte und bei Kurzgebratenem wie Bratwurst, Hähnchenbrust, Steak, Fleischpflanzerl, wann immer Röststoffe entstehen. |
| Wirkung in der Küche | Macht Speisen leichter verdaulich, wirkt Völlegefühl entgegen, neutralisiert die ungünstige Wirkung von Röststoffen, verhindert Trägheit nach dem Essen. |

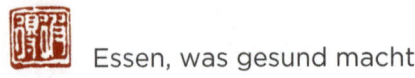 Essen, was gesund macht

## Rezepte mit Magnolienbaumrinde

### Gebratener Kabeljau mit Rosenkohl, Rosenblüten und Basmati-Reis

#### Für 4 Personen

| | |
|---|---|
| 120 g | Basmati-Reis |
| 360 ml | Gemüsebrühe oder Wasser |
| 560 g | Kabeljaufilet |
| etwas | Salz, Pfeffer aus der Mühle |
| 30 g | Mehl, griffig |
| etwas | Paprikapulver, edelsüß |
| 400 g | Rosenkohl, frisch |
| 12 g | Magnolienbaumrinde |
| 1 | Schalotte oder kleine Zwiebel |
| 20 ml | Ingweröl |
| etwas | Muskatnuss |
| etwas | Rosenblätter, getrocknet |

Den Basmati-Reis in einen Topf geben, mit Gemüsebrühe oder Wasser auffüllen und rasch aufkochen.
Kochplatte ausschalten, Reis quellen lassen, aber nicht umrühren.
Das Kabeljaufilet waschen, putzen und gut trockentupfen, in gleich große Stücke schneiden und mit Salz und Pfeffer leicht würzen.
Das griffige Mehl mit dem Paprikapulver in einer Schüssel vermengen und stehen lassen.
Den Rosenkohl waschen, putzen, vierteln und in reichlich kochendem Salzwasser blanchieren, danach kalt abspülen.
In einem flachen Topf die Magnolienbaumrinde mit Zwiebelwürfeln und etwas Ingweröl leicht anschwitzen, den Rosenkohl zugeben, mit Salz, Pfeffer und Muskatnuss würzen und leicht dünsten.
In einer Pfanne das restliche Ingweröl erhitzen, das Kabeljaufilet in die Paprikamehlmischung legen, abklopfen und mit der Fleischseite kurz in der Pfanne anbraten, wenden und auf der Hautseite kross ausbraten.
Den Rosenkohl abschmecken, auf einem Teller anrichten, Kabeljaufilet mit der Hautseite nach oben anlegen, Basmati-Reis zugeben, mit den Rosenblättern garnieren und servieren.

12-mal Gesundheit!

## Gefüllte Quarkomelette mit Granatapfelkernen

### Für 4 Personen

| | |
|---|---|
| 150 g | Magerquark oder Topfen |
| 50 g | Crème fraîche |
| 1 | Orange |
| 1 | Limette oder kleine Zitrone |
| 30 g | Weizenmehl |
| 2 | Eigelb |
| 2 | Eiweiß |
| 50 g | Zucker, braun |
| 6 g | Magnolienbaumrinde, gemahlen |
| 100 g | Granatapfelkerne |
| 20 ml | Ingweröl |
| 150 ml | Orangensaft, frisch gepresst |
| 10 g | Puderzucker |

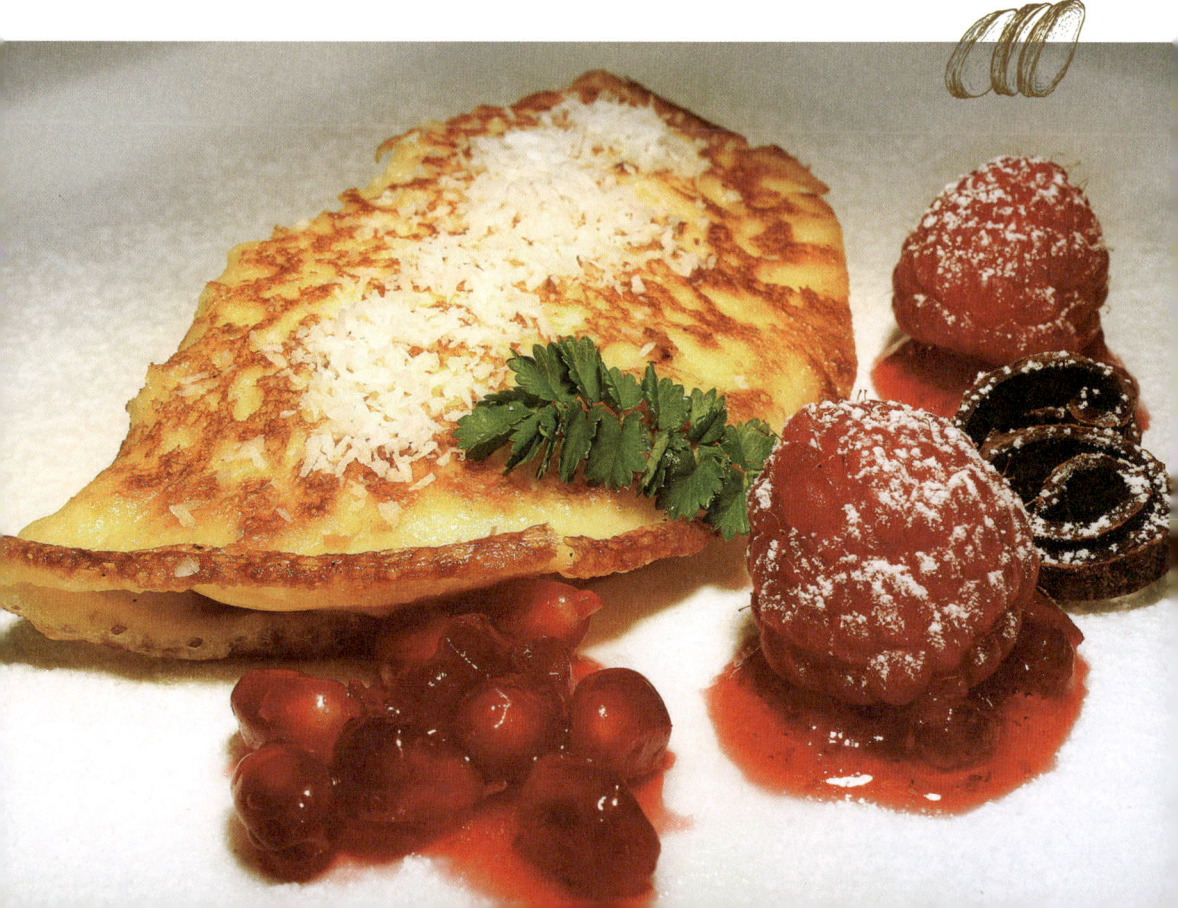

Essen, was gesund macht

Den Magerquark mit der Crème fraîche und der abgeriebenen Orangen- und Limettenschale mit dem gesiebten Weizenmehl glatt rühren. Nach und nach das Eigelb unter die Masse rühren.

Das Eiweiß langsam mit 15 g Zucker aufschlagen. Wenn es fest wird, weitere 15 g Zucker und das Magnolienbaumrindenpulver zugeben und weiter schnell schlagen, bis ein schöner Eischnee entsteht.

Den Schnee vorsichtig nach und nach unter die Quarkmasse heben.

Granatapfel waschen, abtrocknen, halbieren und die Kerne herausklopfen.

In einer kleinen Pfanne die Hälfte des Ingweröls erhitzen, etwas von der Masse hineingeben und glatt streichen, bei geringer Hitze von beiden Seiten goldgelb braten.

Das restliche Ingweröl in einen flachen Topf geben und leicht erhitzen, dann restlichen braunen Zucker zugeben und karamellisieren lassen. Mit dem Orangensaft ablöschen und köcheln lassen.

Granatapfelkerne zugeben, Herdplatte ausschalten und die Masse kurz ziehen lassen.

Die Omelette auf einen flachen Teller legen, das Granatapfel-Kompott hineingeben und zuklappen, garnieren, mit Puderzucker bestäuben und servieren.

**Aus meiner Praxis**
- Kühlendes Dessert mit Minze und Melisse für heiße Tage
- In einer beschichteten Pfanne ausbacken.

## Yamswurzel

Die Yamswurzel ist ein hervorragender Energielieferant. Dabei ist sie leicht bekömmlich und belastet den Körper beim Verdauen nicht. Sie ist ein ideales Stärkungsmittel, wenn der Körper geschwächt ist, denn sie liefert kräftigende Wirkstoffe für die Genesung. Darüber hinaus ist ihr kühlender Charakter vorteilhaft bei entzündlichen Beschwerden oder prinzipiell bei Unruhe und Hitze im Körper. Menschen, die an Appetitlosigkeit leiden und wenig essen, können mit der Yamswurzel dennoch reichlich Energie aufnehmen.

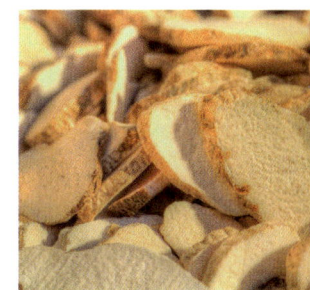

Yamswurzel

| | |
|---|---|
| Lateinische Bezeichnung | Dioscoreae Rhizoma |
| Pinyin | Shan Yao |
| Einkaufsempfehlung | 150 g |
| Geschmack | Erdig, leicht bitter, ein wenig wie Kartoffel |
| Charakter | Kühlend |
| Aussehen | Weiche, getrocknete längliche Scheiben |
| Zugabe | Im Ganzen zuerst zwei Stunden in kaltem Wasser einweichen, danach, in kleine Streifen geschnitten, zugeben. |
| Verarbeitung | Pulverisieren, zum Beispiel mit einer Reibe wie eine Muskatnuss oder mit der Kaffeemühle |
| Wirkung in der TCM | Stärkt, unterstützt den Genesungsprozess, kühlt. |
| Dosierung | 8 bis 12 Gramm in getrocknetem Zustand pro Person. Das entspricht drei Scheiben in getrocknetem Zustand. |
| Zeitpunkt der Zugabe | In Suppen in eingeweichtem Zustand von Anfang an mitkochen oder die eingeweichten geschnittenen Streifen ins Gemüse geben und fünf Minuten mitköcheln. Bei Teigen als Pulver von Anfang an in den Teig geben. |
| Anwendung | Nudeln, Spätzle, Pfannkuchen, Frühstücksbrei – hierbei als Pulver von Anfang an in den Teig geben. |
| Wirkung in der Küche | Verdauung wird allgemein gestärkt durch diesen Energielieferanten, weil der ganze Körper aktiver wird. |

Essen, was gesund macht

## Rezepte mit Yamswurzel

### Süßer Frühstücksreis mit Honig und Erdnüssen

#### Für 2 Personen

| | |
|---|---|
| 160 ml | Fruchtsaft |
| 160 ml | Wasser |
| 100 g | Basmati-Reis, gekocht |
| 10 g | Yamswurzelpulver |
| 20 g | Erdnüsse mit dem Häutchen |
| 20 g | Honig |
| 10 ml | Lu Shui |

Den Fruchtsaft mit dem Wasser in einem kleinen Topf aufkochen, den gekochten Reis zugeben, aufkochen, Yamswurzelpulver unterrühren, Erdnüsse zugeben und mit Honig und Lu Shui würzen.

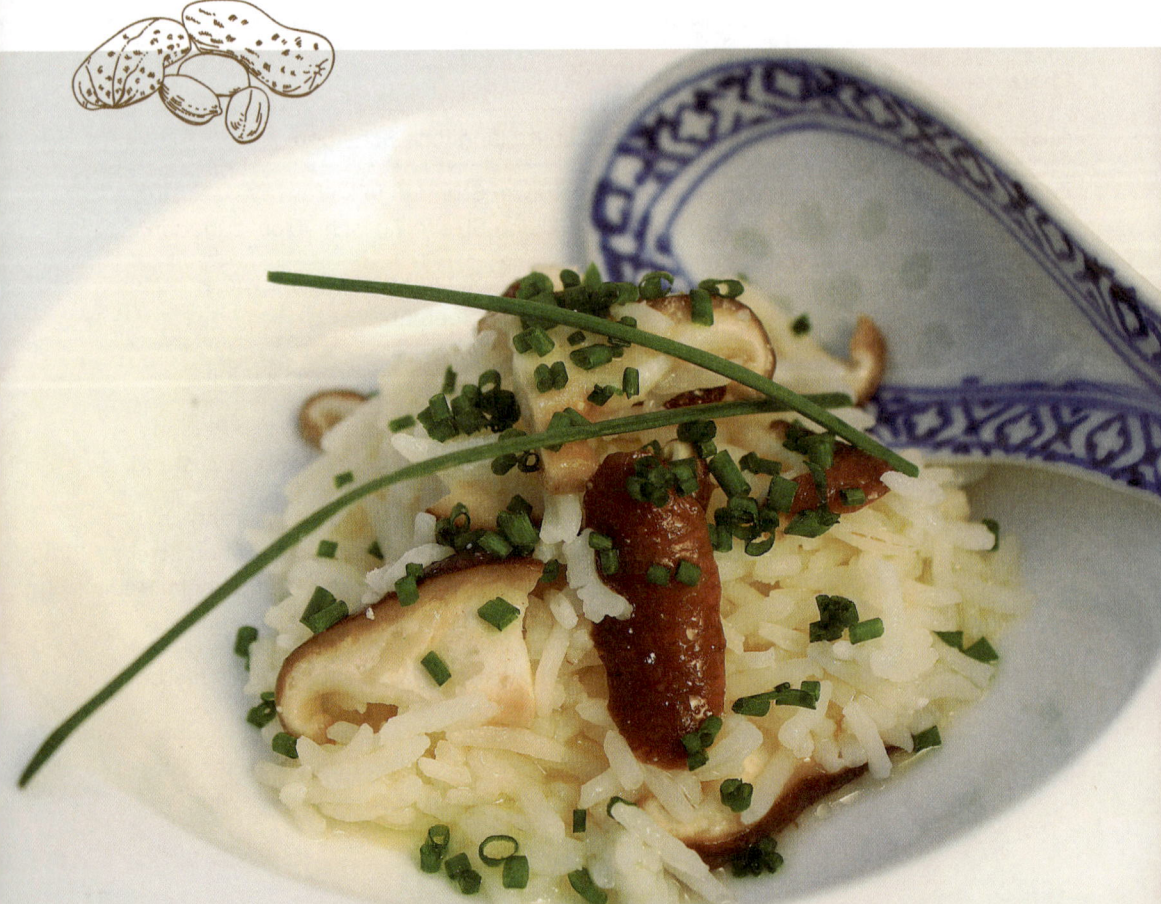

## Hähnchenbrustfilet in Ei-Hülle mit Basilikum

### Für 4 Personen

| | |
|---|---|
| 480 g | Hähnchenbrustfilet, enthäutet |
| etwas | Salz, schwarzer Pfeffer aus der Mühle |
| 2 | Eier |
| 12 g | Yamswurzelpulver |
| etwas | Basilikum, frisch |
| 20 g | Mehl, griffig, oder Hartweizengrieß |
| 10 ml | Ingweröl |

Das Hähnchenbrustfilet waschen, trockentupfen und in vier gleich große Stücke schneiden, dann mit Klarsichtfolie bedecken und mit schwerem Gegenstand, etwa mit einer Pfanne, vorsichtig dünn klopfen.

Geflügelscheiben flach auf einen Teller legen und von beiden Seiten mit etwas Salz und Pfeffer würzen.

Die Eier in einer Schüssel kräftig verschlagen, das Yamswurzelpulver zugeben und 5 Minuten quellen lassen.

Basilikum in feine Streifen schneiden und mit dem Mehl unter die Eiermasse heben, mit Salz und Pfeffer würzen und nochmals kurz quellen lassen.

Das Ingweröl in einer flachen, breiten Pfanne leicht erhitzen, Hähnchenfiletscheiben beidseitig durch die Eiermasse ziehen, leicht abstreifen und in der Pfanne von beiden Seiten vorsichtig goldgelb ausbraten.

### Aus meiner Praxis

- Geriebenen Parmesan in die Eiermasse geben.
- Mit Vollkornnudeln, Spaghetti oder Basmati-Reis servieren.
- Die Schnitzel mit exotischen Gewürzen verfeinern.
- Mit Mango-Dip servieren.

## Geißblattblüte

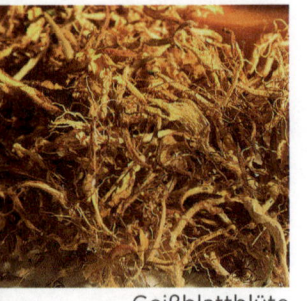
Geißblattblüte

Diese Heilpflanze ist auch in unseren Gärten anzutreffen. Der beste Zeitpunkt für die Ernte ist, wenn die wunderschöne weiße Blüte, die nach Yasmin duftet, kurz davor ist, sich zu öffnen. In der traditionellen chinesischen Medizin werden Blüten zur Behandlung von Hitze verwendet. Die kühlenden Eigenschaften der Geißblattblüte macht man sich auch in der Küche zunutze, um Gerichte oder Lebensmittel mit warmem Charakter zu kühlen. Man kann ein Gericht dann sozusagen auspegeln, bis ein kalter oder leicht kühlender Charakter entsteht. Gerade Frauen mit Hitzewallungen als Wechseljahrbeschwerden haben mir von sehr guten Erfahrungen mit der Geißblattblüte berichtet. Nicht zu verachten ist auch ihre antibakterielle Wirkung.

## Rezepte mit Geißblattblüte

### Marinierte Blumenkohlröschen mit rosa Pfeffer

**Für 4 Personen**

| | |
|---|---|
| 600 g | Blumenkohl |
| 100 ml | Gemüsebrühe |
| 40 ml | Raps- oder Ingweröl |
| 20 ml | Balsamicoessig, weiß |
| 5 g | Salz |
| 5 g | Pfeffer aus der Mühle |
| 5 g | Honig |
| etwas | Geißblattblüte |
| etwas | Pfeffer, rosa |

Den Blumenkohl sorgfältig waschen, abbürsten, in Röschen teilen und in einem Topf mit Salzwasser bei kleiner Hitze weich kochen, abschütten, ein wenig abkühlen lassen.
Aus der Gemüsebrühe mit dem Rapsöl oder Ingweröl und dem Balsamicoessig eine Marinade rühren. Mit Salz, Pfeffer und Honig abschmecken und die Blumenkohlröschen zugeben.

## 12-mal Gesundheit!

| | |
|---|---|
| Lateinische Bezeichnung | Lonicerae Flos |
| Pinyin | Jin Yin Hua |
| Einkaufsempfehlung | 100 g |
| Geschmack | Süß, leicht bitter, fruchtig und mit einer Note Jasmin |
| Charakter | Kalt bis stark kühlend |
| Aussehen | Kleine getrocknete, gelblich weiße Blüten |
| Zugabe | Im Ganzen zum Schluss. Die beste Wirkung erzielt man, wenn die Geißblattblüte nur kurz Hitze bekommt. Gibt man sie in eine kalte Speise, sollte man sie mit sehr wenig warmem Wasser leicht überbrühen, um die Vielfalt der Wirkstoffe zu aktivieren. |
| Verarbeitung | Frisch direkt ins Gericht geben, getrocknet mitgaren |
| Wirkung in der TCM | Antibakteriell, vertreibt Hitzeschübe, Ableitung von feuchter Hitze. |
| Dosierung | 2 Gramm getrocknet pro Person. Das entspricht jener Menge, die man zwischen drei Fingern hält. |
| Zeitpunkt der Zugabe | Zum Schluss über die Gerichte geben, idealerweise wenn sie warm sind. |
| Anwendung | Wok- oder Reisgericht, Salate, zu Früchten und in Getränken, zum Beispiel in Tee |
| Wirkung in der Küche | Kühlt warme Lebensmittel, wirkt ausgleichend, neutralisiert Hitze |

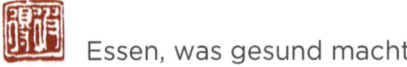 Essen, was gesund macht

**Aus meiner Praxis**
- Lässt sich gut auf Vorrat zubereiten.
- Schmeckt am besten am nächsten Tag.
- Gut geeignet zum Mitnehmen an den Arbeitsplatz.
- Mit geräuchertem Lachs oder Schinkenstreifen verfeinern.

Einige Zeit ziehen lassen, nochmals gut vermengen und auf einem Teller anrichten.
Die Geißblattblüte auf den Salat geben und mit wenig rosa Pfeffer garnieren.

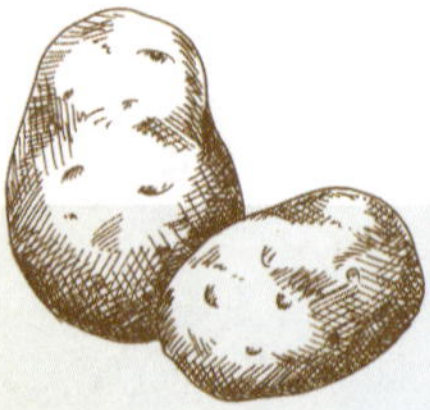

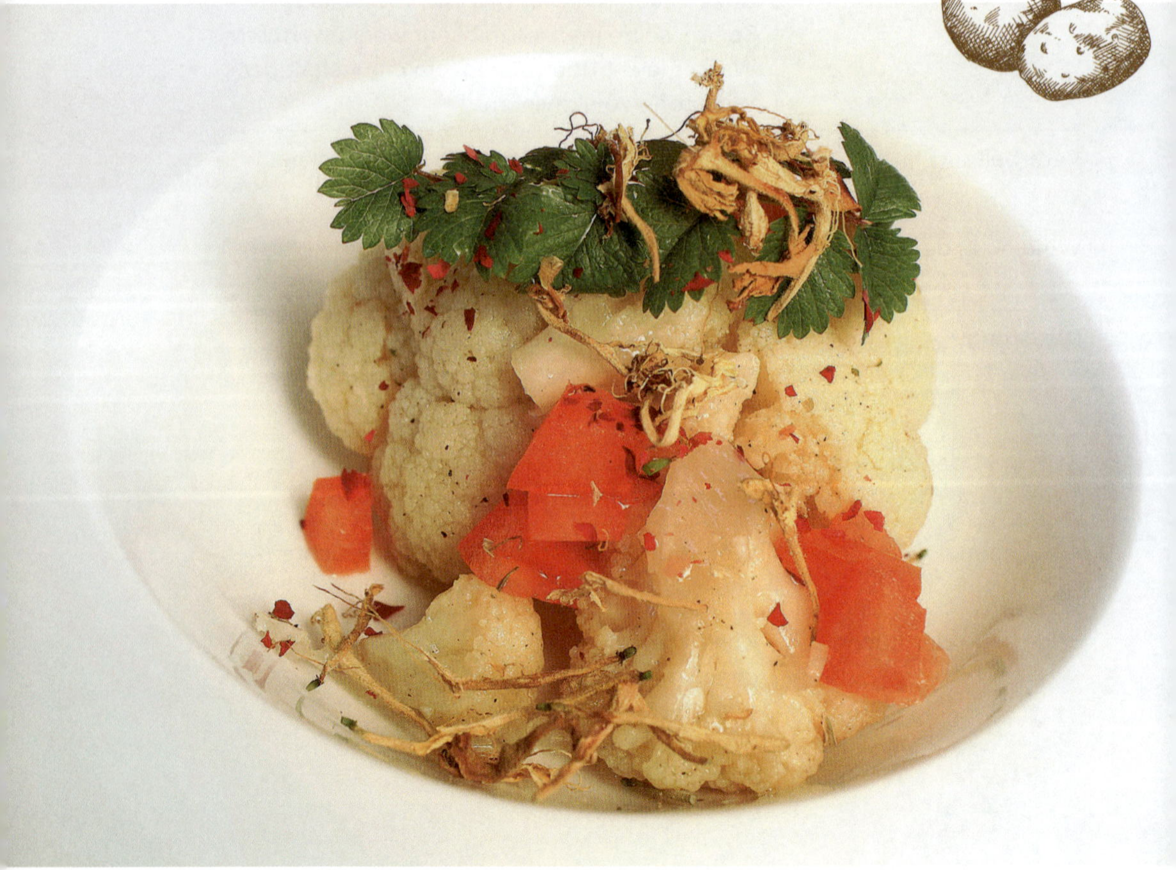

## 12-mal Gesundheit!

## Sommerliche Gurkensuppe mit gebratenen Kartoffelwürfeln

### Für 4 Personen

| | |
|---|---|
| 200 g | Stöpsel- oder Salatgurken |
| 15 ml | Ingweröl |
| 4 | Safranfäden |
| 500 ml | Hühnerbrühe |
| 4 g | Geißblattblüten |
| 100 g | Kartoffel |
| etwas | Salz, schwarzer Pfeffer aus der Mühle |
| etwas | Dill, frisch |
| 500 ml | Gemüsebrühe |

Die Gurken waschen, abtrocknen und in kleine Stücke schneiden.
In einem breiten Topf 10 ml Ingweröl erwärmen, Gurkenstücke zugeben und mit den Safranfäden einige Minuten leicht andünsten. Mit der Hühnerbrühe und der Gemüsebrühe auffüllen, danach rasch aufkochen und die Hitze reduzieren.
Kartoffel schälen, in feine Würfel schneiden und separat in einer Pfanne mit dem restlichen Ingweröl von allen Seiten kross anbraten. Die Suppe aufkochen, mit dem Mixstab pürieren und mit Salz und Pfeffer abschmecken. In vorgewärmte Teller gießen, mit den gebratenen Kartoffelwürfeln anrichten, mit dem frischen Dill und den Geißblattblüten garnieren und servieren.

> **TIPP**
> Geben Sie gebratene Fisch- oder Garnelenwürfel als Einlage in die Suppe und schmecken Sie sie mit der Asia Gewürzmischung ab.

Essen, was gesund macht

## Chinesische Spargelwurzel

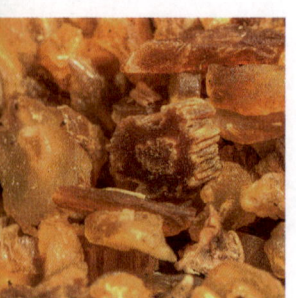

Chinesische Spargelwurzel

Es handelt sich hier nicht um die weiße Stange, die zur Spargelzeit allerorten bei uns angeboten wird, sondern um die Wurzel. Diese entfaltet – Stichwort Entwässerung – noch mehr Wirkung als der Spargel, da sie hervorragend ausleitet und reinigt. In Kombination mit Heilpflanzen, die blutreinigend wirken, zum Beispiel mit der Chinesischen roten Dattel, kann zum einen das Blut gereinigt und zum anderen können unerwünschte Stoffe ausgeleitet werden.

## Rezepte mit Chinesischer Spargelwurzel

### Gebratene chinesische Nudeln mit Pak Choi und Cashewkernen

#### Für 4 Personen

| | |
|---|---|
| 8 g | Chinesische Spargelwurzel |
| 20 g | Cocktailtomaten |
| 40 g | Pak Choi (Senfkohl) oder Mangold oder junge Spinatblätter |
| 20 g | Frühlingslauch |
| 20 g | Shiitake-Pilze |
| 10 ml | Ingweröl |
| 12 g | Cashewkerne |
| etwas | Salz, schwarzer Pfeffer aus der Mühle |
| 480 g | Chinesische Nudeln, gekocht |
| 20 ml | Lu Shui |
| etwas | Sesam, schwarz |

Die Spargelwurzel waschen und ca. 2 Stunden in frischem kaltem Wasser quellen lassen.
Cocktailtomaten, Pak Choi, Frühlingslauch und Shiitake-Pilze putzen und in kleine Stücke schneiden.
In einer flachen Pfanne Ingweröl erhitzen, Gemüsewürfel und die Cashewkerne zugeben und leicht anbraten. Mit Salz und Pfeffer würzen.

## 12-mal Gesundheit!

| | |
|---|---|
| Lateinische Bezeichnung | Asparagi Radix |
| Pinyin | Tian Dong |
| Einkaufsempfehlung | 100 g |
| Geschmack | Bitter, leicht erdig |
| Charakter | Neutral bis leicht wärmend |
| Aussehen | Kleine bernsteinfarbene Scheiben |
| Zugabe | Im Ganzen |
| Verarbeitung | Zwei Stunden vor Gebrauch in kaltem Wasser einweichen. |
| Zeitpunkt der Zugabe | Je nach Gericht 5 bis 10 Minuten gegen Ende des Garvorgangs mitköcheln. In einem Wok-Gericht mit Fleisch zugeben, wenn das Fleisch angeschwenkt wird. Bei einer geschmorten Entenbrust empfehle ich, die Spargelwurzel in den letzten 10 Minuten zuzufügen. Man kann sie auch extra in Flüssigkeit – Wasser oder Gemüsebrühe – 10 Minuten köcheln und dann auf einen Salat geben. |
| Wirkung in der TCM | Ausleitend, entwässernd, unterstützt die Nierenfunktion. |
| Dosierung | 4 bis 6 Gramm in getrocknetem Zustand pro Person. Das entspricht jener Menge Pulver, die man zwischen drei Fingern hält, also etwas mehr als eine Prise. |
| Anwendung | Suppen, Wok-Gerichte, Gemüsegerichte, Fisch- und Schmorgerichte |
| Wirkung in der Küche | Durch die ausleitenden Eigenschaften werden unerwünschte Stoffe ausgeschieden. Die Lymphe wird angeregt, der Wasserhaushalt reguliert, die Verdauung gefördert, man fühlt sich beweglicher und leichter. |

Essen, was gesund macht

**Aus meiner Praxis**
- Ein Ei verquirlen, in die Pfanne geben und kräftig mitbraten.

Die gekochten Nudeln untermengen und einige Zeit mitbraten. Spargelwurzel abschütten und in die Pfanne geben, mit Lu Shui würzen und kurz aufkochen.
Abschmecken, auf Tellern anrichten, mit dem schwarzen Sesam garnieren und servieren.

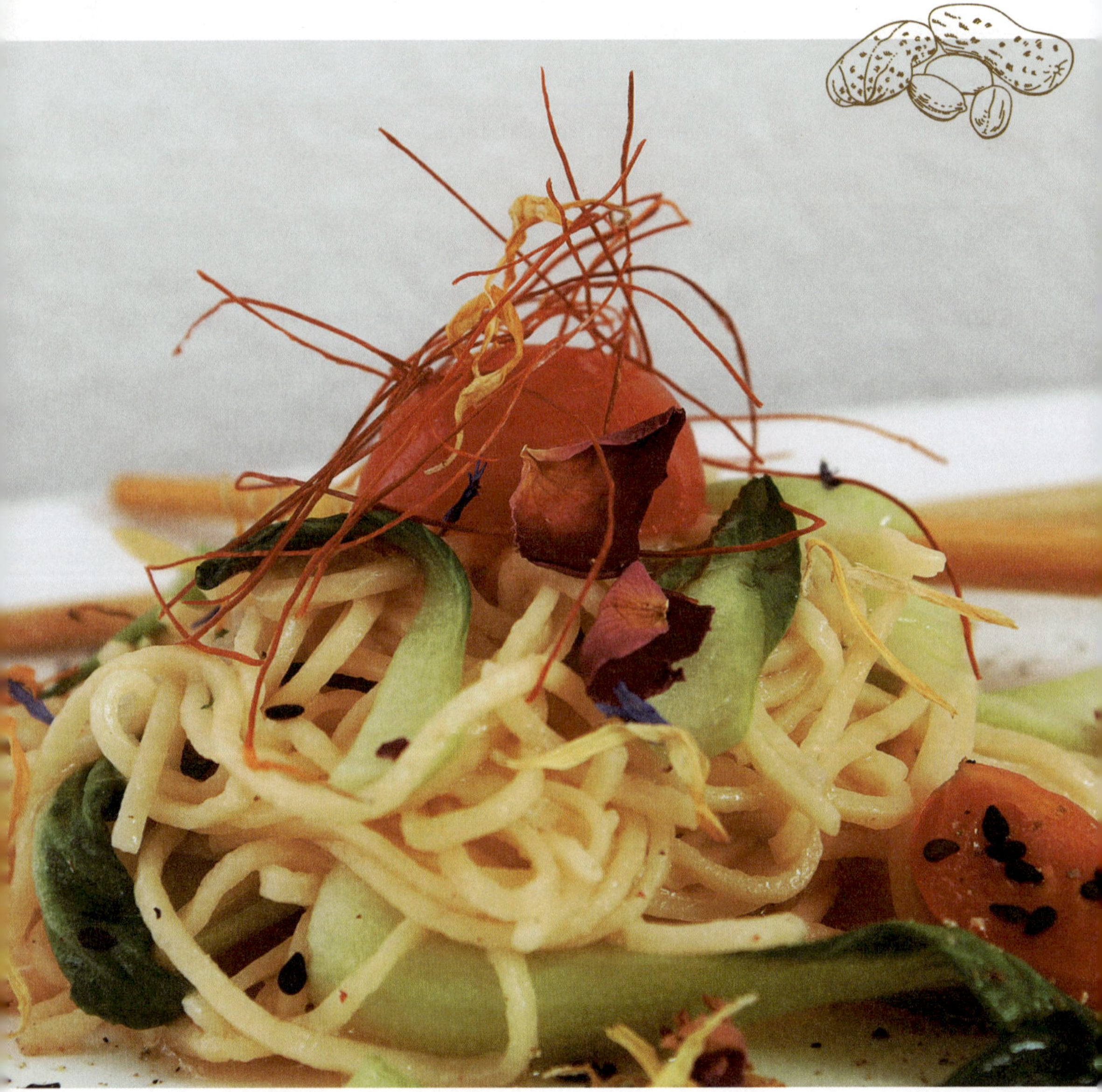

12-mal Gesundheit!

# Gekochte Hirse mit Chinesischer Spargelwurzel und Chinesischer roter Dattel

## Für 4 Personen

| | |
|---|---|
| 20 g | Chinesische Spargelwurzel, getrocknet |
| 20 g | Chinesische rote Datteln, getrocknet |
| 400 ml | Apfel- oder anderer Fruchtsaft |
| 600 ml | Wasser |
| 40 g | Erdnüsse, roh und ungesalzen |
| 140 g | Hirse |
| etwas | Honig |

Die Spargelwurzel und die roten Datteln in kaltem Wasser waschen und getrennt mit je 50 ml kaltem frischem Wasser über Nacht im Kühlschrank quellen lassen.

Den Apfelsaft mit dem Wasser und den Erdnüssen in einem kleinen Topf aufkochen, die Hirse einrühren und bei schwacher Hitze 8 Minuten köcheln lassen.

Datteln und Spargelwurzel abschütten, zugeben und 5 Minuten leicht mitkochen.

Mit dem Honig abschmecken, anrichten und servieren.

> **TIPP**
>
> Für eine herzhafte und kräftigende Variante verwenden Sie Hühnerbrühe statt Apfelsaft und würzen mit etwas Salz, Pfeffer und Lu Shui.

## Chinesische rote Dattel

Die sehr schmackhafte rote Dattel verfügt über reinigende und kräftigende Eigenschaften und unterstützt die Blutbildung. In Kombination mit der Chinesischen Spargelwurzel wird das Ausleiten von unerwünschten Stoffen verstärkt. So kann man dem Körper auch dabei helfen, eine Operation und/oder Narkose besser zu »verdauen«. Darüber hinaus beeinflusst die Chinesische rote Dattel positiv die Energie in der Muskulatur. Durch die angeregte Blutversorgung werden auch Speisen mit Röststoffen besser vertragen und als weniger belastend empfunden.

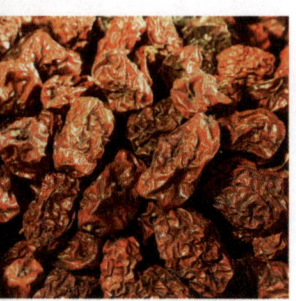

Chinesische rote Dattel

## Rezepte mit Chinesischer roter Dattel

### Steinpilzrisotto mit Parmesan

#### Für 4 Personen

| | |
|---|---|
| 40 g | Steinpilze, getrocknet, oder |
| 120 g | Steinpilze, frisch |
| 40 g | Schalotte oder kleine Zwiebel |
| 10 ml | Olivenöl |
| 200 g | Risottoreis (Rundkornreis wie Arborio) |
| 50 ml | Weißwein |
| je 1 Zweig | Rosmarin, Thymian |
| ca. 800 ml | Gemüsebrühe |
| 12 | Chinesische rote Datteln |
| etwas | Salz, schwarzer Pfeffer aus der Mühle |
| etwas | Schnittlauch |
| 20 g | Parmesan |

Die getrockneten Steinpilze in 200 ml kaltem Wasser 2 Stunden einweichen oder die frischen Pilze putzen und reinigen.
Schalotten schälen, in feine Würfel schneiden und mit dem Olivenöl in einem Topf glasig anschwitzen.
Pilze zugeben, eingeweichte vorher leicht ausdrücken, mit anschwitzen.

12-mal Gesundheit!

| | |
|---|---|
| Lateinische Bezeichnung | Jujubae Fructus |
| Pinyin | Da Zao |
| Einkaufsempfehlung | 150 g |
| Geschmack | Süß, leicht fruchtig |
| Charakter | Warm |
| Aussehen | Rote, getrocknete Dattel ohne Kern |
| Zugabe | Im Ganzen, wenn man sie länger mitschmoren oder kochen kann, für mindestens 10 Minuten. Ansonsten, wenn man sie nur 2 oder 3 Minuten unter ein Wok-Gericht schwenkt oder zu Nudel- und Reisgerichten: Vorher in kaltem Wasser eine halbe Stunde einweichen. In klaren Suppen und in Gemüsebrühen kann man sie von Anfang an mitkochen. |
| Verarbeitung | Große Stücke eventuell zerkleinern. |
| Wirkung in der TCM | Blutreinigend, blutkräftigend, blutbildend |
| Dosierung | 15 Gramm im trockenen Zustand pro Portion. Das entspricht ca. 3 Stück. |
| Anwendung | Man kann sie für aromatischen Trinkgenuss einfach im Tee ziehen lassen. Gerade für Sommerteegetränke bietet sich die rote Dattel an – mit ein bisschen Minze. Einfach kochendes Wasser über Dattel und Minze gießen und ziehen lassen, dann genießen. |
| Wirkung in der Küche | Die blutstärkenden Eigenschaften unterstützen den Verdauungstrakt bei seiner Arbeit. |

Essen, was gesund macht

Den Risottoreis zugeben und 2 Minuten leicht mit andünsten.
Mit Weißwein ablöschen, Kräuterzweige zugeben und nach und nach mit der Gemüsebrühe aufgießen. Dabei häufig umrühren, um eine cremige Konsistenz zu erhalten.
Die Datteln in kaltem Wasser waschen und nach 8 Minuten zugeben. Das Risotto weitere 5 Minuten leicht kochen lassen, mit Salz und Pfeffer abschmecken, auf vorgewärmten Tellern anrichten, mit geschnittenem Schnittlauch und geriebenem Parmesan servieren.

### TIPP
Braten Sie in einer kleinen Pfanne dünne Zucchinoscheiben leicht an und geben Sie diese als Garnitur über das Risotto.

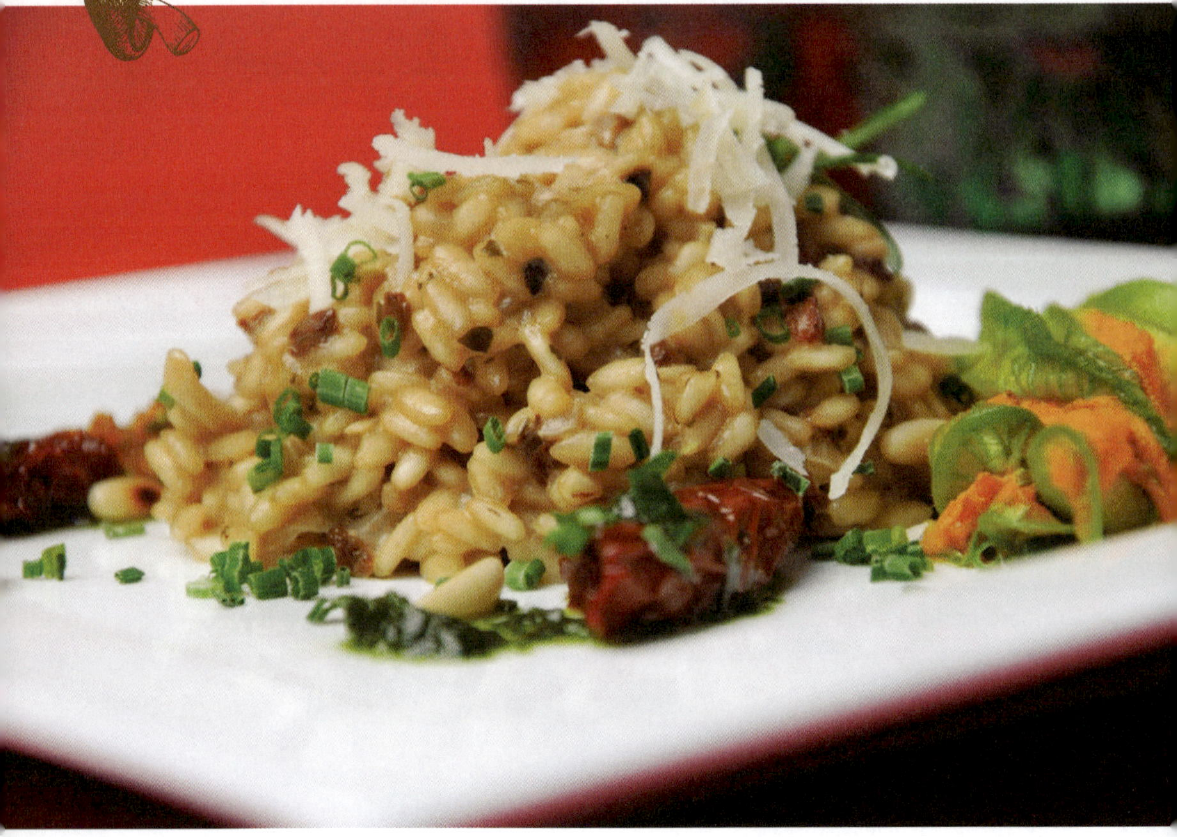

12-mal Gesundheit!

## Gebratenes Steinbuttfilet mit Sesam-Rettich und Spargelwurzel

### Für 4 Personen

| | |
|---|---|
| 8 g | Chinesische Spargelwurzel |
| 12 | Chinesische rote Datteln |
| 520 g | Steinbuttfilet |
| etwas | Salz, schwarzer Pfeffer aus der Mühle |
| 10 g | Mehl, griffig |
| etwas | Paprikapulver, edelsüß |
| 20 g | Sesam, weiß |
| 500 g | Rettich, weiß |
| 200 g | Karotten |
| 100 g | Spinatblätter, frisch |
| 20 ml | Ingweröl |
| etwas | Petersilie |

Die Spargelwurzel und die Datteln waschen, in etwas kaltem frischem Wasser einlegen und 2 Stunden quellen lassen.
Das Steinbuttfilet waschen, trockentupfen, leicht salzen und pfeffern. Mehl mit dem Paprikapulver und dem weißen Sesam mischen.
Rettich und Karotte waschen, schälen und in Stifte schneiden. Spinatblätter waschen.
In einer großen Pfanne Ingweröl erhitzen, Steinbuttfilet ins Mehl geben, abklopfen und in der Pfanne von beiden Seiten goldgelb braten. Gleichzeitig in der Pfanne die Gemüsestifte mit anbraten, Spargelwurzel und Datteln zugeben und einige Minuten mit schmoren lassen, würzen und abschmecken.
Die Spinatblätter auf vorgewärmte Teller verteilen, das geschmorte Gemüse auflegen, Steinbuttfilet anlegen und mit der Petersilie garniert servieren.

### Aus meiner Praxis

- Mit frischem Schollen- oder Heilbuttfilet zubereiten.
- Fisch bei mäßiger Hitze braten.
- Gericht wird in einer einzigen Pfanne zubereitet.
- Gebratenes auf dem Gemüse anrichten.

Essen, was gesund macht

## Süßholz

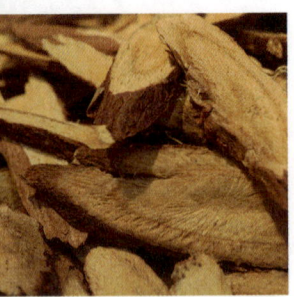
Süßholz

Es wird hier nicht geraspelt, sondern stets im Ganzen zugegeben. Süßholz verleiht Schmorgerichten einen runden Geschmack, spendet ausgewogene Bekömmlichkeit und regt den Appetit an. Es entschärft die Röststoffe und harmonisiert den Magen. Außerdem hat Süßholz eine desinfizierende Wirkung. Wenn Sie einen trockenen Mund haben und einen faden Geschmack, können Sie sich einen Streifen Süßholz auf die Zunge legen und im Mund hin und her bewegen. Schnell wird der Speichelfluss angeregt.

## Rezepte mit Süßholz

### Gefüllter Kohlrabi mit Goldhirse und Pak Choi

#### Für 4 Personen

| | |
|---|---|
| 4 | Kohlrabi, mittelgroß |
| 20 ml | Ingweröl |
| 40 g | Karotte |
| 40 g | Knollensellerie |
| 40 g | Zucchino |
| 1 | Schalotte oder kleine Zwiebel |
| 80 g | Goldhirse |
| 200 ml | Gemüsebrühe |
| 100 ml | Kokosmilch oder Sauerrahm |
| etwas | Salz, Pfeffer aus der Mühle |
| etwas | Asia Gewürzmischung |
| 1 | Tomate |
| 200 g | Pak Choi (Senfkohl) oder Mangold oder junge Spinatblätter |
| 10 g | Süßholz |

Kohlrabi waschen, dünn schälen, die Kuppe abschneiden und das Gemüse mit einem kleinen Löffel aushöhlen. Das Innere in feine Würfel schneiden.
Die ausgehöhlten Kohlrabi in kochendem Wasser kurz blanchieren,

## 12-mal Gesundheit!

| | |
|---|---|
| Lateinische Bezeichnung | Glycyrrhizae Radix |
| Pinyin | Gan Cao |
| Einkaufsempfehlung | 100 g |
| Geschmack | Süß, leicht holzig, leicht nach Lakritze |
| Charakter | Neutral |
| Aussehen | Kleine Astscheiben |
| Zugabe | Im Ganzen. Von Beginn an mitschmoren, mitkochen und so weiter. |
| Verarbeitung | Vor dem Servieren entfernen. Sonst hat man eine Holzscheibe im Mund. |
| Wirkung in der TCM | Regt den Speichelfluss an, stärkt die Schleimhäute, befeuchtet die Lunge, stärkt die Milz und desinfiziert, was bei Entzündungen nützlich ist. |
| Dosierung | 4 bis 6 Gramm pro Person, das entspricht etwa 12 Scheiben. |
| Anwendung | Saucen, Ragouts, Gulasch, Geschnetzeltes |
| Wirkung in der Küche | Macht Speisen leichter verdaulich infolge der Speichelflussanregung und der Produktion von Verdauungsenzymen. Beruhigt die Verdauung, harmonisiert die Körpertemperatur. |

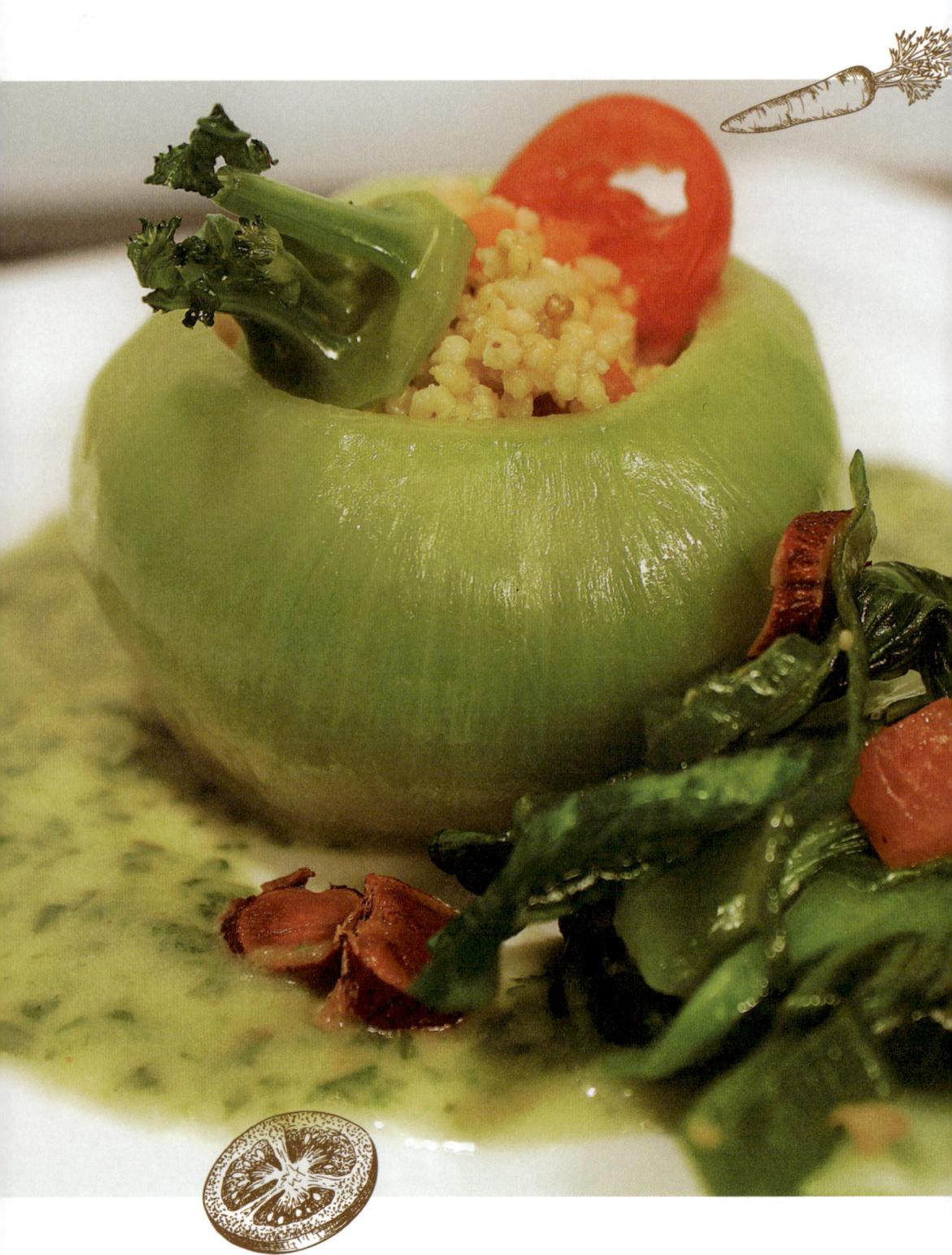

mit kaltem Wasser abschrecken und in eine mit Ingweröl ausgestrichene Auflaufform geben.

Karotte und Sellerie waschen, schälen und in feine Würfel schneiden. Zucchino waschen und fein würfeln, Zwiebel schälen und ebenfalls würfeln.

In einem kleinen Topf etwas Ingweröl erhitzen, Zwiebel und Gemüsewürfel anschwitzen, Goldhirse zugeben, ebenfalls kurz anschwitzen.

Mit der Gemüsebrühe auffüllen, rasch aufkochen, die Kochplatte ausschalten und alles ca. 25 Minuten quellen lassen.

Kokosmilch oder Sauerrahm vorsichtig unter die Hirse mengen, mit Salz, Pfeffer und der Asia Gewürzmischung abschmecken und alles in die Kohlrabi füllen.

Tomate waschen, in Scheiben schneiden und auf die gefüllten Kohlrabi geben.

Die Auflaufform mit den gefüllten Kohlrabi bei 140 °C (Umluft) 25 Minuten in den vorgeheizten Ofen stellen.

Pak Choi waschen, putzen und in dünne Streifen schneiden. In einer kleinen Pfanne mit dem Süßholz und etwas Ingweröl anschwitzen, mit Salz, Pfeffer und der Asia Gewürzmischung abschmecken. Auf einem Teller anrichten, gefüllten Kohlrabi anlegen, garnieren und servieren.

> **TIPP**
> Reichen Sie zu dem gefüllten Kohlrabi eine leichte Kräutersauce, einen Avocado-Dip oder eine fruchtige Tomatensauce.

Essen, was gesund macht

## Warmes Fruchtragout mit Mandeln und Vanille

### Für 4 Personen

| | |
|---|---|
| 2 | Äpfel, ca. 150 g |
| 2 | Birnen, ca. 150 g |
| 2 | Pflaumen, ca. 80 g |
| 120 g | Trauben, hell |
| 2 | Orangen, ca. 150 g |
| 2 | Kiwi, ca. 100 g |
| 10 ml | Pflanzenöl |
| 10 g | Ingwer |
| 12 g | Süßholz |
| 20 g | Zucker, braun |
| ½ | Vanillestange |
| 40 g | Mandeln, ganz und ungeschält |

Obst waschen und trockentupfen, Orange auspressen, Kiwi schälen.
In einer Pfanne das Pflanzenöl erwärmen, Ingwerscheiben, Süßholz und braunen Zucker dazugeben, bei wenig Hitze leicht karamellisieren lassen.
Äpfel und Birnen vierteln, Kerngehäuse entfernen und die Früchte in Stücke schneiden. In die Pfanne geben, schwenken.
Pflaumen halbieren, Kern entfernen und in Spalten schneiden, Trauben halbieren, Kiwis in Stücke schneiden.
Äpfel und Birnen in der Pfanne mit dem Orangensaft ablöschen, aufkochen und das restliche Obst zugeben.
Vanillestange halbieren, mit einem kleinen Messer auskratzen und mit den Mandeln zu den Früchten geben. Nochmals leicht aufkochen, anrichten und servieren.

### Aus meiner Praxis
- Gut verträglich am Morgen
- An heißen Tagen mit Minze zubereiten.
- An kalten Tagen mit Zimtbaumrinde und/oder Sternanis zubereiten.
- Mit Honig verfeinern.
- Mit Quark oder Joghurt genießen.

12-mal Gesundheit!

## Fenchelsamen

Sehr stark und intensiv im Geschmack – deshalb mit Vorsicht genießen. Ich mahle den Fenchelsamen mit einer umfunktionierten Pfeffermühle in die Speisen, so kann ich ihn gut dosieren. Die bekömmliche Wirkung von Fenchel ist allgemein bekannt. Stillenden Müttern wird er empfohlen, um Bauchschmerzen und Blähungen bei den Säuglingen vorzubeugen. Der Fenchelsamen ist deutlich stärker wirksam als Fenchel – und tut dem gesamten Verdauungstrakt gut.

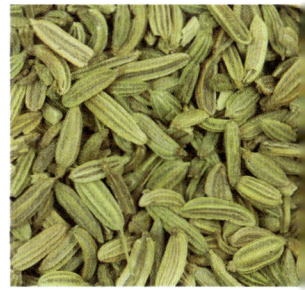

Fenchelsamen

| | |
|---|---|
| Lateinische Bezeichnung | Foeniculi Fructus |
| Pinyin | Xiao Hui Xiang |
| Einkaufsempfehlung | 100 g |
| Geschmack | Stark herb, ein wenig nach Menthol |
| Charakter | Neutral |
| Aussehen | Länglicher, getrockneter Samen |
| Zugabe | Im Ganzen oder gemahlen |
| Verarbeitung | Bei Schmorgerichten von Anfang an, gemahlen zum Schluss in das Gericht geben und kurz mit erhitzen. Nicht kochen. |
| Wirkung in der TCM | Hilft bei Magen- und Darmbeschwerden. Sehr beruhigend bei nervösem Magen und lindernd bei Völlegefühl. |
| Dosierung | 4 bis 5 Gramm pro Person. Diese Menge entspricht einem Teelöffel. |
| Anwendung | Gemüsegerichte, Fisch- und Schmorgerichte |
| Wirkung in der Küche | Macht Speisen leichter verdaulich infolge der Speichelflussanregung und der Produktion von Verdauungsenzymen. Beugt Blähungen und Trägheit vor, wirkt krampflösend und beruhigend. |

Essen, was gesund macht

## Rezepte mit Fenchelsamen

### Gekochte Entenbrust in Lu Shui mit Shiitake-Pilzen und Petersilienwurzel

**Für 4 Personen**

| | |
|---|---|
| 480 g | Entenbrust |
| 400 ml | Lu Shui |
| 300 ml | Gemüsebrühe |
| 20 g | Fenchelsamen |
| 200 g | Shiitake-Pilze |
| 400 g | Petersilienwurzel |
| 10 ml | Sesamöl |
| 5 g | Stärkepulver |
| 20 g | Koriander, frisch |
| etwas | Salz, Pfeffer aus der Mühle |
| etwas | Schnittlauch, Petersilie oder Kerbel |

Die Entenbrust mit der Hautseite flach auf ein Schneidebrett legen, mit den Fingern rundum das Fett etwas lösen, mit einem Messer einen Teil davon abschneiden und das Fleisch von den Sehnen befreien. Die Brust wenden, die Haut leicht einschneiden, abwaschen und mit einem Küchentuch trockentupfen.

Lu Shui mit der Gemüsebrühe und den Fenchelsamen in einem Topf aufkochen, danach die Entenbrust zugeben. Je nach Größe ca. 25 bis 35 Minuten leicht kochen lassen.

Shiitake-Pilze putzen und in kleine Stücke schneiden. Petersilienwurzel waschen, schälen und in fingernagelgroße Stücke schneiden.

Eine kleine Pfanne leicht erhitzen, Sesamöl zugeben, die Petersilienwurzelstücke in die Pfanne geben und leicht anbraten. Das Gemüse mehrmals wenden und würzen.

Die Entenbrust aus dem Sud nehmen, trockentupfen und in der Gemüsepfanne auf der Hautseite kross anbraten.

Den Entensud mit der Stärke leicht binden und nochmals aufkochen. Das Gemüse auf Tellern anrichten, die Entenbrust in dünne Scheiben schneiden, auflegen. Den Sud abschmecken, angießen, mit den Kräutern nach Geschmack garnieren und servieren.

**Aus meiner Praxis**
- Wurzelgemüse der Saison verwenden.
- Kochsud in Gläser füllen, verschließen und kalt stellen, später verwenden.
- Entenbrust in sehr dünne Scheiben aufschneiden und auf dem Gemüse anrichten.

*12-mal Gesundheit!*

## Saiblingsfilet in Alufolie mit Gemüsestreifen, Tomaten und Sternanis

### Für 4 Personen

| | |
|---|---|
| 80 g | Karotte |
| 80 g | Sellerieknolle |
| 80 g | Zucchino |
| 120 g | Frühlingslauch |
| 4 | Saiblingsfilets, frisch mit Haut, à 120 g |
| etwas | Salz, Pfeffer aus der Mühle |
| 40 g | Dill, frisch |
| 20 ml | Ingweröl |
| 10 g | Fenchelsaat |
| 4 | Sternanis |
| 8 | Cocktailtomaten, halbiert |
| 480 ml | Gemüsebrühe |

Das Gemüse waschen, schälen und in kleine Stifte schneiden.
Die Saiblingsfilets waschen, mit Küchenpapier abtupfen und mit Salz, Pfeffer und dem frischen Dill würzen.
Pro Filet ein Stück Alufolie abreißen, flach auf die Arbeitsfläche legen und mit dem Ingweröl bestreichen.
Gemüsestifte jeweils auf der Alufolie verteilen, würzen und jeweils ein Saiblingsfilet mit der Haut nach unten auflegen.
Jeweils Fenchelsaat, Sternanis und Tomatenhälften zufügen, mit etwas Gemüsebrühe aufgießen und die Alufolie oben fest verschließen. Es darf beim Garen im Ofen keine Flüssigkeit austreten.
Fischfilets ca. 20 Minuten bei 160 °C (Umluft) im vorgeheizten Ofen backen.
Die Saiblingsfilets mit der Alufolie auf Tellern anrichten, garnieren und erst am Tisch öffnen.

### TIPP
Kombinieren Sie die Zutaten und Gewürze nach Ihrem Geschmack. Diese Garmethode ist auch mit anderen Fischfilets oder Geflügelbrustfilets möglich.

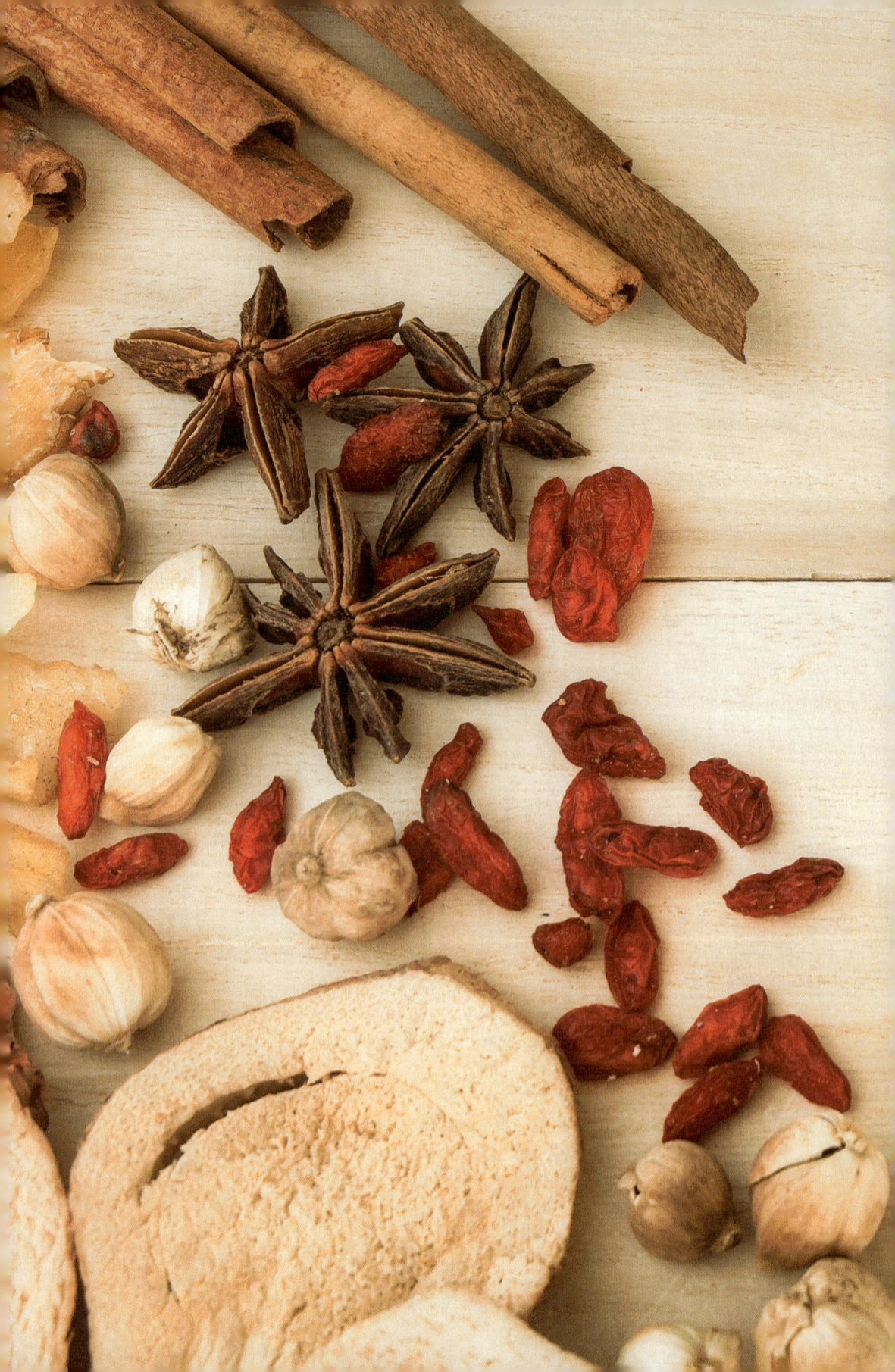

# Das alte Wissen
# vom guten Essen

## Essen, was gesund macht

Ich hatte viele Fragen im Gepäck, als ich vier Jahre später zu meiner ersten Chinareise aufbrach. Sie betrafen weniger die chinesischen Heilpflanzen, die mir mittlerweile zu unverzichtbaren Freunden der Bekömmlichkeit geworden waren. Es ging eher um allgemeine Gesundheitsfragen, die in meiner täglichen Arbeit auftauchten – Lactose-Intoleranz, Nahrungsmittelunverträglichkeiten, Gluten, Diabetes –, eben die Probleme, über die Patienten unserer Klinik klagten. Wusste der Professor hier auch Rat, obwohl manche Befindlichkeitsstörungen in China vielleicht nicht so häufig auftreten wie im Westen?

Zum schonenden Umgang mit dem Körper gehört in China der bewusste Umgang mit problematischen Lebensmitteln und Mengen. So gelten Milchprodukte, auf die im Westen immer mehr Menschen mit Unverträglichkeit reagieren, in China eher als unerwünschte Bestandteile des Essens. Aus chinesischer Sicht ist Milch eine Mischung aus klaren und trüben Säften. Zur Verarbeitung – und Klärung – muss der Körper viel Energie aufbringen, weshalb gerade geschwächte Menschen Milchprodukte meiden sollten. Insbesondere gilt dies für kalte Joghurts, deren Verarbeitung den Körper stark fordert, was aber die Unternehmen nicht stört.

Bei meinem letzten Chinabesuch sah ich in mehreren Supermärkten Stände, an denen die Kundschaft Joghurt angeboten bekam. Es gibt nun immer mehr Molkereien in China, die Bevölkerung soll Milchprodukte kaufen. Wenn Geld im Spiel ist, wird leider oft nicht mehr nach der Bekömmlichkeit gefragt. Das betrifft auch die Überversorgung mit Nahrungsergänzungsmitteln. Viele Menschen glauben, sie tun sich Gutes damit – in Wirklichkeit überlasten sie den Organismus. Wenn sie dann die Alarmsignale des Körpers – Blähungen, Kältegefühl im Bauch, Schweißneigung – falsch interpretieren, nämlich als Mangel, und noch mehr Nahrungsergänzungsmittel zuführen, beginnt ein Teufelskreis.

Professor Peng wusste auf alle meine Fragen eine Antwort. Und diesmal war nicht er in meiner, sondern ich in seiner Küche Gast. Er arbeitete mit einem Restaurant in Chengdu zusammen, in dem die Köche nach seinen Vorgaben Speisen zubereiteten. Im traditionellen China haben Köche, wie bereits erwähnt, denselben Status wie Ärzte, sie sorgen schließlich beide für die Gesundheit. Die Profis sind meistens Männer, zu Hause kochen auch Frauen beziehungsweise es kochen

Das alte Wissen vom guten Essen

alle zusammen, die ganze Familie hilft mit. Und das ist auch nötig, denn die chinesische Küche ist sehr abwechslungsreich. Jedes Essen besteht aus mehreren Gängen mit verschiedenen Geschmacksrichtungen. Das in unseren Breiten aus dem China-Restaurant bekannte süßsaure Essen ist nur ein Bestandteil einer Speisenfolge. Während einer Mahlzeit wechseln süße, saure, scharfe, salzige, bittere und neutrale Speisen ab, um alle Bereiche des Körpers mit den unterschiedlichen Geschmacksrichtungen optimal zu versorgen. Könner und Kenner der chinesischen Küche wissen genau, welche Geschmacksrichtung auf welche zu folgen hat, um das beste Ergebnis zu erzielen: ein bekömmliches Mahl, das der Organismus gut verarbeiten kann und das zu einem lang anhaltenden Wohlbefinden führt.

Chinesische Meisterköche sind in der Regel in TCM ausgebildet. Es gibt in China sogar Restaurants, in denen der Koch dem Gast den Puls fühlt, bevor er ein Essen für ihn zusammenstellt. So verschwimmt die Grenze zwischen Genuss- und Diätküche.

In dem Gesundheitsrestaurant *Yushangong,* mit dem Professor Peng zusammenarbeitete, wurden seine Studenten als Köche ausgebildet und vor allem auch im Umgang mit Heilpflanzen geschult. Ich hatte die große Ehre, mich unter diese Studenten mischen zu dürfen, und war Professor Pengs einziger europäischer Student. Und ich war auch der älteste. Zwar beherrschte ich die Sprache nicht, doch Kochen ist mir ja in Fleisch und Blut übergegangen, und so lernte ich allein durch das Zusehen sehr viel. Zum Beispiel, dass man eine extrem bittere Heilpflanze eineinhalb Stunden in Honig kocht, bis sie wohlschmeckend wird. Oder dass man eine sehr harte Frucht über Nacht einlegt und sie dann dämpft, bis sie weich wird und sich schneiden lässt. Was sich mir nicht von selbst erschloss, erfragte ich, irgendjemand konnte immer ein paar Brocken Englisch. Darüber hinaus stand auch eine Dolmetscherin zur Verfügung.

Bei meinen folgenden Reisen nach China sammelte ich noch mehr Wissen und kehrte jedes Mal bereichert und gut genährt zurück nach Bayern, wo ich die gewonnenen Erkenntnisse in den Speiseplan der Klinikküche und in meine Kochkurse, die ich seit vielen Jahren gebe, einfließen ließ. Es interessierte mich nicht nur die Beschaffenheit der Speisen, sondern auch die Organisation, der Blick hinter die Kulissen. Ich hatte mich schon oft gewundert, wie es möglich war, dass in einem chinesischen Restaurant so viele Speisen gleichzeitig serviert wurden. Jeder Koch hat doch nur zwei Hände. Wie bewältigte das Küchenpersonal diese Vielfalt logistisch? Als ich das erste Mal einen Blick in die Restaurantküche werfen durfte, staunte ich nicht schlecht. Ja, auch chinesische Köche haben nur zwei Hände, aber es gab nicht drei oder fünf, sondern zwanzig Köche, die auf engem Raum Speisen zubereiteten. In kleinen Gruppen kochten sie jeweils eine Speise. Ein Mitarbeiter wusch, ein anderer schnitt, ein dritter reichte zu, ein vierter wendete im Wok und der fünfte brachte das gegarte Gericht zu einem sechsten, der es anrichtete, damit es ein siebter servieren konnte. Was für eine perfekte Organisation! Das Ergebnis war bemerkenswert, dennoch strebte ich es für mich nicht an. Es wäre keine schöne Perspektive, tagein, tagaus die gleiche Speise zuzubereiten, ein bisschen wie Fließbandkochen in einem langen Gang, wo die Woks in einer Reihe standen. Diese streng getaktete Zubereitung schmeckte man dem Essen allerdings überhaupt nicht an. Aber auch in der Drei-Sterne-Küche wirkt jeder Teller, der nach draußen geht, wie ein mit Liebe gekochtes Gericht-Gedicht und ist doch das Resultat einer straffen Organisation.

Traditionell besteht eine Mahlzeit in China aus Suppe, Hauptgang und Dessert. Der Hauptgang wird nicht auf einem Teller serviert, sondern auf der bereits beschriebenen Drehscheibe in kleinen Schüsseln, die nach wärmenden, kühlenden und neutralen Gerichten sortiert sind. Mit ihren Stäbchen nehmen sich die um den Tisch sitzenden Gäste Happen für Happen. Während man bei uns Gerichte einzeln bestellt, ordert man in solch einem Restaurant Eigenschaften, zum Beispiel ein Menü zum Kräftigen oder eines zum Reinigen oder eines zum Harmonisieren. Je nach gewünschten Eigenschaften werden die Menüs zusammengestellt. Denn wie gesagt, man geht nicht nur zum Sattwerden oder aus Gründen der Geselligkeit zum Essen, sondern auch, weil man seiner Gesundheit etwas Gutes tun will. Die Vorstellung, jemand würde in einem Drei-Sterne-Restaurant ein Menü zur Reinigung bestellen, hat etwas Erheiterndes für uns Europäer!

Zu meiner Überraschung wurden mir in China nirgendwo Vollkornprodukte serviert, und auch in den Supermärkten fand ich keine. Ich hatte angenommen, hier würde ich diesbezüglich viele Variationen kennenlernen und dass es Dutzende von Vollkornreissorten im An-

Das alte Wissen vom guten Essen

gebot gäbe, aber natürlich auch andere Getreidearten wie Grünkern, Hirse und so weiter. Aber wohin ich auch kam: Es wurde weißer Reis serviert. Professor Peng erklärte mir, dass man sich die notwendigen Ballaststoffe in China über viel Gemüse und Obst zuführt, da diese für den Körper besser verdaulich sind als Vollkornprodukte, die während der Verdauung sehr viel Energie benötigen. Natürlich stecken viele wichtige Vitamine und andere Inhaltsstoffe gerade in den kompakten Schalen der Vollkornprodukte, doch das überwiegt nicht den Nachteil der Belastung des Körpers beim Verdauen. Aus diesem Grund greifen Chinesen zum geschälten, weißen Reis, der insgesamt deutlich bekömmlicher ist. Die Betrachtungsweise des Professors überzeugte mich, wenngleich ich Vollkornprodukte nicht strikt vom Speiseplan streichen würde. Wer nachmittags zum Sport geht, ist mittags gut bedient mit Vollkornspaghetti. Er kann diese Energie brauchen und wird sie gut umsetzen. Wer einen Bürojob hat und abends am liebsten gemütlich auf dem Sofa verbringt, sollte Vollkornprodukte eher meiden, weil er seinem Körper nicht die richtigen Voraussetzungen bietet, sie zu verarbeiten. Abends würde ich nur in Ausnahmefällen Vollkornprodukte servieren, zum Beispiel wenn man danach zu einem Nachtmarathon startet. Und auch dann würde ich eine oder zwei chinesische Heilkräuter für die Bekömmlichkeit hinzugeben.

> **Aus meiner Praxis**
> - Machen Sie sich Gedanken über Ihren persönlichen Bedarf an Vollkornprodukten.
> - Verwenden Sie Vollkornprodukte sinnvoll.
> - Achten Sie auf Zeichen Ihres Körpers, setzen Sie Heilpflanzen nach Bedarf ein.

Bei meiner ersten Chinareise wurde mir noch einmal deutlich, dass die Verwendung von Heilpflanzen den Höhepunkt der chinesischen Diätküche darstellt. Diese Meisterschaft ist nur wenigen Spitzenköchen zugänglich. Da musste ich ein wenig schmunzeln, denn manche meiner Kollegen hatten vielleicht geglaubt, ich wäre von einer Art Thron herabgestiegen, indem ich mich von der Drei-Sterne-Küche zurückzog. In Wirklichkeit hatte ich nur das Land gewechselt. Und wenn die Diätküche auch noch den Anforderungen der Gourmetküche entsprechen soll, wie ich es anstrebe, geht das Feuer im Herd nie aus. Nein, bei mir brennt es, seitdem ich damals als Lehrbub in meine erste Küche trat. Bis heute bin ich mit Herz, Leib und Seele Koch – und ich weiß, dass die Reise zur Bekömmlichkeit niemals enden wird. Dazu gibt es einfach zu viele Heilpflanzen, Gerichte, Gewürze – und Menschen, die gutes und gesundes Essen schätzen.

Essen, was gesund macht

Mit dem Küchenchef Jiang Yong von Professor Pengs Restaurant besuchte ich den größten Heilpflanzenmarkt der Welt in Chengdu. Ich konnte es kaum fassen, wie viele unbekannte Pflanzen ich hier entdeckte. Und ich erkannte, dass ich mein Leben lang ein Lernender bleiben werde, eine Erkenntnis, die dem Professor zu gefallen schien, er nickte und lächelte.

Auf dem Heilpflanzenmarkt wurden mir auch die unterschiedlichen Qualitäten der Pflanzen bewusst. Jiang Yong unterwies mich in den Merkmalen, er betastete die Heilkräuter, roch an ihnen, beäugte sie kritisch, nahm Proben und kaute darauf herum, reichte auch mir ein Stück. Gott sei Dank fragte er mich nicht nach meiner Meinung! Mir fiel meine erste Einkaufstour mit Professor Peng in dem Münchner Asia-Laden ein, als er, ohne etwas in den Einkaufswagen zu legen, bedächtig durch die Warenreihen schritt und ich immer nervöser wurde, weil ich doch zurück an den Chiemsee musste, um das Mittagessen für die Patienten vorzubereiten. Bis er dann doch etwas auswählte – nach kritischer Prüfung. Und genauso hielt es sein Küchenchef. Diesmal wurde ich überhaupt nicht nervös, denn heute kaufe ich selbst oft genauso ein. Ich verschaffe mir einen Überblick, achte vor allem auf die Qualität und wähle erst dann. Mit dem Prüfen der Qualität beginnt meine Arbeit – manchmal sogar noch einen Schritt früher, denn einige Heilpflanzen wachsen mittlerweile im Garten der Klinik Silima. Ich habe sie dort angebaut.

> **Professor Pengs Praxis**
> - Weißer Reis ist bekömmlicher als Vollkornreis.

## Genuss gibt es nicht »to go«

Bei meiner ersten Reise nach China faszinierte mich besonders der hohe Stellenwert, den das Essen in diesem Land hat – überall. Gerade in Peking beobachtete ich am Straßenrand inmitten von Höllenlärm und Höllentrubel Menschen, die mit Genuss an einer Garküche aßen. Diese mobilen Restaurants, ein Fahrrad, ein Anhänger, Kochutensilien, stehen überall. Und die freundlichen Köche bereiten zum Teil köstliche Speisen zu. Ich habe die Chinesen als sehr fleißig erlebt, sie sind von morgens bis abends beschäftigt … aber sie nehmen sich Zeit zum Essen, und sie achten auf gute Ernährung und setzen sich zum Essen hin. Es ist bei uns leider inzwischen die Unsitte zu beobachten, ganze Mahlzeiten im Gehen hinunterzuschlucken, womöglich mit

Das alte Wissen vom guten Essen

dem Ohr am Handy. Solche Esser machen nicht den Eindruck, dass ihnen irgendetwas schmeckt.

Wir wissen auch gar nicht, woher dieses Essen »to go« stammt, es wird in Plastik serviert, vielleicht schwitzt es seit vielen Stunden unter seiner Cellophanhülle?

Die chinesischen Garküchen bereiten alles frisch zu. Der Gast sieht, was er gleich essen wird, beobachtet, wie die Nahrungsmittel sich zu einer Speise vereinen –, und dann nimmt er auf einer Holzkiste Platz und lässt es sich schmecken, ohne Handy am Ohr, ohne Zeitung vor den Augen. Jedes Mal, wenn ich aus China zurückgekehrt war und mal wieder in Rosenheim am Bahnhof stand und die Schulkinder beobachtete, die in die Läden hineinliefen und mit Süßigkeiten und Limonaden herauskamen, wurde mir der kulturelle Unterschied bewusst. Schade, dachte ich dann. Es wäre so einfach. Und so gesund. Und auch geselliger.

Auch in China haben die Menschen immer weniger Zeit – und die großen Supermärkte reagieren darauf, damit die Kunden doch noch zum Selberkochen kommen: Es gibt dort häufig Fleisch-, Fisch- und Gemüsetheken, an denen Köche die gekaufte Ware mundgerecht zubereiten. Ruck, zuck ist der Fisch vorbereitet, das Gemüse geschnitten – und kann zu Hause ohne Vorarbeiten in den Wok gegeben werden. Das ist etwas anderes als das aufgeschnittene Obst, das es in unseren Supermärkten unter Cellophanhüllen gibt. Auf die Frische kommt es an! Je frischer Lebensmittel zubereitet werden, desto lebendiger sind sie, desto mehr nähren sie uns. Wenn ich manchmal durch einen Supermarkt gehe, habe ich den Eindruck, von toter Ware umgeben zu sein – man kann es deutlich sehen, wie traurig die Nahrungsmittel in ihren Cellophansärgen liegen.

Ich habe mich oft gefragt, warum das so ist. Am Geld kann es nicht liegen, denn häufig ernähren sich gerade Menschen, die sich qualitativ hochwertige Nahrungsmittel leisten könnten, schlecht. Ich glaube heute, dass es am handwerklichen Geschick liegt. Wir haben vergessen oder nie gelernt, wie einfach es ist, bekömmliche, gute Gerichte zuzubereiten. In meinen Kochkursen wollen die Menschen oft das Besondere, das Allertollste lernen – und scheitern schon an den einfachsten handwerklichen Dingen. Da setze ich an. Denn das Gute muss nicht kompliziert sein oder stressen, dann ist die Laune

**Professor Pengs Praxis**
- Produkte unbekannter Herkunft meiden.
- Lieber lebendige, offene Nahrungsmittel als in Plastik eingeschweißte kaufen.
- Nicht im Stehen oder Gehen essen.
- In Ruhe essen.
- Handy und Fernseher beim Essen ausschalten.
- Nicht lesen beim Essen.

am Feiertag dahin. Ich wünsche mir, dass die Menschen nicht nur an Geburtstagen und an Weihnachten kochen, sondern täglich. Ein paar Grundkenntnisse und ein bisschen Übung – und dann geht es wie von selbst.

## Kochen muss nicht kompliziert sein

Ich träufle etwas Olivenöl in eine Pfanne, schneide einen Zucchino in Scheiben, gebe ihn in die Pfanne. Während er gart, schneide ich eine Paprika.
Ich nehme die Zucchinoscheiben aus der Pfanne, lege sie auf einen Teller, gebe die Paprika in die Pfanne. Während sie gart, schneide ich eine Aubergine.
Ich nehme die Paprikastreifen aus der Pfanne, lege sie auf den Teller zu den Zucchinoscheiben, lege die geschnittene Aubergine in die Pfanne und so weiter.
Zum Schluss Salz und Pfeffer und Essig drüber. Dieses frisch gebratene Gemüse kann man auch als Antipasti mit ins Büro nehmen und spart sich den Plastiksalat oder das Sandwich to go.

Wenn ich dies in einem Kochkurs vorführe, schauen mich die Teilnehmer oft mit großen Augen an. So einfach ist der gute Geschmack? Ja, so einfach. Das ist keine Kunst, wenngleich Kochen natürlich auch eine Kunst sein kann. Aber nicht jeder muss gleich zum Kochkünstler werden. Es reicht doch, wenn man wohlschmeckende, bekömmliche, gesunde Mahlzeiten »zaubert«.
»Ja, aber dass Sie das nacheinander machen!«, staunt jemand. »Die Gemüse haben unterschiedliche Garzeiten«, erkläre ich.
Ich freue mich immer, wenn ich sehe, dass meine kleinen Tipps »fruchten«. Die meisten Kochfehler, wenn man überhaupt davon sprechen möchte, liegen am Nicht-Wissen. So wird etwa gern zu heiß gekocht. Viele Leute drehen den Herd zum Erhitzen des Öls in der Pfanne auf Maximalstufe und geben dann Gemüse hinein. Aber die Maximalstufe lässt das Öl in der Regel zu heiß werden. Da wird der Zucchino schnell dunkel, das Öl qualmt, was gesundheitsschädlich ist. Ich empfehle zwei Drittel der Maximalleistung.
Ein weiteres Hemmnis, warum Menschen nicht kochen, liegt am Auf-

Das alte Wissen vom guten Essen

wand. »Für mich allein«, erzählen mir Singles oft, »will ich gar nicht so viel Geschirr benutzen.«
»Haben Sie denn keine Spülmaschine?«, frage ich dann manchmal. Denn eine Geschirrspülmaschine findet sich in fast jedem Haushalt.
»Doch.«
Ich verstehe es trotzdem, dass man für sich allein nicht drei oder vier Töpfe verwenden will. Was man aber auch als Single nicht muss. Man kann ein leckeres Pasta-Gericht in einem einzigen Topf zubereiten, indem man zuerst die Pasta kocht, sie abseiht, den Topf mit einem Küchentuch trockenwischt und im Anschluss das Gemüse anbrät. Es sollte ein Topf oder eine Pfanne mit hohem Rand sein, aber die empfehle ich ohnehin, weil es besser ist, »in der Breite« zu kochen, so haben mehr Lebensmittel Kontakt mit dem heißen Boden. »In der Breite« kocht das Wasser auch schneller als in einem hohen Topf. Wenn das Gemüse fertig ist, gibt man die Nudeln aus dem Seiher in die Pfanne, vermengt das Ganze und schmeckt es ab. Jetzt noch ein paar Kräuter der Wahl, vielleicht etwas Parmesan – und die Pasta ist basta.

> **Aus meiner Praxis**
> - Gerichte in einer Pfanne mit hohem Rand zubereiten.
> - Frisch und einfach kochen.
> - Mit mäßiger Hitze kochen.
> - Zubereitetes Gemüse mit Essig und Öl marinieren und als Salat für den nächsten Tag verwenden.

Selbst ich – und ich müsste eigentlich damit klarkommen – gerate ins Schwitzen, wenn ich vier Töpfe auf dem Herd habe. Ich wundere mich immer wieder, warum so viele Menschen, ohne dass es erforderlich wäre, die Vier-Topf-Strategie wählen. In einem das Gemüse, im anderen die Kartoffeln, im dritten das Huhn und im vierten die Sauce. Das kann man deutlich angenehmer gestalten, ohne deswegen zu Fertiggerichten zu greifen, die am besten noch in einer mikrowellenfreundlichen Verpackung angeboten werden. Dann braucht man vielleicht nur eine Gabel zu benutzen. Aber ist das ein Ziel, für das sich das Leben lohnt? Das frage ich als ein Mensch, dessen Lebensqualität in einem hohen Maß vom guten Geschmack abhängt. Essen soll rund sein! Essen soll alle Geschmacksrichtungen bieten. Und je nach Jahreszeit und Typ wärmen oder kühlen. Und noch dazu die Augen erfreuen.
Wenn ich die Eindrücke meiner Chinareisen mit den heimischen vergleiche, stelle ich fest, dass es bei uns leider, obwohl wir über genügend Vorräte verfügen, an der Umsetzung hapert:

## Essen, was gesund macht

- Wir wertschätzen unser Essen nicht, es ist uns oft nicht wichtig, obwohl es unsere Lebensgrundlage bildet.
- Wir nehmen uns zu wenig Zeit zum Essen.
- Wir essen nicht frisch genug.
- Wir essen nicht ausgewogen genug – Vielfalt fehlt.
- Wir nehmen häufig Nahrungsmittel zu uns, die uns nicht schmecken, im vermeintlichen Glauben, wir täten uns Gutes: Das schlechte Gewissen regiert über den guten Geschmack.
- Essen als gesellschaftliches Ereignis verliert an Bedeutung.
- Unter dem Strich bleibt die fehlende Intuition. Wir spüren nicht mehr, was wir brauchen.

Das alles kann sich ändern! Vielleicht indem wir uns bewusst machen, was wir mit unseren Nahrungsmitteln bewirken können. Und dass wir uns mit den richtigen Lebensmitteln auf die Erfolgsspur für anstehende Ereignisse bringen können, dass wir uns mit dem richtigen Essen einstimmen können – ob kämpferisch oder versöhnlich.
Du bist, was du isst!

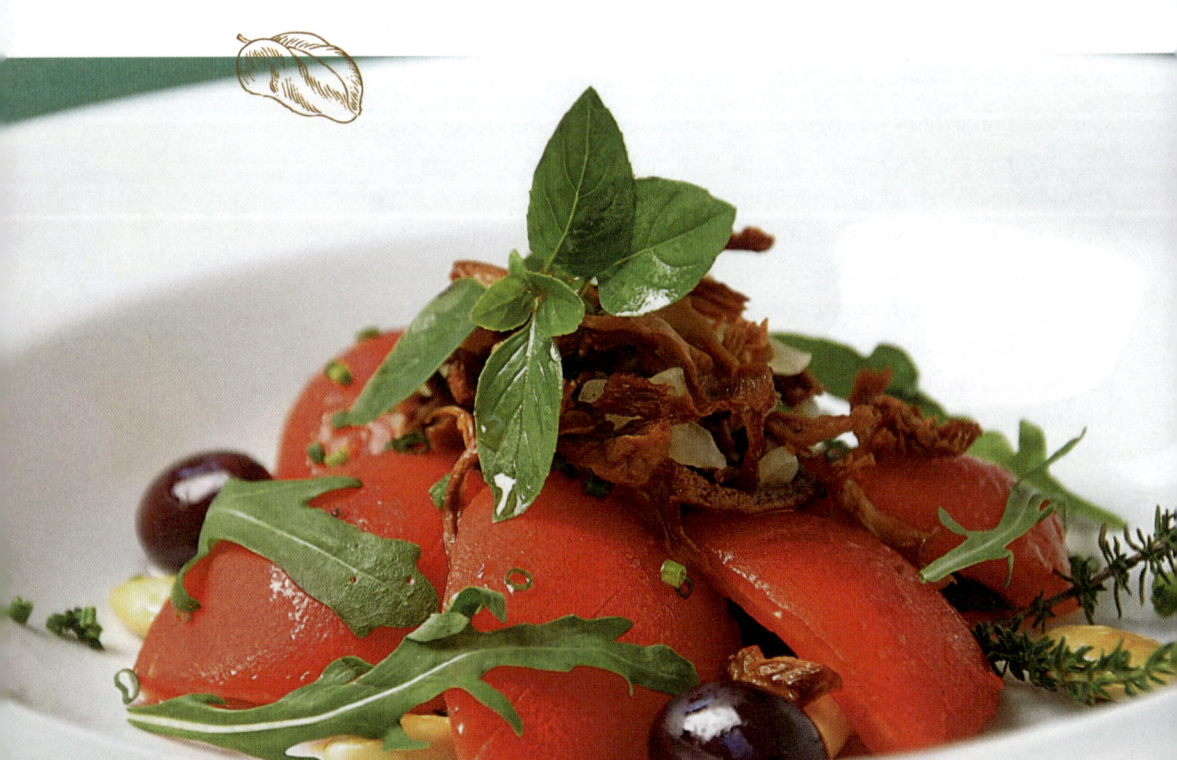

Das alte Wissen vom guten Essen

## Fast so schnell wie »to go«: Bekömmliche Gerichte für Menschen, die wenig Zeit haben

### Geschmolzene palmerische Tomaten mit Mandeln und Basilikum

#### Für 4 Personen

| | |
|---|---|
| 500 g | Flaschentomaten oder Fleischtomaten, vollreif |
| 2 Prisen | Meersalz |
| 1 Prise | Zucker |
| 1 Prise | Pfeffer |
| 3–4 | Knoblauchzehen |
| je 1 Zweig | Rosmarin, Oregano, Thymian |
| etwas | Olivenöl |
| 10 ml | Balsamicoessig, weiß |
| 1 | Zitrone |
| 8 Blätter | Basilikum, frisch |
| 40 g | Mandeln, geröstet |

Tomaten waschen, Stiel entfernen und Haut kreuzweise einritzen, kurz in kochendem Wasser blanchieren und in eiskaltem Wasser abschrecken. Mit dem Messer die Haut abziehen, Stielansatz herausschneiden, Tomaten vierteln. Kerne und Saft entfernen und auf einem Tuch abtropfen lassen.
Den Backofen auf 100 °C (Umluft) erhitzen, die Tomatenviertel mit der abgezogenen Hautseite nach oben auf ein Backblech mit Backpapier legen. Mit Meersalz, Zucker und Pfeffer würzen.
Knoblauch schälen und mit den geputzten Kräutern zu den Tomaten geben. Mit Olivenöl beträufeln und ca. 45 Minuten im Ofen mit Umluft garen. Die Tomaten sollen noch fest und saftig sein.
Die Tomaten ohne Kräuterzweige auf einer Platte oder auf Tellern anrichten und noch warm mit dem Balsamicoessig und nach Geschmack mit dem Saft der Zitrone und Olivenöl beträufeln.
Mit frischem Basilikum und den gerösteten Mandeln anrichten.

Essen, was gesund macht

## Zitronenhähnchen aus dem Ofen mit Thymian und Briam (Gemüse)

### Für 4 Personen

| | |
|---|---|
| 300 g | Zucchino |
| 100 g | Zwiebel |
| 200 g | Aubergine |
| 200 g | Paprika |
| 100 g | Karotte |
| 100 g | Fenchel |
| 1 | Knoblauchzehe |
| etwas | Salz, Pfeffer |
| 20 ml | Olivenöl |
| 1 | Hähnchen, frisch, 900 g |
| 200 g | Tomaten |
| 1 | Zitrone, unbehandelt |
| 2 Zweige | Thymian |

Zucchino, Zwiebel, Aubergine, Paprika, Karotte und Fenchel waschen und putzen bzw. schälen und alles in gleich große Stücke schneiden.

Das Gemüse und die geschälte Knoblauchzehe in eine Auflaufform geben und mit Salz und Pfeffer sowie Olivenöl würzen.

Hähnchen waschen, putzen, zerteilen, würzen und auf das Gemüse legen.

Tomaten und Zitrone würfeln und mit dem Thymian auf die Hähnchenstücke geben.

Bei 160 °C (Umluft) im vorgeheizten Ofen ca. 40 – 45 Minuten backen.

**Aus meiner Praxis**
- Viel Spielraum für persönliche Geschmacksrichtungen
- Ideal zum Vorbereiten
- Geringer Zeitaufwand

Das alte Wissen vom guten Essen

# Portulaksalat mit Pfirsichspalten, bunten Linsen, Pinienkernen, Dill und gebratenen Lachswürfeln

## Für 4 Personen

| | |
|---|---|
| 250 g | Portulak |
| 100 g | Linsen, rote, fein |
| 100 g | Linsen, gelbe, fein |
| 1 | Salatgurke, mittelgroß |
| 60 g | Pinienkerne |
| 1 Bund | Dill |
| 400 g | Lachsfilet, frisch |
| etwas | Meersalz, Pfeffer aus der Mühle, Zucker |
| 20 ml | Olivenöl, nativ extra |
| 20 ml | Balsamicoessig, dunkel |
| 100 ml | Gemüsebrühe oder Geflügelfond |
| 1 | Pfirsich |
| 1 | Tomate, vollreif |

Den Portulak zupfen, Stiele entfernen und sorgfältig waschen und trockenschleudern.
Die feinen bunten Linsen mit 80 ml kochender Gemüsebrühe getrennt übergießen, abdecken und quellen lassen.
Gurke waschen und in Stücke schneiden.
Pinienkerne in einer Pfanne rösten und abkühlen lassen.
Dill zupfen, waschen und trocknen.
Das Lachsfilet waschen, putzen, in gleiche Tranchen schneiden, mit Salz, Pfeffer und dem Dill würzen.
Olivenöl, Balsamicoessig, die restliche Gemüsebrühe und die Gewürze zu einem Dressing verrühren, abschmecken und den Blattsalat damit marinieren.
Lachswürfel in einer Pfanne mit erhitztem Olivenöl vorsichtig bei geringer Hitze braten. Nur einmal wenden, mit Salz und Pfeffer würzen, Gurkenwürfel zugeben und kurz mitbraten.
Pfirsich waschen, halbieren, Kern herausnehmen und in Spalten schneiden.
Den marinierten Salat auf einer Platte anrichten, die Pfirsichspalten

darauf verteilen, die Lachswürfel mit den Gurken darauflegen, Pinienkerne darüberstreuen und mit Tomatenwürfeln garnieren.

> **TIPP**
> Sollten Sie keinen Portulak bekommen, verwenden Sie andere robuste Blattsalate wie Feldsalat, Römersalat, Endivie oder Zuckerhut. Mit Pesto verfeinern und dünne Parmesanscheiben dazu reichen.

## Nahrungsmittelunverträglichkeiten

Neulich sagte eine Patientin zu mir, sie habe eine Nahrungsmittelunverträglichkeit, und sie freute sich, mir auf meine Nachfrage augenzwinkernd mitzuteilen, es sei Fleisch. In der Klinik Silima verköstige ich oft Vegetarier, es gibt auch immer mindestens ein vegetarisches Gericht auf dem Speiseplan. Doch wenn ein Patient von einer Nahrungsmittelunverträglichkeit spricht, meint er meistens etwas anderes. Häufig ist es nicht nur ein Lebensmittel, das gemieden wird. Oft bekomme ich eine Liste ausgehändigt, was ein Patient alles nicht verträgt. Ich werfe einen Blick auf die Liste und nicke.
»Mit dem da hat es angefangen«, sagen die Patienten und deuten auf das erste Nahrungsmittel.
»Was haben Sie dann gemacht?«
»Ich habe es weggelassen.«
»Und was ist dann passiert?«
»Dann habe ich das da nicht mehr vertragen«, höre ich, und es wird auf das zweite Nahrungsmittel gedeutet.
»Und weggelassen?«, frage ich.
»Ja. Und so ist es immer weitergegangen. Bis ich fast gar nichts mehr essen konnte.«
Ich schaue mir diese Listen an – und werde manchmal traurig. Ja, manchmal ist Weglassen die einzige Lösung. Gelegentlich ist es aber auch der falsche Weg. In meiner langjährigen Erfahrung mit Patienten habe ich allerhand Kurioses erlebt. Zum Beispiel, dass jemand ein gewisses Lebensmittel nicht mochte und sich selbst daraus flugs eine Nahrungsmittelunverträglichkeit strickte. Oder es werden Unverträglichkeiten genannt, die plötzlich so viele Menschen angeben, als

seien sie »ansteckend«. Dazu gehört die berühmt-berüchtigte Lactose-Unverträglichkeit. Ja, es gibt Menschen, die Lactose nicht vertragen, sie sollten sie strikt meiden. Aber viele Menschen, die glauben, sie seien betroffen, sind es gar nicht. Sie haben vielleicht davon gehört, es wurde und wird viel darüber berichtet. Andere erzählten davon. Und dann gibt es ja inzwischen auch noch all die lactosefreien Produkte in den Supermärkten. Wer gelegentlich freiwillig auf Lactose verzichtet, leidet noch nicht an einer Lactose-Unverträglichkeit. Denn bei Menschen, die tatsächlich keine Lactose vertragen, genügen kleinste Mengen, um negative Reaktionen hervorzurufen.

Es ist für mich immer sehr aufschlussreich, wenn wir in der Klinik Vanilleeis mit heißen Himbeeren und Sahne zum Dessert servieren. Wenn ein Patient, der Lactose vermeintlich nicht verträgt, nicht nur schmachtend auf die Teller der anderen blickt, sondern auch davon kostet und am nächsten Tag keine Beeinträchtigung seines Befindens meldet, ist die Lactose-Unverträglichkeit wahrscheinlich falsch diagnostiziert worden. Möglicherweise liegt aber eine andere Unverträglichkeit vor. Wer Vanilleeis verträgt, kann jedenfalls Lactose verdauen.

Etwas anderes ist es, wenn die Unverträglichkeit in der Kindheit wurzelt. Manche Patienten erzählen, dass sie ein Lebensmittel oder Gericht als Kind immer wieder essen mussten, es aber eigentlich hassten. In solchen Fällen fühle ich mich herausgefordert, und oft gelingt es mir, solche Unverträglichkeiten, die streng genommen keine sind, auszukurieren – durchaus auch mal mit Vanilleeis.

Manche Patienten überreichen mir ihre Unverträglichkeitsliste erst nach drei, vier Tagen Aufenthalt. Sie haben zuerst nicht daran gedacht, waren zu sehr mit dem Eingewöhnen in der Klinik beschäftigt. Ich lese die Liste durch, denke nach, stelle fest, dass es den Patienten sehr schlechtgehen müsste, wenn ich an den Speiseplan der vergangenen Tage denke. Sie aber sagen: »Das Essen hier schmeckt prima, und ich habe es gut vertragen.«

Kein Wunder, die chinesischen Heilpflanzen und die schonende Zubereitung haben es bekömmlich gemacht.

Leider haben sich Allergien und Unverträglichkeiten insgesamt stark verbreitet, und das mindert für die Betroffenen oft die Lebensqualität. Auch hier versuche ich, Licht ins Dunkel zu bringen – und manchmal gelingt es. Es gibt aber auch Fälle wie die Gluten-Unverträglichkeit, bei denen nur eines hilft: strikter Verzicht auf den Reizstoff.

Und allen anderen, die nur an der einen oder anderen Befindlichkeitsstörung wegen einer kleineren Unverträglichkeit leiden, kann es schon helfen, die Nahrung anders zuzubereiten als gewöhnlich. Manche Menschen glauben, es sei schwierig, bekömmlich zu kochen, weil dabei der Geschmack auf der Strecke bleibe – war da nicht irgendwas mit Dünsten und Verzicht auf Würze? So kann man sich täuschen! Viele bekömmliche Speisen zeichnen sich durch einen hervorragenden Geschmack aus. Aber so ist es nun mal beim Thema Küche, da gibt es nicht nur unzählige Gerüche, sondern auch Gerüchte. Gut, dass einige alte Zöpfe – oder besser gesagt Töpfe – in letzter Zeit verschwinden. So freut es mich sehr, dass in der Gastronomie ein Trend zu niedrigeren Kochtemperaturen zu verzeichnen ist. Dieser geht oft sogar einher mit einem prinzipiellen Verzicht auf extrem heißes und scharfes Anbraten.

### Vorsicht Röststoffe!

Mittlerweile hat es sich herumgesprochen, dass die beim heißen und scharfen Anbraten entstehenden Röststoffe nicht gerade gesundheitsfördernd sind. Ich werde oft nach der idealen Temperatur gefragt und empfehle bei Elektroherden, mit ca. zwei Dritteln der Maximalleistung einer Kochplatte zu arbeiten. So verringert sich die Gefahr, das Bratgut zu überhitzen. Dazu am besten zuerst Topf oder Pfanne auf diese Temperatur erwärmen, dann das Öl zugeben und zum Schluss das Kochgut. Idealerweise wird die Pfanne beim Zugeben von Fett und Kochgut kurz von der Platte genommen, damit das Verhalten des Öls gut beobachtet werden und eventuell schnell reagiert werden kann. Das Öl sollte beim Zugeben des Bratguts leicht brutzeln. Ist es zu heiß, wischt man die Pfanne aus und beginnt von vorne. Ist es zu kalt, erwärmt man das Öl vorsichtig weiter, bevor das Kochgut zugegeben wird. Das ist besser, als das Öl in die kalte Pfanne zu geben und dann langsam mit zu erhitzen. Außerdem muss man bei Elektroherden in der Regel mit einer Verzögerung rechnen, bis die Plattentemperatur der eingestellten Veränderung entspricht. Deswegen ist es einfacher und nervenschonender, durchgängig mit einer gemäßigten Temperatur zu arbeiten. Die hohe Temperatur verursacht auch

Das alte Wissen vom guten Essen

deshalb Stress, weil man häufig ganz viel auf einmal tun und parallel dazu immer gut aufpassen muss, dass bloß nichts anbrennt. Also lieber auf kleinerer Flamme köcheln – für den großen Geschmack und die Bekömmlichkeit!

Bei gemäßigter Temperatur können auch hitzeverträgliche Kräuter wie Rosmarin und Thymian beigegeben werden, was ich meistens nach der Hälfte der Kochzeit tue. Kräuter wie Dill, Kerbel oder Basilikum vertragen gar keine Hitze, sie werden grau und verlieren ihren Geschmack, wenn man sie mitkocht.

## Schmorgerichte schonend zubereiten

Schmorgerichte haben viele Fans. Zu Recht, wenn man an ihren hervorragenden Geschmack und die wunderschöne Farbe denkt – vorausgesetzt natürlich, die Zutaten stimmen, was auch heißt: das Fleisch. Ich kaufe ausschließlich bei regionalen Herstellern ein, damit ich weiß, woher die Tiere stammen. Selbst wenn mir das Wohl der Tiere nicht am Herzen läge, gäbe es aus Gründen der Qualität gar keine Alternative. Traditionell werden die typischen Schmorgerichte wie Sauerbraten, Rinderbraten, Rouladen in der Regel scharf angebraten und mit Schmorgemüse, Knochen und Tomatenmark weiterverarbeitet sowie mehrfach mit Wein abgelöscht. So habe ich es zu Beginn meiner Tätigkeit in der Klinik Silima ebenfalls gemacht. Doch dann fiel mir auf, dass Patienten nach einem mittäglichen Schmorbraten abends oft wenig Appetit hatten. Sie berichteten, sie seien am Nachmittag ungewöhnlich müde gewesen oder hätten sich insgesamt unwohl gefühlt. Das hört der Koch nicht gern! Nach meinem Essen sollen alle gestärkt, vital und gut gelaunt vom Tisch aufstehen! Als ich darüber nachdachte – und auch mit Professor Peng sprach –, wunderte ich mich nicht mehr. Denn Röststoffe, die beim scharfen Anbraten entstehen, sind ja nichts anderes als verbrannte Teilchen, für deren Verdauung der Körper sehr viel Energie und Kraft aufwenden muss. Wenn ein Körper noch dazu geschwächt ist, wie es bei Patienten in der Klinik oft der Fall ist, kann er dies nur mit hohem Aufwand leisten – deshalb die Müdigkeit und das Völlegefühl. Professor Peng ist sogar der Meinung, dass sich Röststoffe besonders stark in geschwächten Organismen ablagern – und so neue Beschwerden provozieren.

Essen, was gesund macht

Was tun? Es erschien mir als wenig hilfreich, den Patienten, die sich ja gesund essen sollten, Speisen zu servieren, die ihnen Energie rauben, statt ihnen Energie zu spenden. Auf Schmorbraten verzichten? Da musste es doch noch eine andere Lösung geben!

Hoch motiviert experimentierte ich mit verschiedenen Zubereitungsalternativen, ohne dabei auf das Braten zu verzichten. Für ein gutes Steak gibt es nun mal keinen Ersatz. Aber man kann zum Beispiel bei niedriger Temperatur braten und chinesische Heilpflanzen hinzugeben.

In China versucht man, Röststoffe komplett zu vermeiden. Wenn Speisen gegart werden, geschieht das oft durch ständiges Schwenken im Wok. Die schöne braune Farbe, die wir beim Rösten so sehr schätzen, entsteht dann durch die Zugabe von Sojasauce. In Zusammenarbeit mit Professor Peng entwickelte ich seinerzeit die schon mehrfach erwähnte Gewürzbrühe Lu Shui. Sie eignet sich hervorragend dazu, Gemüse- und Fleischgerichten etwas braune Farbe zu verleihen. Die darin enthaltenen Heilkräuter und Gewürze machen diese Brühe darüber hinaus sehr bekömmlich. So kann man beispielsweise eine Entenbrust vor der Verarbeitung in Lu Shui einlegen und in der Flüssigkeit garen. Dies hat nicht nur Auswirkungen auf die Farbe und den Geschmack, sondern das Garen in der Flüssigkeit verhindert zudem das Austrocknen des Fleisches. Wenn man die Hautseite zum Schluss kurz in der Pfanne anbrät, wird sie schön braun und kross. So erhält man eine geschmacklich ausgezeichnete Entenbrust, die mit weniger Energieaufwand zu verdauen und bedeutend bekömmlicher ist als eine herkömmlich gebratene.

## Getränke

Chinesen sind überzeugt davon, dass ausreichendes und regelmäßiges Trinken warmer Flüssigkeiten die Lebenskraft stärkt. Sie bewerten die Regelmäßigkeit dabei höher als das Erreichen einer bestimmten Trinkmenge. Chinesen verstehen in der Regel nicht, wie Europäer im Hochsommer eisgekühlte Getränke zu sich nehmen können.

Bei meiner ersten Chinareise war es Sommer, ziemlich warm, oft heiß. Und ich bin ein eher hitziger Typ. Wenn ich gefragt wurde, was ich trinken wolle, bat ich um kaltes Wasser, einmal sogar um Eiswürfel.

Das alte Wissen vom guten Essen

Diese gab es nicht in dem Restaurant, in dem Professor Peng seine Studenten unterwies. So trank ich eiskaltes Wasser und schwitzte weiter. Meine chinesischen Kollegen dagegen schwitzten nicht. Niemand korrigierte mein Verhalten, so sind sie, die klugen Chinesen, immer höflich, respektvoll – und dann zeigen sie es einem doch … auf ihre Art und Weise. Nach drei, vier Tagen schaute mir der chinesische Küchenchef intensiv in die Augen. Ich merkte, dass er mir etwas besonders Wichtiges vermitteln wollte, und beobachtete ihn genau. Aus dem Wok-Gericht, das er gerade kochte, füllte er zwei Schöpflöffel in zwei Schüsseln. Dann griff er blitzartig nach meinem eiskalten Wasserglas und goss es in die eine Schüssel. Verblüfft starrte ich ihn an, während er seinen warmen Tee in die zweite Schüssel kippte. Er sprach kein Wort dabei, sondern rührte nun den Inhalt beider Schüsseln mit einem Löffel um. Dann hielt er sie mir unter die Nase. Ich sah die Schüssel mit meinem Eiswasser. Da schwammen Fettklumpen, Gemüsebrocken, Eiswürfel, und es sah nicht schön aus. In der zweiten Schüssel, in die er den warmen Tee gegeben hatte, fiel die Zugabe gar nicht auf. Es war noch immer ein Wok-Gericht, wenn auch etwas dünner. Ich begriff, was mir der chinesische Küchenchef mitteilen wollte, und dann sagte er es auch in seinem gebrochenen Englisch. Er hielt mir meine Schüssel vor die Augen und behauptete – nicht ohne Kummer in der Stimme: »So schaut es bei dir im Magen aus, wenn du eiskalte Flüssigkeit trinkst. Dein Organismus muss sie erst mühsam erwärmen und dann voneinander trennen, um Harmonie herzustellen und sie verdauen zu können.«

Nach diesem Anblick gewöhnte ich mir das Trinken eiskalter Flüssigkeiten blitzschnell ab.

Ein weiterer Fehler, den wir im Westen oft begehen, ist es, zum und nach dem Essen viel Flüssigkeit aufzunehmen. Das erschwert die Verdauung der Speisen. In China wird vor einer Mahlzeit warmer Tee getrunken. Besucht man dort ein Restaurant, erhält man automatisch eine Tasse ungesüßten Tee, oft Yasmin-, Früchtetee oder leichten grünen Tee.

Wir kennen das so ähnlich vom Italiener, wo vor der Mahlzeit ein Brotkorb serviert wird. Doch die chinesische Variante ist deutlich gesünder. Denn das Brot, das man in der Wartezeit oft aufisst, hat viele »leere« Kalorien und bereitet den Körper nicht auf die Mahlzeit vor, wie es ein

Essen, was gesund macht

warmer Tee vortrefflich leistet. Er wärmt den Magen, füllt ihn angenehm, regt die Verdauung an. Während der Mahlzeit wird in China nicht getrunken, danach gibt es erneut Tee. Zum Essen kalte Cola oder kaltes Mineralwasser zu trinken stößt auf Unverständnis. Und auch Alkohol wird in China nur in sehr geringen Mengen konsumiert.

## Kaffee

Der Tee, der in China nach dem Essen serviert wird, ist nicht durch Kaffee zu ersetzen, den wir hier gern nach einer Mahlzeit trinken. In China spielt Kaffee keine große Rolle, was natürlich auch an den Röststoffen liegt, die bei der Nahrungsaufnahme vermieden werden. Und Kaffee wird nun einmal geröstet, was im Prinzip noch nicht problematisch ist. Die Temperatur und Dauer des Röstverfahrens ist entscheidend. Für viele Menschen, gehört Kaffee zur Lebensqualität, besonders die erste Tasse am Morgen.

Da ich nicht wollte, dass die Patienten an der Klinik Silima auf Kaffee verzichten müssen, machte ich mich auf die Suche nach einer Rösterei, die die Kaffeebohnen schonend röstet, also nicht so heiß und lange. Und siehe da: Dieser deutlich bekömmlichere Kaffee wird von den Patienten gut vertragen. Ja sogar ein Espresso, den sich der eine oder andere Patient abends nach dem Essen wünscht, ist verträglich und führt darüber hinaus nicht zu Einschlafstörungen.

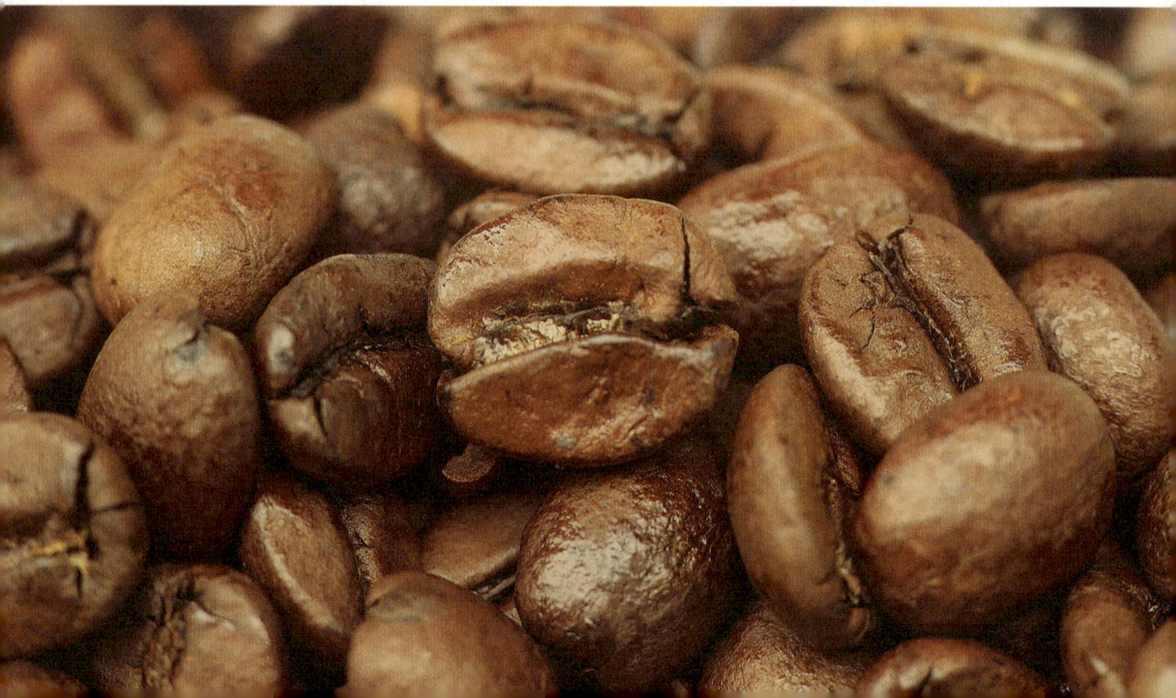

Das alte Wissen vom guten Essen

Mit diesem Beispiel möchte ich noch einmal betonen, dass man, auch wenn es »nur« um den Genuss geht, nicht so schnell aufgeben soll. Oft gibt es Alternativen – man muss sie nur finden! Einige finden sich in der Kraft chinesischer Heilkräuter, Speisen oder Getränke bekömmlicher zu machen.

Manchmal führt ein Verzicht aber auch dazu, dass man etwas ganz Neues für sich entdeckt. Ich kenne einige passionierte Kaffeetrinker, die mittlerweile zu Teetrinkern geworden sind und den Kaffee nicht mehr vermissen. Teesorten gibt es unzählige – in China spielt hier der Ingwertee eine besondere Rolle.

### Ingwertee

Zu viel des Guten kann sich auch ins Gegenteil verkehren. Ingwer ist gesund, aber in Maßen und zur richtigen Zeit genossen. Er zählt seinem Charakter nach zu den warmen Lebensmitteln. Wer von Haus aus ein hitziges Gemüt hat, sollte es nicht mit Ingwer noch weiter befeuern. Auch vor dem Einschlafen sollten Sie Ingwerwasser oder Ingwertee nicht literweise trinken. Morgens hingegen eignet er sich vortrefflich, »um den Kachelofen anzuzünden«. Allerdings sollte er bei entzündlichen Krankheiten gemieden werden, zumindest in Reinform, weil er Entzündungsprozesse unterstützen kann. Um seine wärmenden und verdauungsfördernden Eigenschaften trotzdem zu nutzen, kann man Ingwertee etwa mit kühlenden Substanzen wie Pfefferminze, Melisse, Rosenblättern oder Geißblattblüten harmonisieren. Ein derart kombiniertes Getränk hat einen eher kühlenden Charakter, während die positive Wirkung des Ingwers erhalten bleibt.

Für den Tee ist es besser, frischen Ingwer statt Ingwergranulat zu verwenden. Handelt es sich um ein Bioprodukt und ist die Schale in Ordnung, kann diese mitgekocht werden. Ansonsten sollte man den Ingwer besser schälen. Die Ingwermenge kann individuell, aber auch je nach Tagesverfassung und Jahreszeit sehr unterschiedlich sein. Am besten ist es, mit einer kleinen Menge Ingwer zu beginnen – zum Beispiel drei Scheiben – und die Wirkung auf den eigenen Körper zu beobachten. So findet man mit der Zeit die richtige Dosierung für sich selbst heraus.

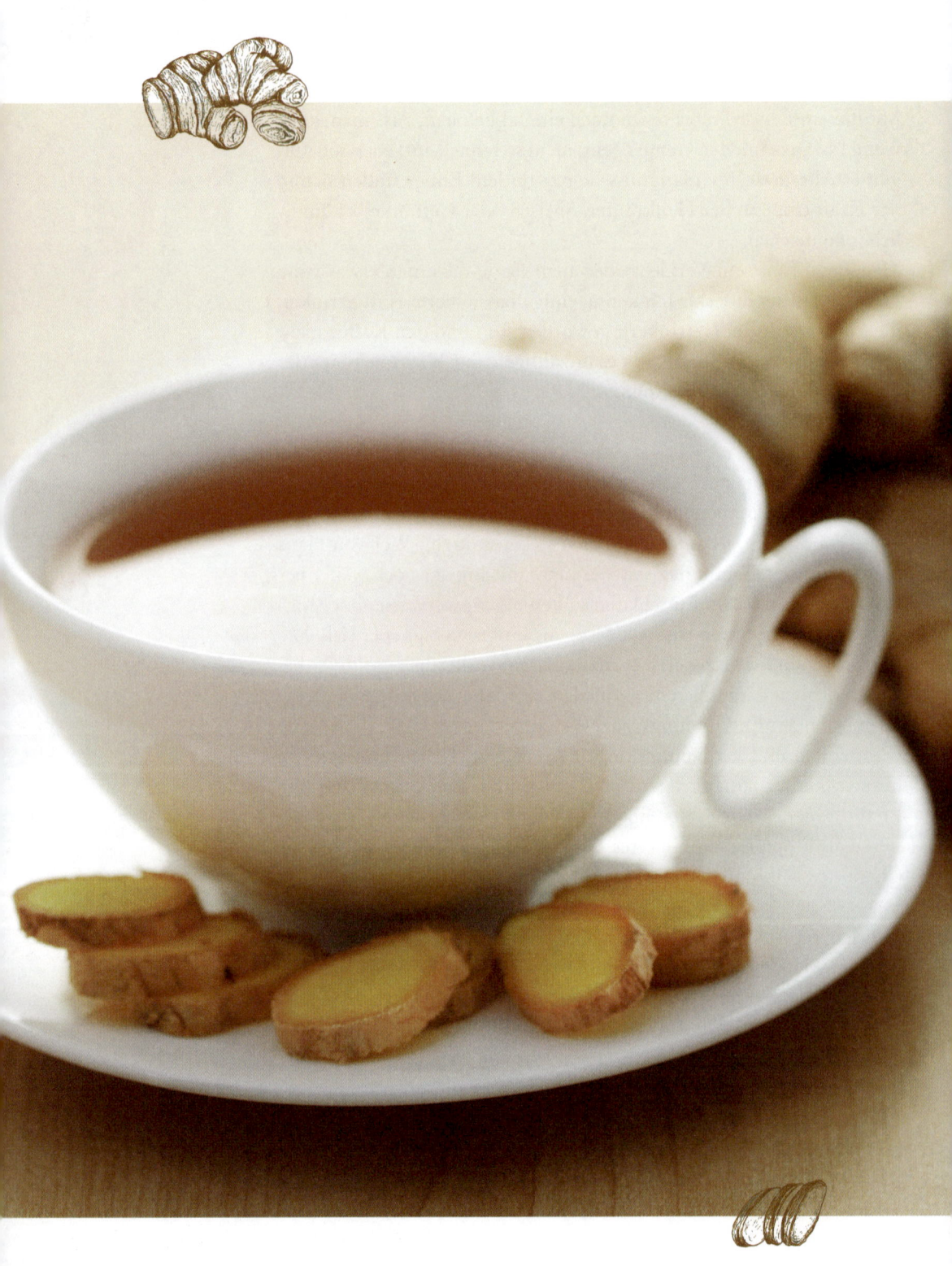

### Rezept für ¾ – 1 Liter

¾ bis 1 l Wasser zum Kochen bringen.
Ingwer, in Scheiben geschnitten (je nach Verträglichkeit drei und mehr), dazugeben.
5 Minuten köcheln lassen.
Den Tee mit dem Ingwer in eine Thermoskanne füllen und 20 Minuten ziehen lassen.

Idealerweise nimmt man über den Vormittag verteilt immer wieder ein paar Schlucke zu sich. Danach erneut frisches, kochendes Wasser über den Ingwer in die Thermoskanne gießen. Dieser zweite Aufguss ist schwächer und kann bis 16 oder 17 Uhr getrunken werden. Noch ein weiterer Aufguss ist möglich, diesen bis ca. 20 Uhr trinken, er hat dann eine beruhigende und schlaffördernde Wirkung.

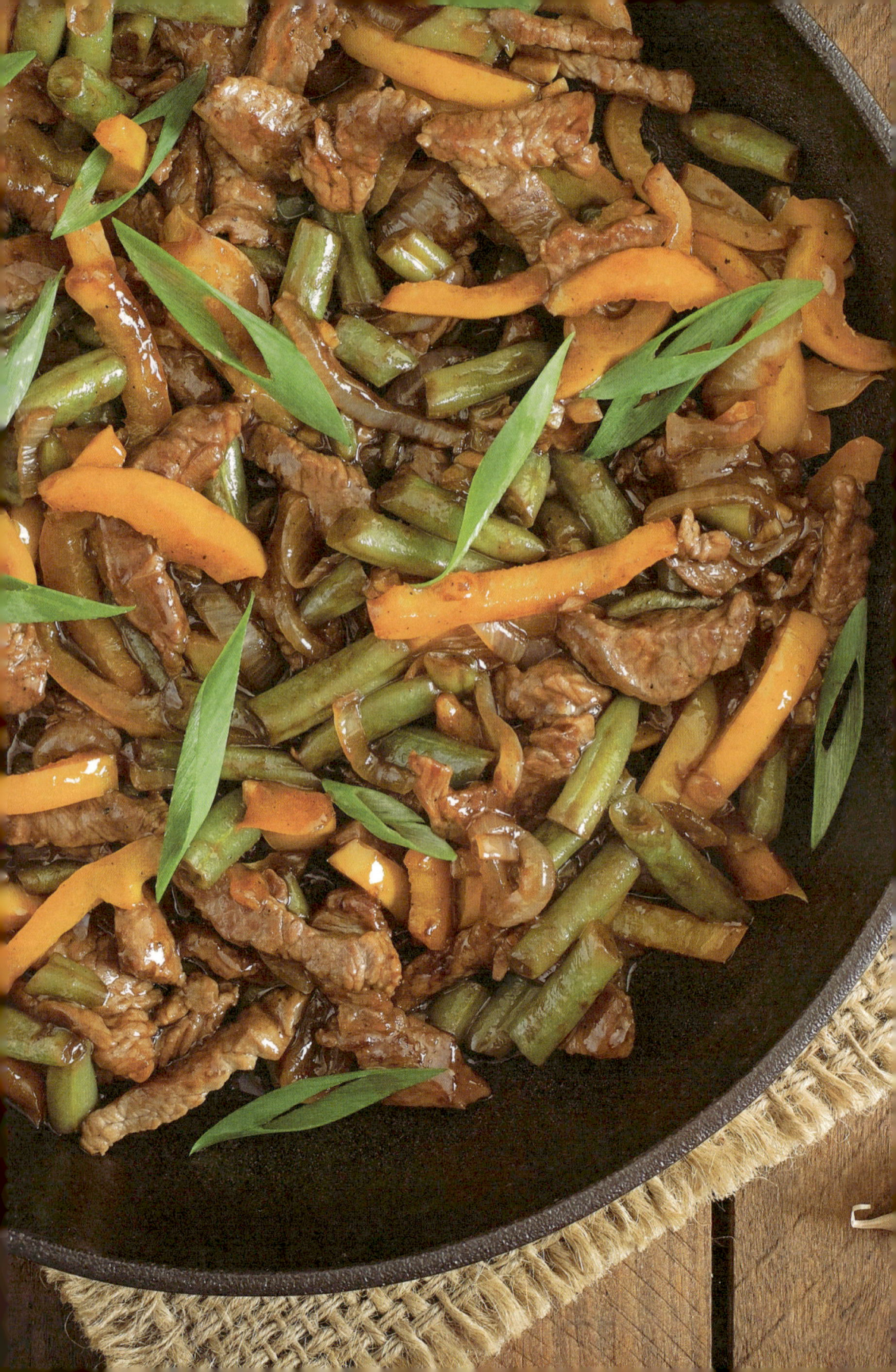

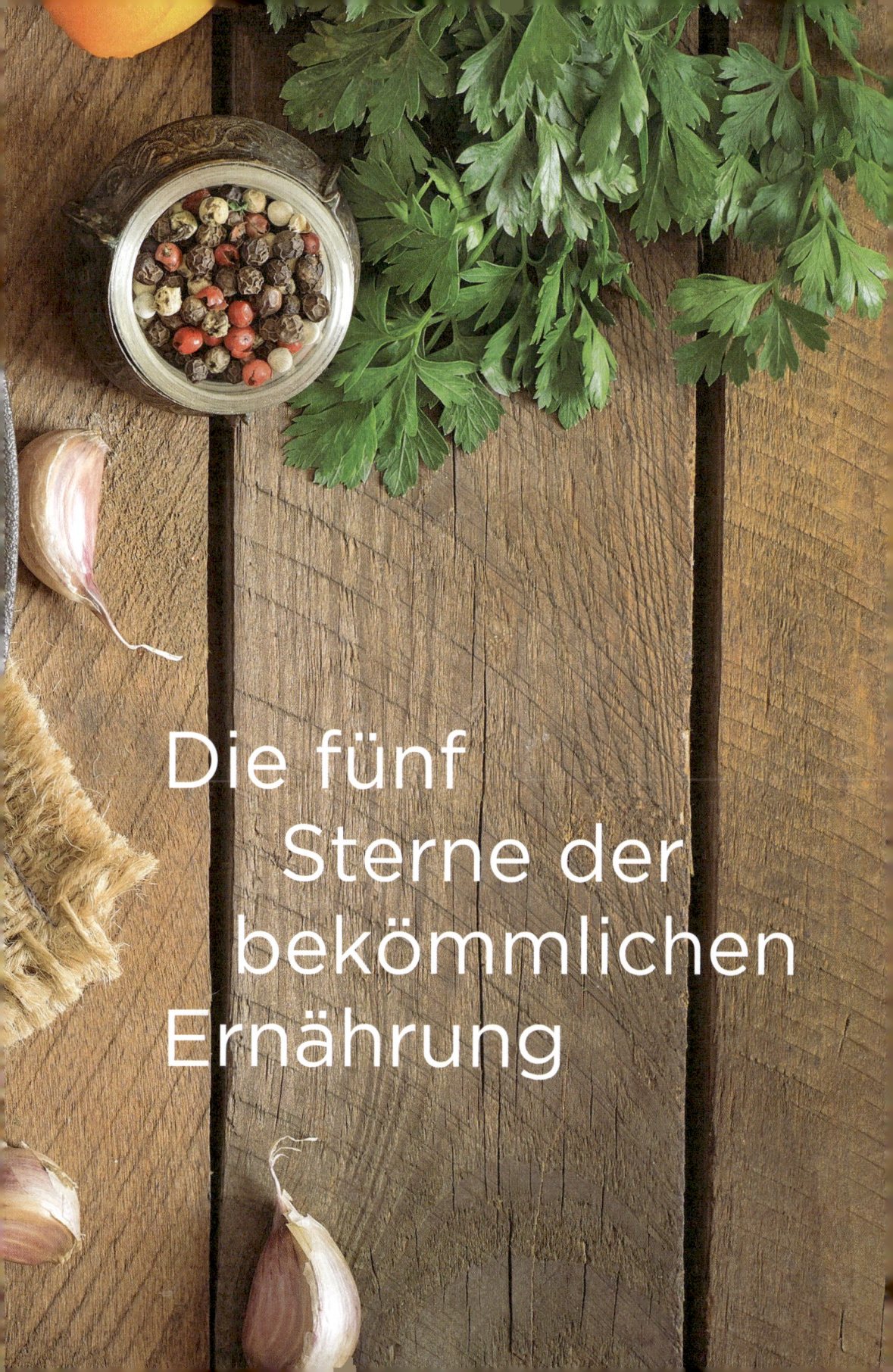

# Die fünf Sterne der bekömmlichen Ernährung

Essen, was gesund macht

Ich habe es nie bereut, meine Blickrichtung geändert zu haben: Die fünf Sterne der Bekömmlichkeit sind heute mein Wegweiser. Die drei Sterne der Nouvelle Cuisine sind für mich verblasst. Manchem Gourmet mag die Bekömmlichkeit als oberstes Gebot zu unauffällig sein. Aber was gibt es für ein größeres Ziel, als mit hervorragendem Geschmackserlebnis bekömmlich zu kochen – und dabei noch gesund!
Ich frage mich oft, warum ständig neue Trends propagiert werden, die oft keine gesunde, sondern eine einseitige Ernährung empfehlen und noch dazu mit vielen Verboten durchsetzt sind. In der chinesischen Küche gibt es keine verbotenen Nahrungsmittel. Wer bewusst genießen möchte, sorgt auch für eine bekömmliche Zubereitung und das richtige Maß. Viele Modetrends in der Ernährung würden von mir nicht mal einen Stern bekommen. Ich halte nichts davon nur Ananas zu essen. Oder nur Gemüse. Oder was auch immer. Um es mit Professor Peng zu sagen: Es muss rund sein. Und rund ist eine Mahlzeit, wenn sie alle fünf Sterne der Bekömmlichkeit vereint. Die Sternstunde für Körper, Geist und Seele besteht aus

- der ausgewogenen Energiebalance;
- dem bedarfsgerechten Essen – was genau man zu sich nehmen soll, wenn man gewisse Eigenschaften in sich stärken möchte;
- dem gesunden Maß;
- dem klugen Einkauf der Nahrungsmittel;
- dem wertschätzenden Drumherum vom Zubereiten bis zum Genießen.

## Der erste Stern:
## Die ausgewogene Energiebilanz

Warum essen wir – einmal abgesehen vom Geschmack – eigentlich? Wir essen, um den Körper mit Energie zu versorgen – mit Eiweiß und allen Vitaminen, Fetten, Kohlehydraten, Mineralstoffen und allem anderen, was wir brauchen. Unsere Nahrung ist unser Brennstoff. Je gesünder wir essen, desto mehr können wir leisten; und gesund heißt auch bekömmlich. Denn wenn wir die Energie, die wir uns zuführen, für unsere Verdauung benötigen, weil wir unseren Körper mit Nahrung belasten, sieht die Bilanz nicht gut aus. Das heißt: Die Energie, die wir

## Die fünf Sterne der bekömmlichen Ernährung

aufnehmen, soll größer sein als die Energie, die wir für unseren Alltag und auch die Verdauung benötigen. Sonst rutschen wir ins Minus und greifen unsere Reserven an, anstatt sie aufzufüllen. Je nachdem, wie es uns geht, was wir vorhaben, wie alt wir sind, welche berufliche Tätigkeit wir ausüben, brauchen wir unterschiedliche Brennstoffe, um unsere Aufgaben gut zu erfüllen. Gut heißt hier: dass sie uns nicht anstrengen – weil die Balance von aufgenommener und abgegebener Energie stimmt und wir unsere Reserven nicht angreifen. Deshalb ist es wichtig herauszufinden, welcher Typ Mensch wir sind, welcher Brennstoff uns voranbringt. Ich vergleiche dies gern mit einem Benzin- und Dieselmotor. Wenn man einen Benzinmotor mit Diesel betankt, geht er kaputt, das gilt auch umgekehrt. Für uns Menschen heißt das: Wenn wir unseren Motor falsch betanken, gerät er ins Stottern – wir fühlen uns schlapp, abgeschlagen, unmotiviert, alles fällt uns schwer. Im schlimmsten Fall bleibt der Motor eines Tages stehen: Wir bleiben liegen. Dann wäre es hilfreich, über Reserven zu verfügen. Die sind prinzipiell auch da, wir haben nämlich zwei Energiehaushalte. Einmal eine Art Grundenergie – das Eingemachte – und eine tägliche Batterie. Beide sind miteinander verbunden. Man kann auch umbuchen, so, wie man vom Girokonto etwas abnimmt, um es zu sparen. Wer jedoch ständig vom Ersparten aufs Girokonto zubuttert, wird irgendwann die Ersparnisse aufgebraucht haben. Und dann rutscht der Körper ins Minus, gerät in Not, die sich in Krankheiten manifestieren kann. Mit einem gesunden, bekömmlichen Essen beugen wir dem vor. Aber auch der erholsame Schlaf und eine allgemein ausgeglichene Lebensführung gehören dazu. Und je nachdem, in welcher Lebensphase wir uns befinden, brauchen wir mal mehr, mal weniger Energie – und das sollten wir mit unserem Speiseplan berücksichtigen.

### Den »Kachelofen« Körper richtig erwärmen

Zündet man am Morgen einen Kachelofen an, legt man nicht gleich grobe Holzscheite auf. Man beginnt behutsam mit etwas Zeitungspapier und ein paar Holzspänen. Erst wenn diese brennen, legt man größere und schließlich noch größere Scheite auf. Hat man mit der weichen Fichte begonnen, greift man schließlich zur härteren Buche, dem schweren Holz, das länger brennt. So ist eine gute Basis vorhan-

Essen, was gesund macht

den, die den ganzen Tag über Wärme liefern wird – wenn man nicht vergisst, hin und wieder nach dem Feuer zu sehen, das ja gleichmäßig brennen sollte bis zum Abend. Und dann wird man keine großen Buchenscheite mehr nachlegen, das Feuer soll jetzt niederbrennen und zur Nachtruhe verglühen.

Wenn wir unseren Körper wie einen Kachelofen schüren, tun wir ihm Gutes. Morgens sind Körper und Magen noch nicht in Hochform, um »schwere Buchenscheite« wie eine Schüssel Müsli mit Milch zu verdauen. Der Magen will sanft geweckt werden. Zuerst ein Glas eiskalten Orangensaft in ihn hineinzuschütten schockiert ihn, bekommt ihm gar nicht gut. Besser ist, den Tag warm zu beginnen – und behutsam.

Im Folgenden empfehle ich Ihnen einige Frühstücksvarianten, bei denen ich bewusst weißes Mehl verwende. Denn Vollkornmehl am Morgen ist nicht schonend für den Verdauungstrakt. Denken Sie an den Kachelofen: Das Zeitungspapier beim Anzünden entspricht leicht verdaulichen Kohlehydraten – zum Beispiel enthalten in Pfannkuchen aus weißem Mehl oder Toastbrot.

Wenn ich dies in einem Kochkurs erkläre, schauen mich einige Teilnehmer skeptisch an. Toastbrot zum Frühstück? Das ist doch ungesund. Nun, es kommt auf die Menge an. Man muss ja nicht vier, fünf Scheiben, dick mit Butter und Honig bestrichen, essen. Nein, eine. Mit ein wenig Butter und Honig oder Marmelade oder am besten »nackt«. Oder man genießt etwas Suppe mit ein wenig Reis – bis die Flamme brennt und man die Holzspäne auflegen kann. Im nächsten Schritt kann man einen Joghurt mit Früchten, eine Vollkornsemmel oder ein Müsli genießen.

Ich weiß, dass es nicht einfach ist, gerade am Morgen liebgewonnene Gewohnheiten zu ändern, vor allem wenn man daran glaubt, dass das Gewohnte gut ist. Ist Nahrungsaufnahme nicht immer eine Glaubensfrage? Der eine glaubt an seinen Orangensaft zum Frühstück, der andere glaubt an sein Müsli. Aber wer den Wechsel wagt und etwas anderes ausprobiert, wird schon nach wenigen Tagen bemerken, wie sich sein Allgemeinbefinden positiv verändert – und dann vielleicht dabei bleiben, den Kachelofen morgens behutsam anzuheizen. Auch wenn es etwas Zeit kostet, morgens kleine Pfannkuchen zuzubereiten oder eine andere warme Speise: Der ganze Tag wird dadurch »wärmer« und vielleicht auch schöner, wenn die Grundlage gut ist. Sie bereiten Ihren Körper optimal auf die Aufgaben des Tages vor und belasten ihn nicht schon am Morgen über die Maßen. Der Organismus verzeiht eine falsche Behandlung lange, aber irgendwann eben nicht mehr. Und daher sollten Sie ihm Gutes tun und eine der folgenden Speisen am Morgen versuchen.

## Kein Kaltstart am Morgen: Rezepte für einen bekömmlichen Tagesbeginn

Dieser Tagesbeginn vertreibt die Kälte, erwärmt den Organismus schonend, stärkt, stabilisiert ihn und steigert die Abwehrkräfte.

## Frühstücksgrieß mit Apfel, Zimtbaumrinde und Sternanis

### Für 2 Personen

| | |
|---|---|
| 2 | Orangen oder |
| 120 ml | Orangensaft, frisch gepresst |
| 300 ml | Wasser |
| 10 g | Zimtbaumrinde |
| 1 | Sternanis |
| 80 g | Weizengrieß |
| etwas | Honig |

Die Orangen auspressen und den Saft mit dem Wasser in einem kleinen Topf aufkochen.
Zimtbaumrinde und Sternanis zugeben und aufkochen.
Den Weizengrieß langsam einrühren, aufkochen.
Herdplatte ausschalten und die Speise 3 Minuten quellen lassen.
Durchrühren, mit wenig Honig abschmecken, anrichten und servieren.

> **TIPP**
> Geben Sie zum Schluss etwas Preiselbeeren, Apfelkompott oder frische Trauben in den Frühstücksgrieß.

Essen, was gesund macht

… Spüren Sie etwas? Wie der Nebel der Nacht zurückweicht? Klarheit und Freude auf das Kommende breitet sich aus. Energie steigt auf. Wohlige Wärme erfüllt Ihr Inneres. Der Tag kann kommen. Es wird ein guter werden. Sie haben Ihren Kachelofen behutsam darauf vorbereitet – und auch die Seele, denn die Zimtbaumrinde spendet Wärme und Zuversicht.

Folgendes Frühstück bereiten Sie am Abend für den nächsten Morgen vor. Spargelwurzel einweichen!
Mit ihm beginnt der Tag reinigend: Schlacken, die sich über Nacht im Körper gebildet haben, werden ausgeschwemmt, der Blutkreislauf wird angeregt, die Motivation gesteigert. Wärme breitet sich aus.

## Gekochte Hirse mit Chinesischer Spargelwurzel und roter Dattel

### Für 2 Personen

| | |
|---|---|
| 10 g | Chinesische Spargelwurzel, getrocknet, über Nacht eingeweicht |
| 10 g | Chinesische rote Datteln, getrocknet, über Nacht eingeweicht |
| 200 ml | Apfel- oder Fruchtsaft |
| 300 ml | Wasser |
| 20 g | Erdnüsse, roh und ungesalzen |
| 80 g | Hirse |
| etwas | Honig |

Die Chinesische Spargelwurzel und die Chinesischen roten Datteln in kaltem Wasser waschen und getrennt mit je 50 ml kaltem frischem Wasser über Nacht im Kühlschrank quellen lassen.
Den Apfelsaft mit dem Wasser und den Erdnüssen in einem kleinen Topf aufkochen, die Hirse einrühren und bei schwacher Hitze 8 Minuten köcheln lassen.
Datteln und Spargelwurzeln abschütten und für 5 Minuten leicht mitkochen.
Mit dem Honig abschmecken, anrichten und servieren.

Die fünf Sterne der bekömmlichen Ernährung

> **TIPP**
> Für eine herzhafte Variante verwenden Sie eine stärkende Hühnerbrühe statt Apfelsaft und würzen mit etwas Salz, Pfeffer und Lu Shui.

… Spüren Sie etwas? Wie negative Gedanken zurückweichen und dem neuen Tag Platz machen? Wie die Spargelwurzel Sie erdet? Mit beiden Füßen stehen Sie fest und sicher in Ihrem Leben – und gehen zuversichtlich in den Tag.

Das folgende Frühstück ist durch die Zugabe verschiedener Gewürze wandelbar: kühlend im Sommer, wärmend im Winter.

## Warmes Fruchtragout mit Mandeln und Vanille

### Für 2 Personen

| | |
|---|---|
| 1 | Apfel, ca. 150 g |
| 1 | Birne, ca. 150 g |
| 1 | Pflaume, ca. 80 g |
| 120 g | Trauben, hell |
| 1 | Orange, ca. 150 g |
| 1 | Kiwi, ca. 100 g |
| 6 ml | Pflanzenöl |
| 10 g | Ingwer in Schreiben |
| 10 g | Zucker, braun |
| 1/4 | Vanillestange |
| 20 g | Mandeln, ganz und ungeschält |
| etwas | Minze und Melisse (Sommer) oder |
| etwas | Zimtbaumrinde, Sternanis und Honig (Winter) |

Obst waschen und abtrocknen, Orange auspressen, Kiwi schälen. In einer Pfanne das Pflanzenöl erwärmen, Ingwerscheiben und den braunen Zucker dazugeben. Bei wenig Hitze leicht karamellisieren lassen.

Äpfel und Birnen vierteln, Kerngehäuse entfernen und in Stücke schneiden. Danach in die Pfanne geben, schwenken.
Pflaume halbieren, Kern entfernen und in Spalten schneiden. Trauben halbieren, Kiwi in Stücke schneiden.
Äpfel und Birnen in der Pfanne mit dem Orangensaft ablöschen, aufkochen und das restliche Obst zugeben.
Vanillestange halbieren, mit einem kleinen Messer auskratzen und das Mark mit den Mandeln zu den Früchten geben, nochmals leicht aufkochen, anrichten und servieren.

> **TIPP**
> Im Sommer, oder wenn Sie nachts geschwitzt haben, geben Sie kühlende Melisse und Minze hinzu.
> Im Winter verfeinern Sie das Frühstück mit wärmender Zimtbaumrinde und Sternanis und schmecken es mit etwas Honig ab.

… Spüren Sie etwas? Wie freundlich der Körper den neuen Tag beginnt, wie Energie aufsteigt, die erwärmt und stärkt. Wie kühlende Minze und Melisse für Klarheit sorgen? Der Magen ist beruhigt, der Tag beginnt ausgeglichen.

## Der zweite Stern: Essen nach Bedarf

Im Grunde genommen wissen wir es alle: Zu einer guten Vorbereitung gehört auch das passende Essen. Der Marathonläufer, der das Frühstück ausfallen lässt, wird wohl nicht weit kommen. Und wer frühstückt wie ein Hochleistungssportler, um danach stundenlang am Schreibtisch zu sitzen, tut sich auch keinen Gefallen. Seltsamerweise denken wir bei der Zusammenstellung unserer Mahlzeiten nur selten an die Folgen: Wofür benötige ich die Energie, die ich mir zuführe? Gerade mal zu einer Prüfung packen wir uns Traubenzucker ein, »weil der doch schnell ins Blut geht«. Da gibt es noch deutlich mehr »Natur-Doping«, leider haben viele von uns das vergessen. Unsere Großmütter wussten es noch. Wenn du krank im Bett liegst, hilft dir eine Hühnerbrühe. Und die Hühnerbrühe wärmt nicht nur den Leib, sondern auch das Herz, denn sie wird mit Liebe zubereitet. Ein anderes Beispiel ist der Kaiserschmarrn, den die Holzarbeiter vor hundert Jahren vorgesetzt bekamen, wenn sie aus dem Wald zurückkehrten. Er hat den schwer Arbeitenden verbrauchte Energie zurückgegeben. Nachfolgend habe ich einige Rezepte zusammengestellt, um Ihnen einen Eindruck zu vermitteln, wie Sie sich für verschiedene Unternehmungen fit essen können. Und nicht nur das. Vielleicht verbessern Sie damit sogar Ihr Allgemeinbefinden. Manche Menschen fühlen sich beispielsweise erschöpft, müde und lassen dann ein Blutbild machen beim Arzt. Dass ihre Befindlichkeitsstörung an ihrer Ernährung liegen könnte – auf die Idee kommen sie nicht. Aber man kommt ja oft nicht auf das Naheliegende.

Wir können immer nur das leisten, wofür wir »getankt« oder Reserven haben. Wenn wir den falschen Kraftstoff in unseren Tank füllen, werden wir liegenbleiben.

Um herauszufinden, was Sie wirklich brauchen, genügt es, wenn Sie in sich hineinhorchen. Also nicht nur den Einkaufszettel abarbeiten, sondern spüren: Wonach ist mir jetzt? Meistens sendet der Körper deutliche Signale aus. Aber die sind nicht jeden Tag gleich! Was heute genau das Richtige ist, könnte übermorgen das Falsche sein. Die Vollkornspaghetti mittags mögen Kraft geben, wenn man am Nachmittag zu einem Tennismatch verabredet ist. Wenn man sie abends nach einem langen Bürotag zu sich nimmt, an dem man ohnehin zu wenig gegessen hat, tut man sich damit nichts Gutes, weil man müde und energielos nach Hause kommt, aber für die Verdauung der Vollkornspaghetti Energie, viel Energie braucht. Das Resultat: Nach dem Essen ist man noch schlapper. Besser ist es, Hartweizengrießnudeln zu wählen.

Wenn Sie voraussehen, dass der Nachmittag hektisch wird, essen Sie mittags am besten etwas Strukturiertes, Geradliniges. Keinen Gemüseeintopf mit zig Zutaten, sondern ein Gericht mit zwei, drei Zutaten. Bei bevorstehenden Entscheidungen rate ich, etwas Scharfes zu essen. Das kurbelt den Organismus an und sorgt für den nötigen Biss.

Wenn Sie aber genau den nicht brauchen können, weil Sie einen Termin haben, bei dem Sie Ruhe bewahren sollten, empfiehlt es sich, Geflügel mit Reis zu essen.

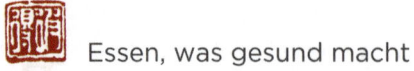 Essen, was gesund macht

## Exotisches Pot au Feu mit Hähnchenbrust und gebratenem grünem Spargel

*Gemütszustand: müde, kraftlos, erschöpft*
*Eigenschaften: scharf, energiereich, stärkend*
*Lebensmittel: Huhn, Ente, Ingwer, Garnelen*

### Für 4 Personen

| | |
|---|---|
| 400 g | Hähnchenbrustfilet |
| 20 ml | Sesamöl |
| etwas | Salz, Pfeffer |
| 1 Prise | Kurkuma oder Currypulver |
| 10 g | Zitronengras, frisch |
| 20 g | Ingwer |
| 80 g | Shiitake-Pilze |
| 480 g | Gemüsebrühe oder Hühnersuppe |
| 80 g | Karotte |
| 40 g | Lauchzwiebel |
| 240 g | Spargel, grün |
| 40 g | Ananas, frisch |
| 40 ml | Kokosmilch oder Schlagsahne, 33 % Fettanteil |
| 10 g | Koriander, frisch |
| Etwas | Chili |
| 20 g | Cashewkerne, geröstet |
| etwas | Sesam, schwarz |

Die Hähnchenbrust säubern, in gleich große Würfel schneiden, mit Sesamöl, Salz, Pfeffer, Kurkuma oder Curry und dem fein geschnittenen Zitronengras in einer Schüssel 30 Minuten marinieren.
In einem breiten Topf etwas Sesamöl erwärmen.
Ingwer schälen und in Scheiben schneiden, zugeben.
Pilze putzen, in Scheiben schneiden und mit dem marinierten Geflügelfleisch in den Topf geben, leicht anschwitzen und mit der Gemüsebrühe oder Hühnersuppe auffüllen. Leicht kochen lassen.
Karotte und Lauchzwiebel putzen, in kleine Stücke schneiden, in den Topf geben und bissfest garen.

Die fünf Sterne der bekömmlichen Ernährung 喜

Vom Spargel die Enden abschneiden und ihn in einer kleinen Pfanne mit wenig Sesamöl vorsichtig braten, mit Salz und Pfeffer würzen.
Ananas schälen und in feine Würfel schneiden.
Die Kokosmilch in einer kleinen Schüssel glatt rühren.
Den Topf von der Platte nehmen, restliche Zutaten hineingeben, noch einmal kurz aufkochen und abschmecken.
Mit den gerösteten Cashewkernen, dem schwarzen Sesam und dem gebratenen grünen Spargel garnieren und servieren.

### TIPP
Schmecken Sie die Speise auch einmal mit anderen Kräutern wie Petersilie, Schnittlauch, Kerbel oder Limettenschale und Chili ab.

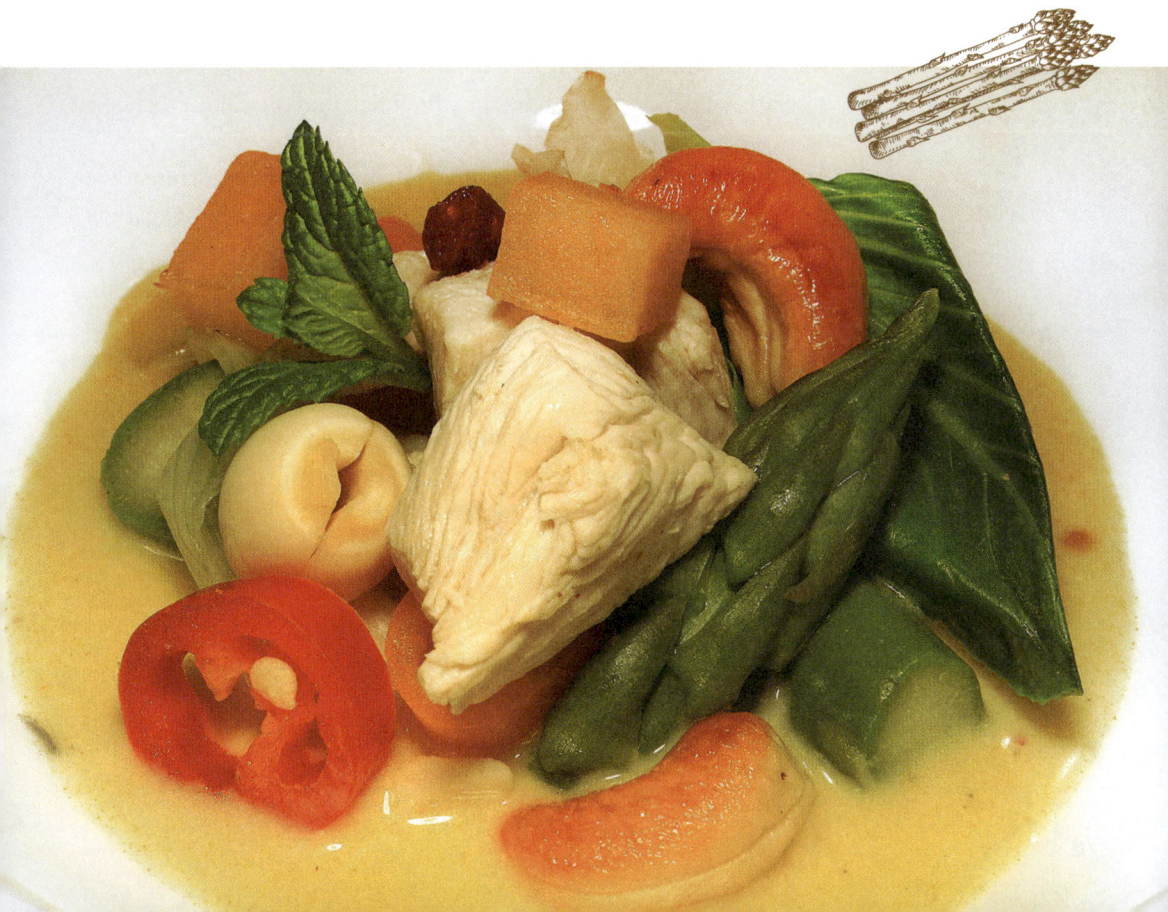

Essen, was gesund macht

## Gebackene Mangos in Tempurateig mit Glasnudelstroh

*Gemütszustand: müde, kraftlos, erschöpft*
*Eigenschaften: scharf, energiereich, stärkend*
*Lebensmittel: Huhn, Ente, Ingwer, Garnelen*

### Für 4 Personen

| | |
|---|---|
| 2 | Mangos, reif |
| 30 g | Reismehl |
| 30 g | Kartoffelstärke |
| 200 ml | Wasser, kalt |
| 5 g | Kurkuma |
| 5 g | Asia Gewürzmischung |
| 10 g | Ingwer |
| 3 g | Salz |
| 20 g | Glasnudeln, fein |
| etwas | Pflanzenfett zum Ausbacken |

Die reifen Mangos mit einem scharfen Messer oder Sparschäler fein schälen, das Fleisch vom Kern schneiden und in dünne Scheiben schneiden.
Aus Reismehl, Stärke, Wasser und Kurkuma einen geschmeidigen Teig (Tempurateig) rühren, mit der Asia Gewürzmischung, geriebenem Ingwer und etwas Salz würzen.
Die Glasnudeln mit einer Schere in gleich lange Stücke schneiden und in heißem Pflanzenfett in einer hohen Pfanne zu Glasnudelstroh ausbacken. Das Stroh herausnehmen und auf einem Küchenpapier abtropfen lassen.
Die Mangoscheiben in den Tempurateig geben, von allen Seiten gut bedecken, leicht abstreifen. Im heißen Fett knusprig ausbacken und auf einem Küchenpapier abtropfen lassen.
Die Mangoscheiben mit dem Glasnudelstroh anrichten und servieren.

### TIPP

Garnieren Sie das Dessert mit frischen Früchten und geben Sie etwas Erdbeersauce dazu.

Die fünf Sterne der bekömmlichen Ernährung

## Spinatknödel mit Kokospilz, Tomaten und Parmesan

*Gemütszustand: antriebslos, traurig, lustlos*
*Eigenschaften: bunt, lebendig*
*Lebensmittel: Lotusnüsse, Lilienzwiebel, Poria, Pilze, farbiges Gemüse*

### Für 4 Personen

| | |
|---|---|
| 80 g | Blattspinat, frisch oder tiefgekühlt |
| 40 g | Zwiebel |
| 300 g | Brot- oder Semmelwürfel vom Vortag |
| 15 ml | Ingweröl |
| etwas | Salz, schwarzer Pfeffer aus der Mühle, Muskatnuss |
| 180 ml | Milch |
| 4 g | Kokospilz, gemahlen |
| 3 | Eier |
| 20 g | Mehl, griffig |
| 2 | Tomaten, reif |
| etwas | Petersilie, frisch |
| 20 g | Bocksdornfrüchte |
| 40 g | Parmesan, frisch |

Den frischen Spinat waschen, putzen und abtrocknen.
Die Zwiebel schälen und in feine Würfel schneiden.
Die Brotwürfel in eine große Schüssel geben.
Etwas Ingweröl in einer Pfanne erhitzen, Zwiebelwürfel zugeben, kurz anschwitzen.
Blattspinat zufügen, mit Salz, Pfeffer und Muskatnuss abschmecken und mit den Brotwürfeln mischen.
Die Milch mit dem Kokospilzpulver aufkochen und gleichmäßig über die Brotwürfel verteilen, nicht vermengen! Die Schüssel mit einem Deckel oder Alufolie abdecken und alles 15 Minuten quellen lassen.
Die Eier in einer separaten Schüssel verquirlen und mit den Brotwürfeln und dem Mehl gut vermengen.
Mit nassen Handflächen aus der Spinatmasse 8 gleich große Knödel

formen und in reichlich kochendem Salzwasser ca. 15 Minuten bei schwacher Hitze sieden lassen.

Die Tomaten waschen, grüne Strünke entfernen und die Tomaten in feine Würfel schneiden.

Das restliche Ingweröl in einer Pfanne erwärmen, geschnittene Petersilie, Tomatenwürfel und Bocksdornfrüchte zugeben, mit etwas Salz und Pfeffer würzen.

Die Spinatknödel aus dem Wasser holen und dazugeben, mit frisch geriebenem Parmesan bestreuen. Auf Tellern anrichten, garnieren und servieren.

### TIPP
Geben Sie, bevor Sie die Knödel formen, kleine Würfel von kräftigem Bergkäse unter die Masse.

Die fünf Sterne der bekömmlichen Ernährung 喜

## Gebratene Kalbfleischstreifen aus dem Wok mit Melone

*Gemütszustand: antriebslos, traurig, lustlos*
*Eigenschaften: bunt, lebendig*
*Lebensmittel: Lotusnüsse, Lilienzwiebel, Poria, Pilze, farbiges Gemüse*

### Für 4 Personen

| | |
|---|---|
| 8 g | Chinesische Spargelwurzel |
| 480 g | Kalbfleisch aus der Oberschale |
| etwas | Salz, schwarzer Pfeffer aus der Mühle |
| 20 ml | Lu Shui |
| 60 g | Zucchino |
| 60 g | Paprika, rot |
| 60 g | Paprika, gelb |
| 40 g | Shiitake-Pilze oder Champignons |
| 80 g | Cantaloupe-Melone oder Honigmelone |
| 10 ml | Ingweröl |
| 5 g | Asia Gewürzmischung |
| 30 g | Bambussprossen |
| 30 g | Sojasprossen |
| etwas | Koriander, frisch |

Die Spargelwurzel waschen und in frisches kaltes Wasser einlegen.
Das Kalbfleisch von zu viel Fett, Haut und Sehnen befreien, d. h. parieren, und in sehr feine Streifen schneiden. Danach in eine Schüssel geben, etwas salzen und pfeffern und mit Lu Shui marinieren. Dann kalt stellen.
Zucchino und Paprika waschen. Zucchino, Shiitake-Pilze oder Champignons in feine Streifen schneiden.
Melone schälen, Kerne entfernen und die Frucht in kleine Stücke schneiden.
In einem Wok oder in einer flachen, hohen Pfanne das Ingweröl vorsichtig erhitzen, Kalbfleischstreifen zügig anbraten und herausnehmen.
Noch etwas Ingweröl in den Wok geben, Spargelwurzel und Paprika-

streifen zugeben, anschwenken und mit der Asia Gewürzmischung abschmecken.

Zucchinostreifen, Bambus- und Sojasprossen, Shiitake-Pilze und Melonenwürfel zugeben, würzen und durchschwenken.

Angebratene Kalbfleischstreifen wieder in die Pfanne geben, untermengen, kurz aufkochen und abschmecken.

Auf vorgewärmten Tellern anrichten, mit den Korianderblättern garnieren und servieren.

### TIPP
Marinieren Sie die Kalbfleischstreifen 1 bis 2 Stunden vor dem Zubereiten, damit die Lu Shui gut ins Fleisch einziehen kann und ein intensiver Geschmack entsteht. Geben Sie etwas Abrieb von einer Limette oder kleine Stücke von Zitronengras in das Wok-Gericht.

Die fünf Sterne der bekömmlichen Ernährung

# Gebratener Chicorée mit Granatapfelkernen, Walnüssen und Pistazien

*Gemütszustand: unkonzentriert, verwirrt, träumerisch*
*Eigenschaften: klar, strukturiert, wenige Zutaten, einfach, bitter*
*Lebensmittel: bittere Salate, Nüsse, Äpfel, Früchte, feste*
*Gemüse mit Struktur wie Karotten, Kohlrabi, Rote Bete*

Dieses Rezept für 4 Personen finden Sie auf Seite 50.

### TIPP
Dieses Gericht lässt sich auch gut mit anderen Salatsorten zubereiten, verwenden Sie Radicchio, kleinen Römersalat oder festen Bataviasalat.

Essen, was gesund macht

## Gebackene Apfelkücherl

*Gemütszustand: unkonzentriert, verwirrt, träumerisch*
*Eigenschaften: klar, strukturiert, wenig Zutaten, einfach, bitter*
*Lebensmittel: bittere Salate, Nüsse, Äpfel, Früchte, feste Gemüse*
*mit Struktur wie Karotten, Kohlrabi, Rote Bete*

### Für 4 Personen

| | |
|---|---|
| 120 g | Mehl |
| 2 g | Poriapulver |
| 2 g | Mandarinenschale, gemahlen |
| 2 g | Magnolienbaumrinde, gemahlen |
| 100 ml | Milch |
| 2 | Eier |
| 10 g | Zucker, braun |
| 2 | Äpfel, mittelgroß |
| 10 ml | Lu Shui |

**Aus meiner Praxis**
- Kleine Äpfel verwenden, das ergibt kleinere Portionen.
- Für die Bekömmlichkeit und um die Verdauung zu erleichtern, eine Scheibe Ingwer in das Ausbacköl geben.
- Andere Obstsorten wie Ananas und Melone in dem Teig ausbacken.

Das Mehl in eine Schüssel sieben, in die Mitte eine Kuhle drücken, das Kokospilz-, Mandarinenschalen- und Magnolienbaumrindenpulver hineingeben, mit der Milch verrühren und 5 Minuten quellen lassen.
Die Eier trennen und das Eiweiß mit dem Zucker aufschlagen.
Eigelb in die Schüssel mit dem Mehl geben und alles zu einem glatten Teig verrühren. Dann den Eischnee vorsichtig unterheben.
Die Äpfel waschen, abtrocknen, das Kerngehäuse ausstechen und das Fruchtfleisch in ca. 1 cm dicke Scheiben schneiden.
Die Apfelringe in die Teigmasse geben, leicht abstreichen und in einer hohen Pfanne in reichlich heißem Fett ausbacken.
Die Apfelkücherl herausnehmen, gut abtropfen lassen, auf einem Teller anrichten, mit Lu Shui beträufeln und servieren.

Die fünf Sterne der bekömmlichen Ernährung

## Feine Kalbfleischpflanzerl mit Karotten und Lu Shui

*Gemütszustand: enttäuscht, wütend, aggressiv, streitsüchtig*
*Eigenschaften: harmonisierend, kühlend, regulierend*
*Lebensmittel: Karotte, Gurke, Melone, Tomate, Pilze, Reis, helles Fleisch wie Kalbfleisch und Geflügel*

### Für 4 Personen

| | |
|---|---|
| 10 g | Senf, mittelscharf |
| 1 | Ei |
| 60 ml | Gemüse- oder Hühnerbrühe |
| 6 g | Poreapulver |
| 60 ml | Schlagsahne, 33 % Fettanteil |
| etwas | Salz, schwarzer Pfeffer aus der Mühle |
| 140 g | Vollkornsemmelbrösel |
| 480 g | Kalbshackfleisch, mager |
| 20 ml | Ingweröl |
| 200 g | Kartoffeln, klein, mit dünner Schale |
| 80 g | Karotte |
| 80 g | Kaiserschoten |
| 40 g | Shiitake-Pilze |
| 80 g | Pak Choi |
| 120 ml | Lu Shui |
| 6 g | Geißblattblüten |

Den Senf in eine große Schüssel geben und mit dem Ei, der kalten Gemüse- oder Hühnerbrühe, Kokospilzpulver (Porea), der flüssigen Sahne, etwas Salz und Pfeffer kräftig verrühren.
100 g Semmelbrösel unterrühren und alles 5 Minuten quellen lassen.
Das Kalbshackfleisch zugeben, gut vermengen, würzen und abschmecken. Mit feuchten Händen 4 gleich große Pflanzerl formen, in den restlichen Semmelbröseln wenden und mit dem Ingweröl in einer Pfanne bei mäßiger Hitze von beiden Seiten goldgelb braten.
Kartoffeln waschen, abtrocknen, in dünne Scheiben schneiden und mit den Pflanzerln in der Pfanne braten.
Karotte waschen, schälen und in gleich große Stücke schneiden.

Essen, was gesund macht

Kaiserschote waschen, putzen und in feine Streifen schneiden. Shiitake-Pilze in Scheiben schneiden, Pak Choi waschen, abtrocknen und in Stücke schneiden.

In einer zweiten, flachen Pfanne etwas Ingweröl erwärmen, Karottenstücke zugeben und bei schwacher Hitze langsam anbraten und würzen. Bohnenstreifen, Pak Choi und Shiitake-Pilze unterschwenken, abschmecken, mit der Lu Shui auffüllen, einmal aufkochen.

Das Gemüse auf vorgewärmten Tellern anrichten, Kalbfleischpflanzerl und Kartoffelscheiben anlegen, mit den Geißblattblüten bestreuen, garnieren und servieren.

> **TIPP**
> Eignet sich die Schale der Kartoffeln nicht zum Verzehr, dann schälen Sie die Kartoffeln.

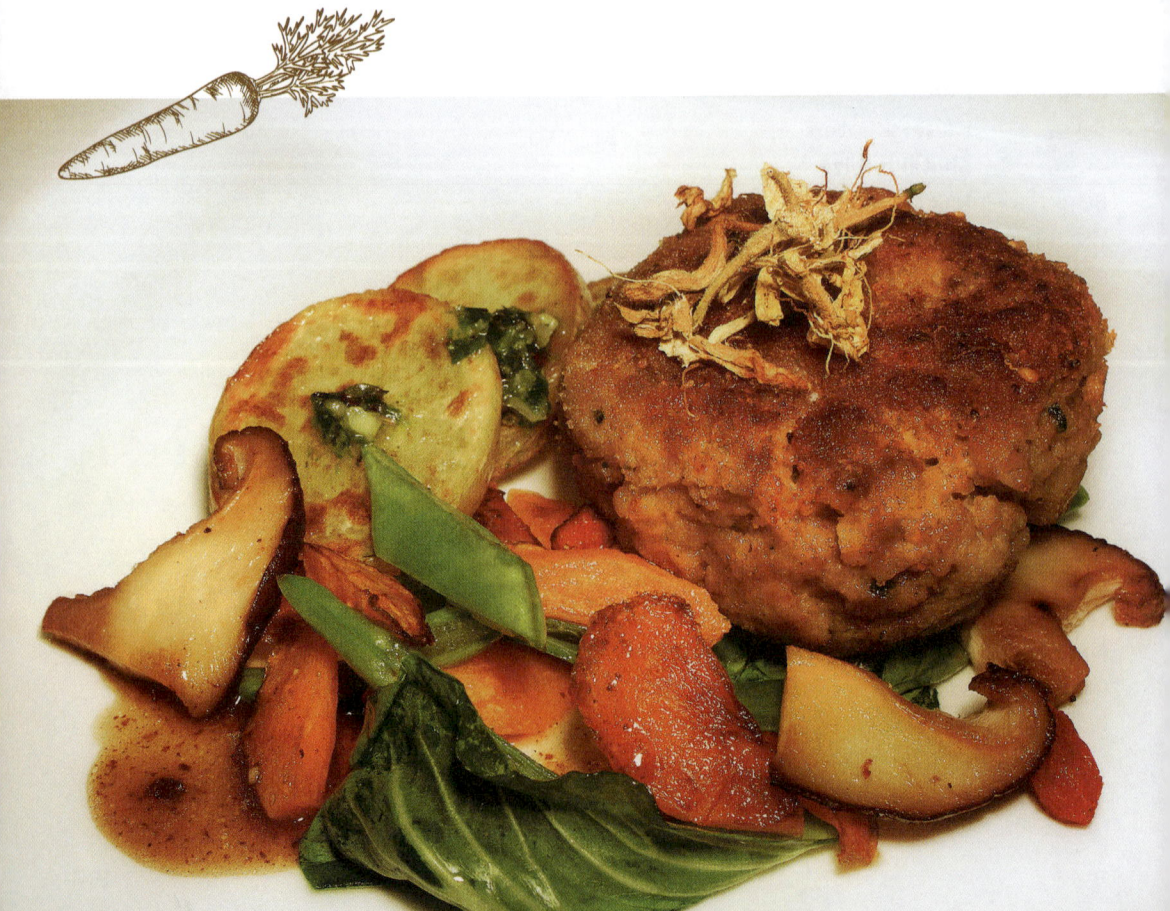

Die fünf Sterne der bekömmlichen Ernährung

# Gebackene Reisbällchen mit Kurkuma und Kokosflocken

*Gemütszustand: enttäuscht, wütend, aggressiv, streitsüchtig*
*Eigenschaften: harmonisierend, kühlend, regulierend*
*Lebensmittel: Karotte, Gurke, Melone, Tomate, Pilze, Reis, helles Fleisch wie Kalbfleisch und Geflügel*

## Für 4 Personen

| | |
|---|---|
| 50 g | Karotte |
| 50 g | Lauchzwiebel |
| 50 g | Zucchino |
| 10 ml | Sesamöl |
| etwas | Salz, schwarzer Pfeffer aus der Mühle, Kurkuma oder Curry |
| 450 g | Basmati-Reis, gekocht |
| 1 | Ei |
| 70 g | Semmelbrösel |
| 30 g | Sauerrahm oder Kokosmilch |
| etwas | Sesam, schwarz |
| 100 g | Kokosflocken |

Gemüse waschen, abtrocknen, in feine Würfel schneiden und in einer Pfanne mit dem Sesamöl leicht anschwitzen. Mit Salz, Pfeffer und Kurkuma oder Curry würzen.
Den gekochten Reis in eine Schüssel geben, mit dem Ei, Semmelbröseln und Sauerrahm vermengen, die abgekühlten Gemüsewürfel und den schwarzen Sesam unterheben, noch einmal abschmecken.
Mit feuchten Händen 8 gleich große Klöße formen, in den Kokosflocken wälzen. In reichlich Pflanzenfett langsam goldgelb ausbacken und auf Küchenpapier abtropfen lassen.
Anrichten, garnieren und servieren.

> **TIPP**
> Im Sommer Mango-Dip, Gurkensalat oder Rettichstreifen als Beilage servieren.
> Um die Wirkstoffe besser im Körper zu verteilen, können Sie die Reisbällchen mit Pilzwürfeln zubereiten.

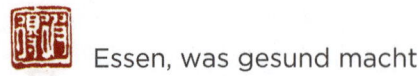 Essen, was gesund macht

## Gong Bao Chicken – Gebratene Hähnchenbrustwürfel aus dem Wok

*Gemütszustand: aufgeregt, nervös, unruhig, ängstlich*
*Eigenschaften: neutral bis scharf, starke Aromen*
*Lebensmittel: Geflügel, Kalbfleisch, Chili, Reis, Fisch, Kräuter*

### Für 4 Personen

| | |
|---|---|
| 8 g | Lilienzwiebel, getrocknet |
| 280 g | Hähnchenbrust, ohne Haut |
| etwas | Salz |
| 200 ml | Lu Shui |
| ½ | Eiweiß |
| 3 g | Stärkepulver |
| 5 ml | Pflanzenöl |
| etwas | Chilischote, getrocknet |
| 5 g | Knoblauch, frisch |
| 2 g | Sichuanpfeffer oder bunte Pfefferkörner |
| 80 g | Frühlingslauch |
| 5 g | Ingwer |
| 10 ml | Sesamöl |
| 200 ml | Gemüsebrühe |
| 40 g | Erdnüsse mit Haut |

Lilienzwiebel waschen und in frischem Wasser über Nacht im Kühlschrank quellen lassen.
Hähnchenbrustfilet waschen, abtrocknen und in kleine Würfel schneiden, leicht salzen und mit etwas Lu Shui marinieren.
Eiweiß und Stärkepulver verrühren und mit den Hähnchenbrustwürfeln gut vermengen.
Den Wok oder eine hohe Pfanne vorsichtig erhitzen, Pflanzenöl zugeben und die im Mörser zerkleinerte Chilischote, feine Knoblauchscheiben sowie den Sichuanpfeffer oder die zerkleinerten Pfefferkörner anrösten.
Hähnchenbrustwürfel zugeben und mitrösten.
Frühlingslauch und Ingwer schälen, in Scheiben schneiden und untermischen. Ebenfalls kurz anrösten, Hitze reduzieren, die restliche Lu

Die fünf Sterne der bekömmlichen Ernährung

Shui, das Sesamöl und die Gemüsebrühe zugeben, schwenken und aufkochen.
Die Lilienzwiebel abschütten und zusammen mit den Erdnüssen unterheben, nochmals alles kurz aufkochen und abschmecken.
Garnieren und servieren.

> **TIPP**
> Chilischoten in mäßig heißem Öl anrösten und herausnehmen, das Gericht wird dann milder und nicht so scharf. Reichen Sie zum Gong Bao Chicken gebratenen Pak Choi und Basmati-Reis.

Essen, was gesund macht

## Gedämpfte Riesengarnelen mit Frühlingslauch

*Gemütszustand: aufgeregt, nervös, unruhig, ängstlich*
*Eigenschaften: neutral bis scharf, starke Aromen*
*Lebensmittel: Geflügel, Kalbfleisch, Chili, Reis, Fisch, Kräuter*

### Für 4 Personen

| | |
|---|---|
| 40 g | Shiitake-Pilze oder Champignons |
| 8 | Riesengarnelen |
| 40 g | Staudensellerie |
| 40 g | Pak Choi |
| 10 g | Frühlingslauch |
| 10 ml | Lu Shui |
| etwas | Salz, Pfeffer aus der Mühle |
| 12 g | Bocksdornfrüchte |
| 480 ml | Gemüse- oder Hühnerbrühe |

Shiitake-Pilze oder Champignons putzen und in dünne Scheiben schneiden.
Riesengarnelen schälen, waschen, am Rückgrat einschneiden, Darm entfernen, nochmals sorgfältig waschen.
Staudensellerie, Pak Choi und Frühlingslauch waschen, putzen und in kleine Stücke schneiden.
Das Garnelenfleisch in kleine Würfel schneiden und in eine Schüssel geben, mit Lu Shui vermengen, leicht salzen und pfeffern. Frühlingslauch, Bocksdornfrüchte, Shiitake-Pilze und Staudensellerie untermengen und alles mindestens 30 Minuten im Kühlschrank ziehen lassen.
Danach nochmals alles gut vermengen und in kleine feuerfeste Formen füllen, mit der kalten Gemüse- oder Hühnerbrühe auffüllen, mit einem Deckel oder Backpapier abdecken, zubinden und 15 Minuten dämpfen.
Die Garnelen in den Formen servieren und erst am Tisch die Abdeckung wegnehmen.

Die fünf Sterne der bekömmlichen Ernährung

> **TIPP**
> Das Gericht können Sie auch mit anderen Meeresfrüchten, Jakobsmuscheln, Lachs oder Miesmuscheln zubereiten.

Und wenn es Ihnen richtig gutgeht und Sie diesen Zustand gern bewahren möchten, empfehle ich das nun folgende Glücksessen – für Freude und Zufriedenheit. Es hilft auch, aus dunklen Gemütszuständen herauszukommen.

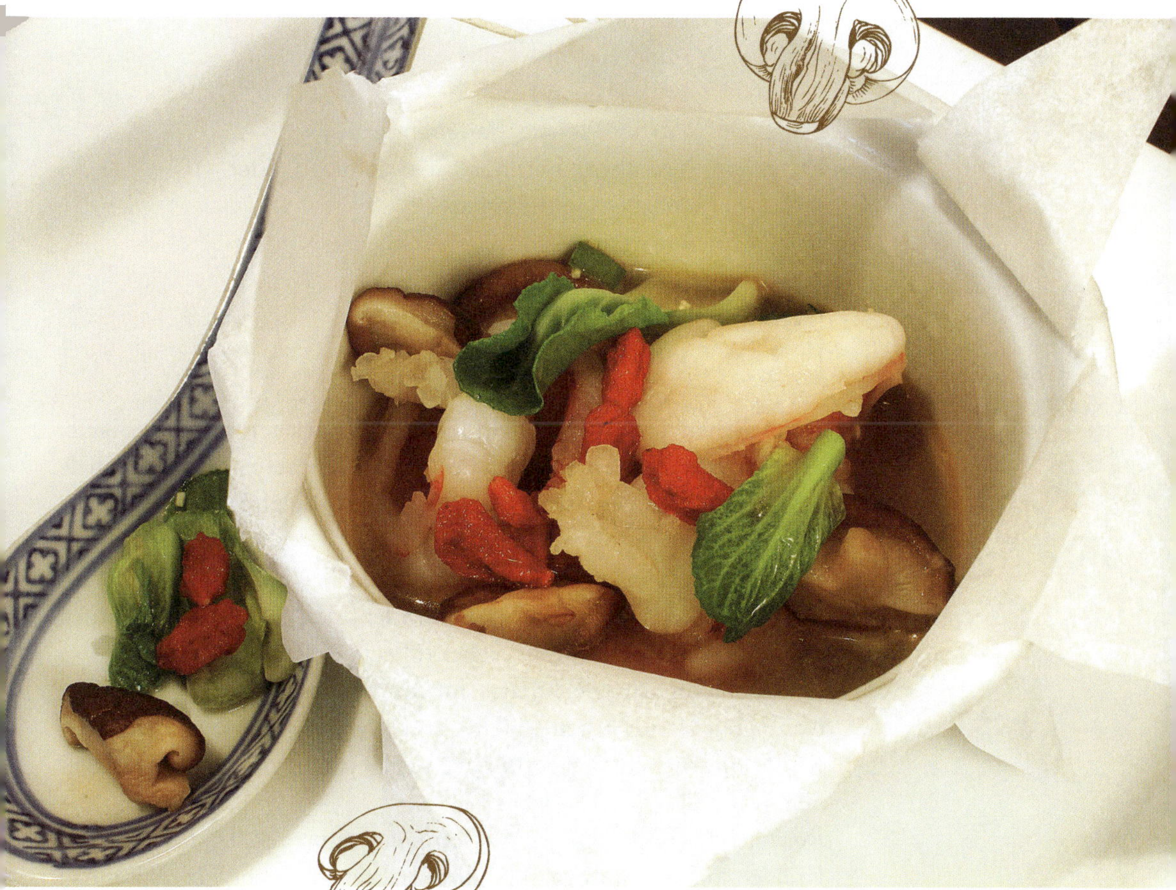

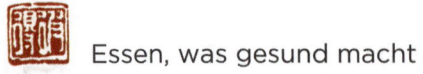 Essen, was gesund macht

## Gefüllte Topfenknödel mit Pfirsich und Vanilleschaum

*Gemütszustand: traurig, antriebslos, sorgenvoll, kraftlos*
*Eigenschaften: leichtes rundes Essen, fröhliche Farben*
*Lebensmittel: Suppen, Kürbis, Früchte, Ei, Kokosmilch, leicht süß*

### Für 4 Personen

| | |
|---|---|
| 350 g | Topfen, 20 % Fettanteil |
| 1 | Eigelb |
| 1 | Ei |
| 10 g | Puderzucker |
| 20 g | Butter, flüssig |
| etwas | Zitronenschale, gerieben |
| 100 g | Toastbrot, entrindet, fein gerieben, oder frische Semmelbrösel |
| 4 | Pfirsiche, klein |
| 4 | Kandiszucker, braun |
| 120 ml | Schlagsahne, 33 % Fettanteil |
| 1 | Vanilleschote |

Den frischen Topfen durch ein feines Sieb streichen und mit Eigelb, Ei, Puderzucker, der flüssigen Butter, der geriebenen Zitronenschale und dem geriebenen Weißbrot zügig zu einer glatten Masse verrühren.
Die Masse ca. 1 Stunde im Kühlschrank quellen lassen.
Die Pfirsiche waschen, halb anschneiden, den Kern herausnehmen und die Früchte mit Kandiszucker füllen.
Die Topfenmasse nochmals gut durchmischen und mit leicht bemehlten Handflächen 4 gleich große Kugeln formen, jeweils eine Kuhle eindrücken, den gefüllten Pfirsich einsetzen, den Kloß schließen.
Reichlich leicht gesalzenes Wasser in einem breiten Topf aufkochen, Knödel einlegen und ca. 12 Minuten bei schwacher Hitze wallend kochen.
Für den Vanilleschaum die Sahne mit der ausgeschabten Vanilleschote kurz anschlagen.

Die fünf Sterne der bekömmlichen Ernährung

Knödel aus dem Wasser heben, abtropfen lassen und vorsichtig auf Tellern anrichten. Mit der Vanillesahne überziehen, garnieren und servieren.

> **TIPP**
> Füllen Sie die Topfenknödel mit einer Marzipan- oder Nougatkugel. Wälzen Sie die Knödel in Butterbrösel oder geben Sie etwas Mohnbutter darüber. Servieren Sie die Topfenknödel mit Sauerkirschragout und reichen Sie ein Fruchteis dazu.

Essen, was gesund macht

Und noch eine Glücksmahlzeit:

## Kürbisschaumsuppe mit Geißblattblüten und Kokosmilch

### Für 4 Personen

| | |
|---|---|
| 200 g | Muskatkürbis |
| 15 ml | Ingweröl |
| 2 | Schalotten oder kleine Zwiebel |
| 12 g | Currypulver oder |
| 1 Prise | Kurkuma |
| 900 ml | Gemüsebrühe |
| 200 g | Kartoffeln |
| 40 ml | Kokosmilch oder Schlagsahne, 33 % Fettanteil |
| etwas | Salz, schwarzer Pfeffer aus der Mühle |
| einige | Chilifäden |
| 2 Prisen | Asia Gewürzmischung |
| 6 g | Geißblattblüten |

### Aus meiner Praxis
- Ananaswürfel, Paprikastreifen oder geröstete Pinienkerne in die Suppe geben.
- Auf Vorrat für mehrere Tage kochen.
- Mit frischen Kräutern aus dem Garten verfeinern.

Den Muskatkürbis waschen, schälen, in Würfel schneiden und in einem Topf mit dem Ingweröl und den Schalottenwürfeln leicht anschwitzen. Currypulver oder Kurkuma zugeben, kurz weiterschwitzen lassen, mit der Gemüsebrühe auffüllen, rasch aufkochen.
Kartoffeln schälen, in kleine Stücke schneiden, in die Suppe geben und bei leichter Hitze weich kochen.
Kokosmilch oder flüssige Schlagsahne zugeben, mit dem Pürierstab aufmixen und abschmecken.
Suppe in tiefe Teller geben, mit Chilifäden und den Geißblattblüten bestreuen und servieren.

Die fünf Sterne der bekömmlichen Ernährung

## Der dritte Stern: Das gesunde Maß

Kalorien werden in China nicht so akribisch gezählt wie bei uns. Es kommt nicht so sehr darauf an, wie viele Kalorien man zu sich nimmt, sondern auf die Qualität der Nahrung. Und wenn diese hoch ist und der Körper mit allem versorgt wird, was er braucht, isst der Mensch normalerweise nicht zu viel. Denn er wird satt.

Das richtige Maß ist in jeder Diät eine Schlüsselfrage. Früher gab es weniger Diäten als heute, und eine der beliebtesten Empfehlungen lautete: Iss die Hälfte. Wenn wir uns ausgewogen ernähren, ist es eine kluge Empfehlung, einfach weniger zu essen. Einseitige Ernährung, und dazu gehören auch Diäten, die bestimmte Lebensmittel verbieten, führt oft zu Heißhunger auf das Verbotene. In der chinesischen Küche ist – wie bereits erwähnt – nichts verboten. Sie dürfen alles essen, aber eben in Maßen.

In der Klinik Silima habe ich beobachtet, dass diese Philosophie der Ernährung für manche Patienten gewöhnungsbedürftig ist. Ich erinnere mich gut an die Frage einer Patientin an Professor Peng. Wir saßen nachmittags im Restaurant und tranken Tee, sie wollte wissen, warum auf den Tischen zu Tee und Kaffee Zucker, wenn auch brauner, angeboten wurde. Man wisse doch, dass Zucker quasi ein Gift sei. Der Professor schaute mich an. Wir kannten uns schon so gut, dass ich wusste, was ich in seinem Sinne antworten sollte – und es war ja nun auch mein Sinn: Es gibt keine schlechten Nahrungsmittel. Gegen Zucker in Maßen ist nichts einzuwenden. Wenn Sie normalerweise zwei Löffel in den Kaffee geben, versuchen Sie doch einmal, bloß einen zu nehmen.

Von Süßstoff hält Professor Peng überhaupt nichts. Er sagte, wir hätten, um die Lust auf Zucker in den Griff zu bekommen, den chemischen Süßstoff erfunden und damit alles nur noch schlimmer gemacht. Denn Süßstoff sei kein natürliches Lebensmittel. Auf künstlich hergestellte Stoffe wie Glutamat und so weiter verzichtet Professor Peng demgemäß strikt. Er legt größten Wert auf natürliche Zutaten.

Wenn mich heute jemand nach dem Zucker auf den Tischen fragt, erwidere ich manchmal mit einem Augenzwinkern, dass ich doch kein Erziehungsberechtigter sei. Jeder Mensch hat einen freien Willen und kann entscheiden, ob er mit Zucker süßt oder nicht. Aber gerade

## Essen, was gesund macht

was die Mengen betrifft, gerät der freie Wille nur zu gern ins Stolpern. Wir wollen eigentlich nur ein bisschen probieren – und auf einmal ist die ganze Schüssel leer. Und wer schafft es schon, sich bei Schokolade auf das eine Stückchen zu beschränken? Nicht selten ist auf einmal die halbe, wenn nicht die ganze Tafel verputzt – und aus dem Genuss wird schlechtes Gewissen. Ich finde es sehr schade, dass uns das schlechte Gewissen den guten Geschmack so oft verdirbt. Nicht selten liegt es schlicht an der Menge, die zu groß ist. Wir wissen doch auch aus der Medizin: Viel hilft nicht viel. Eine Tablette mag Beschwerden lindern, fünf verschlimmern sie.

Es ist eine Frage der Ehrlichkeit uns selbst gegenüber. Wie viel ist genug? Wir sollten öfter innehalten und uns fragen: Bin ich satt? Und wenn ja: Warum dann noch weiteressen? Zumal wir doch wissen, dass sich das Sättigungsgefühl erst entwickeln muss. Deshalb ist ja die Gefahr, sich zu überessen, so groß. Wir essen zu schnell – und wenn wir merken, dass wir zu viel gegessen haben, ist es zu spät. Wir haben den Zeitpunkt der angenehmen Sättigung verpasst – und bezahlen nun reuevoll mit einem schlechten Gewissen und Völlegefühl. Schade!

Wenn wir uns bewusst machen, welche negativen Folgen das Zuviel hat, fällt uns das Maßhalten vielleicht leichter.

Interessant ist, dass nur wenige Menschen Befindlichkeitsstörungen wie Müdigkeit, depressive Verstimmung, Kopfschmerzen, Antriebslosigkeit und vieles mehr mit ihrer Ernährung und der Verzehrmenge in Verbindung bringen. Es lohnt sich, hier anzusetzen! Besonders, was die sogenannten leeren Kalorien betrifft. In China wird mit Zucker und Weißmehl maßvoll umgegangen – weil man weiß, dass dies keine Lebensmittel sind, die essenziell wichtig sind, sondern leere Kohlehydrate, aber als »Zeitungspapier im Kachelofen« gerade recht. Sie sind nicht geeignet, um ein Zimmer dauerhaft zu heizen, geschweige denn ein Haus. Weißmehl und Zucker heben den Blutzuckerspiegel schnell an und verursachen Heißhunger auf Süßes.

Viele Menschen haben verlernt, maßvoll zu essen, und sie empfinden kein gesundes Sättigungsgefühl mehr. Sie essen zu viel. Das mag zum Teil auch daran liegen, dass Lebensmittel bei uns so billig sind. Wenn wir unser Augenmerk auf die Qualität richten und uns Nahrungsmittel als etwas Kostbares gönnen, sie ebenso sorgfältig behandeln,

## Die fünf Sterne der bekömmlichen Ernährung

zubereiten und verzehren, ändert sich unser Verhältnis dazu. Was spricht dagegen, das Müsli am Morgen, das Stück Kuchen am Nachmittag, das Wok-Gericht am Abend zu verspeisen wie kostbarsten Kaviar? Anstatt es gedankenlos, womöglich beim Zeitunglesen, kaum gekaut und wenig geschmeckt hinunterzuschlucken.

Nachfolgend einige Anregungen aus China, um unsere Mahlzeiten klein und damit bekömmlich zu halten:

- Keinen Heißhunger aufkommen lassen.
- Lieber öfter kleine Mengen als zweimal am Tag Riesenportionen verzehren.
- Die Hauptmahlzeiten morgens und mittags zu sich nehmen.
- Der Fleischanteil bei Wok-Gerichten sollte bei 60 bis 80 Gramm pro Portion und damit deutlich unter dem Gemüseanteil liegen: Das Fleisch sehr klein schneiden, so verteilt es sich gleichmäßig im Gemüse.
- Mit Stäbchen essen. Die lassen sich nicht so sehr beladen wie ein Löffel. Oder versuchen Sie es einmal mit einer Kuchengabel.
- Kauen, kauen, kauen! Es dauert ca. 20 Minuten, bis sich ein Sättigungsgefühl einstellt. Wer zu schnell isst, isst auch mehr, weil er noch nicht satt ist, wenn der Teller leer ist.
- Eine Tasse warmen Tee vor dem Essen trinken.
- Halten Sie sich bei Kohlehydraten zurück: Essen Sie Reis nicht zum Hungerstillen, sondern um verschiedene Geschmacksrichtungen zu neutralisieren und den vollen Geschmack der einzelnen Speisen genießen zu können. Reis macht bekömmlicher, indem er sich wie ein Blatt zwischen die verschieden schmeckenden Nahrungsmittel legt.
- Bewegen Sie sich nach dem Essen ein wenig. Wer weiß, dass es vom Tisch nicht automatisch aufs Sofa geht, wird weniger essen.
- Nach 20 Uhr essen Sie prinzipiell nichts mehr, denn es dauert eine gewisse Zeit, bis die Verdauung in Gang kommt. Wer zu spät isst, liegt im Bett, wenn die Darmmaschinerie anläuft. Mit einer Fabrikhalle, in der schwer geschuftet wird, ist der Schlaf nicht besonders erholsam.

Essen, was gesund macht

Ich habe Ihnen einige Rezepte für Gerichte zusammengestellt, die Ihnen das Maßhalten erleichtern werden. Diese Mahlzeiten sind hervorragend geeignet, wenn man gern viel essen, dabei aber wenig Kalorien zu sich nehmen möchte. Mit ihnen kann man sich richtig schön satt essen und braucht kein schlechtes Gewissen zu haben. An diesen »gewissen« Tagen, wenn der große Hunger kommt, können Sie einen großen Topf voll kochen und dann immer wieder mal eine Portion genießen. Nach Ihrem persönlichen Geschmack würzen Sie diese Gerichte individuell. Und Sie können auch die Gemüsesorten austauschen oder Geflügelfleisch, Fischwürfel oder Tofu hinzugeben. Sinnvoll ist es, dem großen Hunger mit einem großen Salat zu begegnen. Salat enthält viele Wirk- und auch Ballaststoffe und stabilisiert den Blutzuckerspiegel.

## Mediterraner Gemüseeintopf mit Zuckerhut und Reisnudeln

### Für 4 Personen

| | |
|---|---|
| 100 g | Karotte |
| 100 g | Zucchino |
| 100 g | Fenchelknolle |
| 100 g | Paprika |
| 100 g | Zuckerhut oder Endiviensalat |
| 100 g | Staudensellerie |
| 50 g | Zwiebel, klein |
| 50 g | Frühlingslauch |
| 1 | Tomate, reif |
| 10 ml | Olivenöl |
| etwas | Meersalz, schwarzer Pfeffer aus der Mühle |
| 1 | Knoblauchzehe |
| 800 ml | Gemüse- oder Hühnerbrühe |
| 100 g | Reis |
| 50 g | Blattpetersilie |
| ½ | Zitrone |
| etwas | Wildkräuter |

Die fünf Sterne der bekömmlichen Ernährung

Alle Gemüse waschen, putzen und in Würfel bzw. Ringe oder Streifen schneiden.
Das Olivenöl in einem Topf erwärmen und das Gemüse mit den Zwiebelwürfeln darin anschwitzen, mit Salz, Pfeffer und Knoblauch würzen.
Die Tomaten kurz mit anschwitzen, mit der Gemüsebrühe auffüllen und ca. 10 Minuten köcheln lassen.
Den Reis langsam hineinrühren und nochmals 15 Minuten leicht kochen lassen.
Die Suppe abschmecken, die Petersilie klein schneiden, die Wildkräuter putzen und in die Suppe geben.
Mit Zitronensaft verfeinern, anrichten und servieren.

### TIPP
Die Suppe mit Kartoffelwürfeln oder Teigwaren zubereiten.
Mit frischem Parmesan bestreuen, mit Pesto abschmecken und servieren.

Essen, was gesund macht

## Gefüllte Paprikaschoten mit Couscous, Hirse oder Bulgur und Tomatensauce

### Für 4 Personen

| | |
|---|---|
| 120 g | Aubergine |
| 100 g | Tomate |
| 1 | Zwiebel, mittelgroß |
| 120 g | Zucchino |
| 35 ml | Olivenöl, nativ extra |
| 150 g | Couscous, Hirse oder Bulgur |
| 250 ml | Gemüsebrühe |
| 4 | Paprikaschoten, rot oder gelb |
| 500 g | Tomaten, passiert aus der Dose oder Tetrapack |
| etwas | Knoblauch, Thymian und Rosmarin, frisch |
| etwas | Salz, Pfeffer aus der Mühle |

Aubergine, frische Tomate, Zwiebel und Zucchino waschen, abtrocknen und in kleine Würfel schneiden.

In einem Topf mit etwas Olivenöl anschwitzen, Couscous, Hirse oder Bulgur zugeben, mit der Gemüsebrühe auffüllen, aufkochen, die Kochplatte ausschalten und alles 15 Minuten quellen lassen.

Die Paprikaschoten waschen, abtrocknen, die Deckel abschneiden, aushöhlen, mit der Getreidemasse füllen und die Deckel wieder aufsetzen.

Die passierten Tomaten mit Knoblauch, Kräutern, dem restlichen Olivenöl, Salz und Pfeffer würzen, mischen und in eine feuerfeste Auflaufform geben. Die gefüllten Paprikaschoten hineinsetzen und bei 150–160 °C (Umluft) ca. 25 Minuten im Ofen backen.

Garnieren und servieren.

### TIPP

Geben Sie die letzten 5 Minuten etwas Mozzarella über die Paprikaschoten und überbacken Sie die Schoten leicht. Reichen Sie zu diesem Gericht einen Gurkensalat.

Die fünf Sterne der bekömmlichen Ernährung

## Gurkensalat mit Ingwer, Kurkuma und Geißblattblüten

### Für 4 Personen

| | |
|---|---|
| 4 g | Geißblattblüten |
| 400 g | Salatgurke mit Schale |
| etwas | Salz |
| 20 g | Ingwer |
| 2 g | Kurkuma |
| 10 g | Bocksdornfrüchte |
| 10 ml | Reisessig oder Balsamicoessig, weiß |
| etwas | Pfeffer aus der Mühle |

Die Geißblattblüten waschen und in wenig frischem Wasser einweichen.
Salatgurke waschen, Strunk abschneiden und in einer Schüssel fein raspeln, salzen und einige Minuten ruhen lassen.
Ingwer schälen, fein würfeln und mit dem Kurkuma vorsichtig unter die Gurkenstreifen mengen.
Bocksdornfrüchte waschen, abtrocknen und mit dem Essig unterrühren. Geißblattblüten in einem Topf mit wenig frischem Wasser kurz aufkochen, abkühlen lassen und über die Gurkenstreifen geben. Mit Pfeffer abschmecken, garnieren und servieren.

### TIPP
Schmecken Sie den Gurkensalat mit wenig Honig ab.

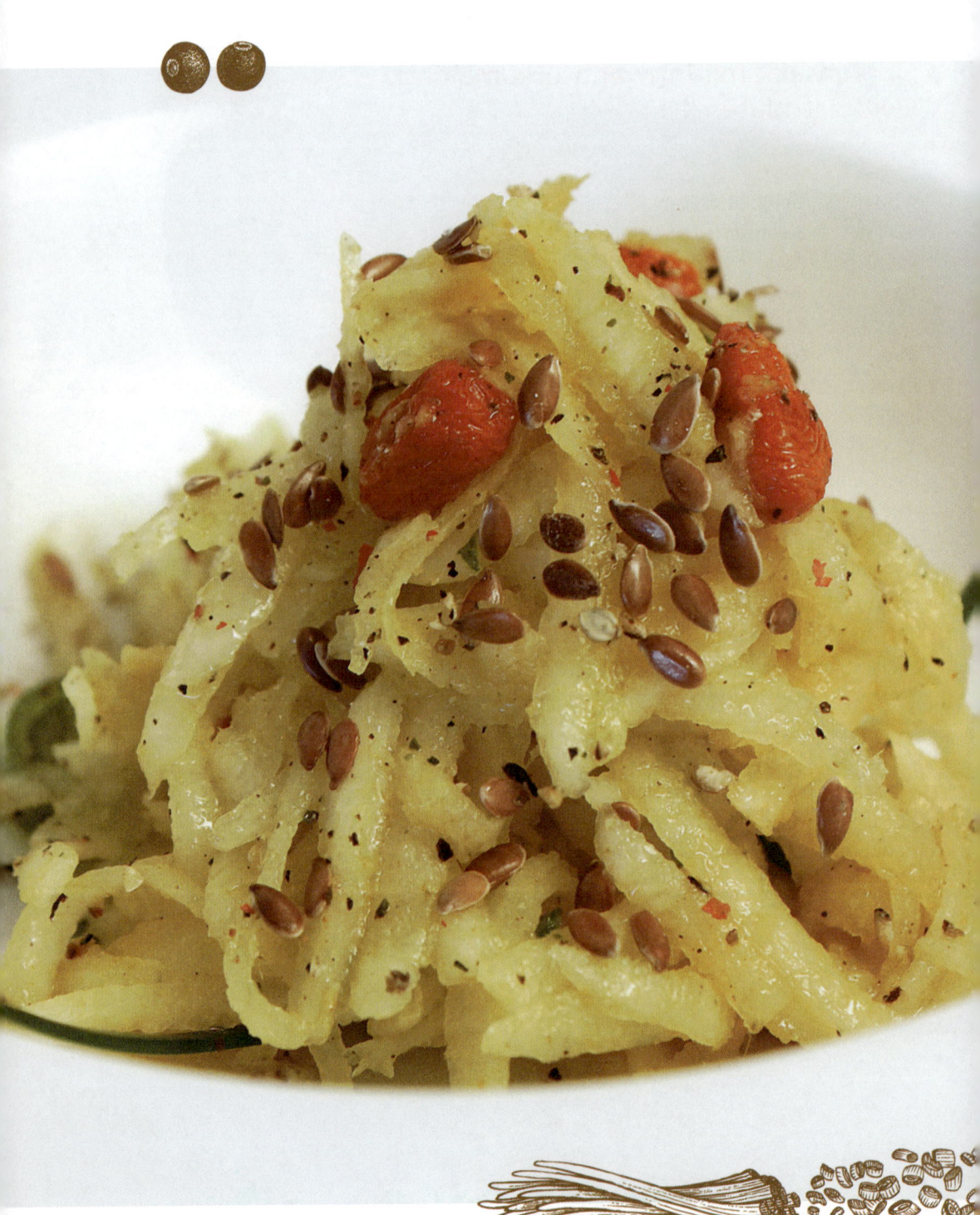

## Rettichsalat mit Ingwer, Leinsamen und Chili

### Für 4 Personen

| | |
|---|---|
| 500 g | Rettich |
| 10 g | Ingwer |
| 1 g | Kurkuma |
| 10 ml | Pflanzen-, Sesam- oder Nussöl |
| 10 g | Bocksdornfrüchte |
| 1 Prise | Chilipulver |
| 6 g | Leinsamen |
| etwas | Salz, Pfeffer aus der Mühle, Honig |
| 10 g | Frühlingslauch |

Rettich waschen, schälen und in eine Schüssel raspeln. Ingwer schälen, fein reiben und mit dem Kurkuma und dem Rettich leicht verkneten. Öl, Bocksdornfrüchte, Chilipulver und Leinsamen untermengen, ca. 30 Minuten ziehen lassen.
Mit Salz, Pfeffer und wenig Honig abschmecken, mit dem Frühlingslauch garnieren und servieren.

### TIPP
Dieser Salat lässt sich leicht 3–4 Tage zugedeckt im Kühlschrank aufbewahren. Er regt die Verdauung an und beugt Völlegefühl vor.

Essen, was gesund macht

## Der vierte Stern: Einkaufen mit Köpfchen für Körper, Geist und Seele

Es gibt viele Arten einzukaufen: Man kann auf die Labels schauen – bio oder nicht, wie viel bio, wirklich bio – , den Preis, die Sonderangebote, Qualität, die Inhaltsstoffe … und man kann sein Augenmerk darauf legen, ob die Nahrungsmittel »lebendig« sind. Nun gut, aus einem Päckchen Reis werden Ihnen die Körner nicht lachend zuwinken. Aber Sie können sich ja auf ein Biosiegel verlassen. Bei Obst und Gemüse gilt Professor Pengs Methode: Erst prüfen, dann kaufen!

Das bedeutet auch, dass Sie Ihren Speiseplan nicht starr einhalten. Selbst wenn Blumenkohlzeit ist und der Blumenkohl auf der Einkaufsliste steht: Wenn Sie gerade keinen »lebendigen«, das heißt frischen, knackigen auftreiben können – zumindest nicht im bevorzugten Supermarkt und bei Zeitmangel –, dann kochen Sie eben etwas anderes.

Wenn Sie bereits beim Einkauf auf die Qualität der Nahrungsmittel achten, bereiten Sie sie auch anders zu. Es ist dann nicht irgendein Blumenkohl. Es ist der, den Sie ausgesucht haben – Teil Ihrer Mahlzeit, die Sie mit Energie versorgt. Ohne Energie kein Leben.

Diese Kausalkette sollten wir uns immer wieder bewusst machen. Und hin und wieder einen Blick auf die Natur werfen: Was ist denn überhaupt für eine Jahreszeit und was wächst im Moment? Und uns erinnern: im Winter lieber wärmende Speisen, im Sommer lieber kühlende – damit das Essen bekömmlich ist.

Vielleicht haben Sie einen Garten und kennen das wunderbare Gefühl, etwas zu pflanzen, zu ernten und zu essen. Das ist ein völlig anderes Erlebnis, als gekaufte Nahrung zu verzehren. Wir können die Verbindung zu unserer Nahrung ganz bewusst pflegen.

Ich erinnere mich gut daran, wie ich auf Kreta einmal bei der Olivenernte mithalf. Seither habe ich ein anderes Verhältnis zu Olivenöl – ein emotionales. Ich weiß jetzt, was in so einer Flasche steckt!

Es ist ein großes Geschenk, in einer Zeit leben zu dürfen, in der es bei uns keinen Mangel an Lebensmitteln gibt. Und genau deshalb sollten wir den Respekt vor ihnen nicht verlieren und uns hin und wieder daran erinnern, dass es keine Selbstverständlichkeit ist, in den Regalen der Supermärkte ständig neue Waren zu finden. Ein bewusster Umgang mit Nahrung insgesamt wird uns zu einem neuen Einkaufsverhalten führen. Was brauche ich wirklich? Und dann werden wir weniger Lebensmittel wegwerfen. Denn es ist fast unglaublich, wie viele Tonnen Lebensmittel wir in den hochzivilisierten Ländern täglich wegwerfen. Das betrifft nicht nur die Nahrungsmittel, deren Verbrauchsdatum in den Supermärkten abgelaufen ist, sondern auch die Lebensmittel, die wir einkaufen und nicht verzehren. Im Folgenden habe ich fünf Rezepte für wohlschmeckende Reste-Gerichte für Sie zusammengestellt – aus meinem persönlichen »KKK-Menü«.

## KKK – Kreatives Kühlschrank-Kochen

Ein Wok-Gericht eignet sich hervorragend für das kreative Kühlschrank-Kochen.
Tür auf, Gemüsefach öffnen, alle noch vorhandenen Gemüsereste entnehmen, prüfen, putzen und vorbereiten:

Feste Gemüse wie Karotte, Kohlrabi, Sellerie, Blumenkohl in kleine Stücke bzw. Scheiben schneiden (etwa so groß wie ein Viertel einer Walnuss).
Weiche Gemüse wie Zucchino, Paprika, Frühlingslauch, Pak Choi, Radicchio, Chicorée in größere Stücke, also ca. doppelt so groß wie die festen Gemüsesorten schneiden.
Eventuell vorhandenes Geflügelfleisch, Tofu, Fisch oder Meeresfrüchte waschen und in mittelgroße Stücke (etwa so groß wie eine Walnuss) schneiden.

Etwas Pflanzenöl mit einer Scheibe Ingwer oder Ingweröl in den Wok oder in eine hohe Pfanne geben, danach eventuell vorhandenes Geflügelfleisch, Tofu, Fisch oder Meeresfrüchte leicht anbraten, herausnehmen, beiseitestellen.
Im selben Wok das Gemüse zubereiten: Noch etwas Öl in den Wok oder in die Pfanne geben und Fleisch, Fisch oder Tofu zugeben, nochmals erhitzen, schwenken, abschmecken und servieren. Auch ohne Fleisch oder Tofu schmeckt das Gericht gut.

Essen, was gesund macht

> **TIPP**
> Sie können auch in Stücke geschnittenes Obst wie Äpfel, Pfirsich, Birne, Trauben, Mango usw. zum Schluss in das Wok-Gericht schwenken. Oder feste, meist bittere, in Streifen geschnittene Salate wie Chicorée, Radicchio oder Römersalat. Gerade die Bitterstoffe runden den Geschmack ab.
> Und/oder: Nüsse wie Mandeln, Pistazien, Erdnüsse, Cashewkerne leicht mit dem Gemüse im Wok angebraten, geben dem Gericht eine individuelle Note.
> Dieses »KKK-Gericht« ist abwechslungsreich und gesund.

Die Mengenangaben bei den folgenden Rezepten können und sollten Sie selbstverständlich nach der Zahl Ihrer Esser variieren. Es kommt darauf an, was Sie im Hause haben, worauf Sie Lust haben. Und dann kann das kreative Kühlschrank-Kochen beginnen.

## Die fünf Sterne der bekömmlichen Ernährung

## Gebratenes Wok-Gemüse mit Ingwer, Pak Choi, Austernpilzen und Ananas

### Für 4 Personen

| | |
|---|---|
| 60 g | Karotte |
| 60 g | Zucchino |
| 60 g | Kaiserschoten |
| 10 g | Ingwer |
| 60 g | Pak Choi |
| 60 g | Austernpilze |
| 80 g | Ananas, frisch |
| 60 g | Blumenkohl |
| 15 ml | Pflanzenöl |
| je 1 Prise | Salz, Pfeffer aus der Mühle, Kurkuma |
| 1 Prise | Asia Gewürzmischung |
| 30 g | Cashewkerne |
| 20 ml | Sojasauce, hell, oder Lu Shui |
| 10 g | Honig |
| wenig | Chili |
| 4 | Cocktailtomaten |
| etwas | frische Kräuter |

Karotte, Zucchino, Kaiserschoten und Ingwer gut waschen, putzen, gegebenenfalls schälen und in mittelgroße Stücke (etwa so groß wie eine Walnuss) schneiden.
Den Pak Choi in Streifen schneiden.
Die Austernpilze mit einem feuchten Tuch abreiben, reinigen und ebenfalls in Streifen schneiden.
Die Ananas schälen und in mundgerechte Stücke schneiden.
Den Blumenkohl waschen und in kleine Röschen zerteilen.
In einer flachen, hohen Pfanne oder in einem Wok das Pflanzenöl leicht erhitzen. Ingwer halbieren und mit der Schnittfläche in dem Öl langsam ausbraten.
Karotte und Blumenkohl unter ständigem Rühren langsam anschwitzen, mit Salz, Pfeffer, Kurkuma und der Asia Mischung würzen.
Zucchino, Kaiserschoten und Austernpilze unterschwenken und langsam weitergaren, bis die gewünschte Bissfestigkeit erreicht ist.

Essen, was gesund macht

Pak Choi, Ananaswürfel und Cashewkerne zugeben, kurz anbraten und mit Sojasauce oder Lu Shui, Honig und Chili abschmecken. Anrichten und mit Cocktailtomaten und frischen Kräutern garnieren.

### TIPP
Dieses Gericht mit etwas Reisessig oder Obstessig abschmecken und mit wenig Sesam oder Nussöl beträufeln. So bekommt das Wok-Gemüse einen fruchtigen, süßsauren, nussigen Geschmack.

Die fünf Sterne der bekömmlichen Ernährung

## Gemüse-Risotto mit Parmesan und Rucola

### Für 4 Personen

| | |
|---|---|
| 50 g | Karotte |
| 50 g | Zucchino |
| 50 g | Aubergine |
| 50 g | Paprika, rot und gelb |
| 50 g | Spargel, weiß |
| 60 g | Zwiebel |
| 10 ml | Olivenöl |
| 200 g | Risotto-Reis, Rundkorn |
| 1 L | Gemüse- oder Hühnerbrühe |
| etwas | Salz, Pfeffer aus der Mühle |
| 40 g | Parmesan |
| 40 g | Rucola |

Das Gemüse waschen, putzen, gegebenenfalls schälen und in kleine Würfel oder Stücke schneiden.

Spargel schälen und roh in Scheiben schneiden.

Zwiebel schälen, in feine Würfel schneiden und mit dem Olivenöl in einem Topf bei mittlerer Hitze leicht anschwitzen.

Gemüsewürfel und Spargel zugeben und kurz leicht mit anschwitzen. Den gewaschenen Risotto-Reis zugeben, ebenfalls leicht glasig anschwitzen, mit der Gemüse- oder Hühnerbrühe auffüllen und rasch aufkochen.

Hitze reduzieren und das Risotto ziehen bzw. 15–18 Minuten leicht köcheln lassen und immer wieder umrühren, damit es nicht anbrennt und schön cremig wird. Risotto mit Salz und Pfeffer würzen und abschmecken.

Auf vorgewärmten Tellern anrichten, mit Parmesan und Rucola garnieren und servieren.

### Aus meiner Praxis

- Reis mit wenig Weißwein ablöschen.
- Mit etwas frischer Butter verfeinern.
- Geflügelfleisch, Fischwürfel, Meeresfrüchte oder Tofuwürfel mitkochen.

## Gebratener Gemüsespieß mit Tomatensauce und Basilikum

### Für 4 Personen

| | |
|---|---|
| 8 | Champignons |
| 1 | Zucchino |
| 1 | Aubergine |
| 1 | Paprika, rot |
| 1 | Paprika, gelb |
| 2 | Zwiebeln |
| 15 ml | Oliven- oder Ingweröl |
| etwas | Salz, Pfeffer aus der Mühle |
| 200 g | Tomaten, geschält und passiert (Dose) |
| 8 | Basilikumblätter |
| 10 g | Sonnenblumen-, Kürbis- oder Pinienkerne |

Alle Gemüse waschen und putzen, die Zwiebeln schälen.

Zucchino, Aubergine, Zwiebel und Paprika in grobe Stücke schneiden und mit den Champignons nacheinander auf einen Spieß stecken.

Den Gemüsespieß mit etwas Oliven- oder Ingweröl in einer Pfanne bei mäßiger Hitze leicht anbraten, mit Salz und Pfeffer würzen, wenden und kurz weiterbraten.

Die passierten Tomaten in die Pfanne zu den Spießen geben, aufkochen, würzen und die Spieße ca. 5 Minuten darin weich schmoren lassen.

Die Gemüsespieße auf einem Teller anrichten, die Tomatensauce angießen und mit den Basilikumblättern und den Sonnenblumenkernen garnieren.

> **TIPP**
> Geben Sie beim Braten der Gemüsespieße einen Zweig Thymian oder Rosmarin in die Pfanne und würzen Sie die Tomatensauce mit etwas frischem Knoblauch.

Die fünf Sterne der bekömmlichen Ernährung

# Antipasti

## Gebratenes Gemüse mit Balsamicoessig mariniert, Oliven und Parmesan

### Für 4 Personen

| | |
|---|---|
| 1 | Zucchino, mittelgroß |
| 1 | Paprika, rot |
| 1 | Paprika, gelb |
| 2 | Karotten |
| 1 | Fenchelknolle |
| 1 | Salatgurke |
| 2 | Tomaten |
| ½ | Römersalat, Chicorée oder Radicchio |
| 15 ml | Olivenöl |
| etwas | Knoblauch, frisch, nach Geschmack |
| 1 Zweig | Rosmarin |
| 1 Zweig | Thymian |
| etwas | Salz, Pfeffer aus der Mühle |
| 15 ml | Balsamicoessig, hell |
| 12 | Oliven, dunkel |
| etwas | Parmesan nach Geschmack |

Alle Gemüse waschen, putzen und gegebenenfalls schälen.
Den Zucchino in fingerdicke Scheiben schneiden, die Paprika in grobe Stücke schneiden, den Fenchel längs in dünne Spalten und die Karotte in dünne Scheiben schneiden. Die Tomaten würfeln und den Salat in Streifen schneiden.
In einer flachen Pfanne einen Teil des Olivenöls leicht erhitzen, Knoblauchzehe, Rosmarin- und Thymianzweig zugeben und das Gemüse Sorte für Sorte langsam von allen Seiten anbraten.
Mit Salz und Pfeffer würzen.
Das Gemüse Sorte für Sorte auf einen flachen Teller legen, die Herdplatte ausschalten und mit dem Balsamicoessig den Bratansatz in der Pfanne ablöschen.

## Essen, was gesund macht

Tomaten und Salatstreifen in die Pfanne geben, kurz ziehen lassen und dann gleichmäßig über das gebratene Gemüse verteilen.
Mit den Oliven und dem Parmesan garnieren und servieren.

### TIPP
Reiben Sie eine größere Menge frischen Parmesan mittelfein und frieren Sie den Käse gut verschlossen in einer Box ein.
So haben Sie immer einen streufähigen, frischen Parmesan zur Hand.
Garnieren Sie das gebratene Gemüse mit frischen Basilikumblättern und reichen Sie etwas Vollkornbrot dazu.
So erhalten Sie ein Gericht, das Sie am nächsten Tag mit ins Büro, an den Arbeitsplatz oder mit zum Sport nehmen können.

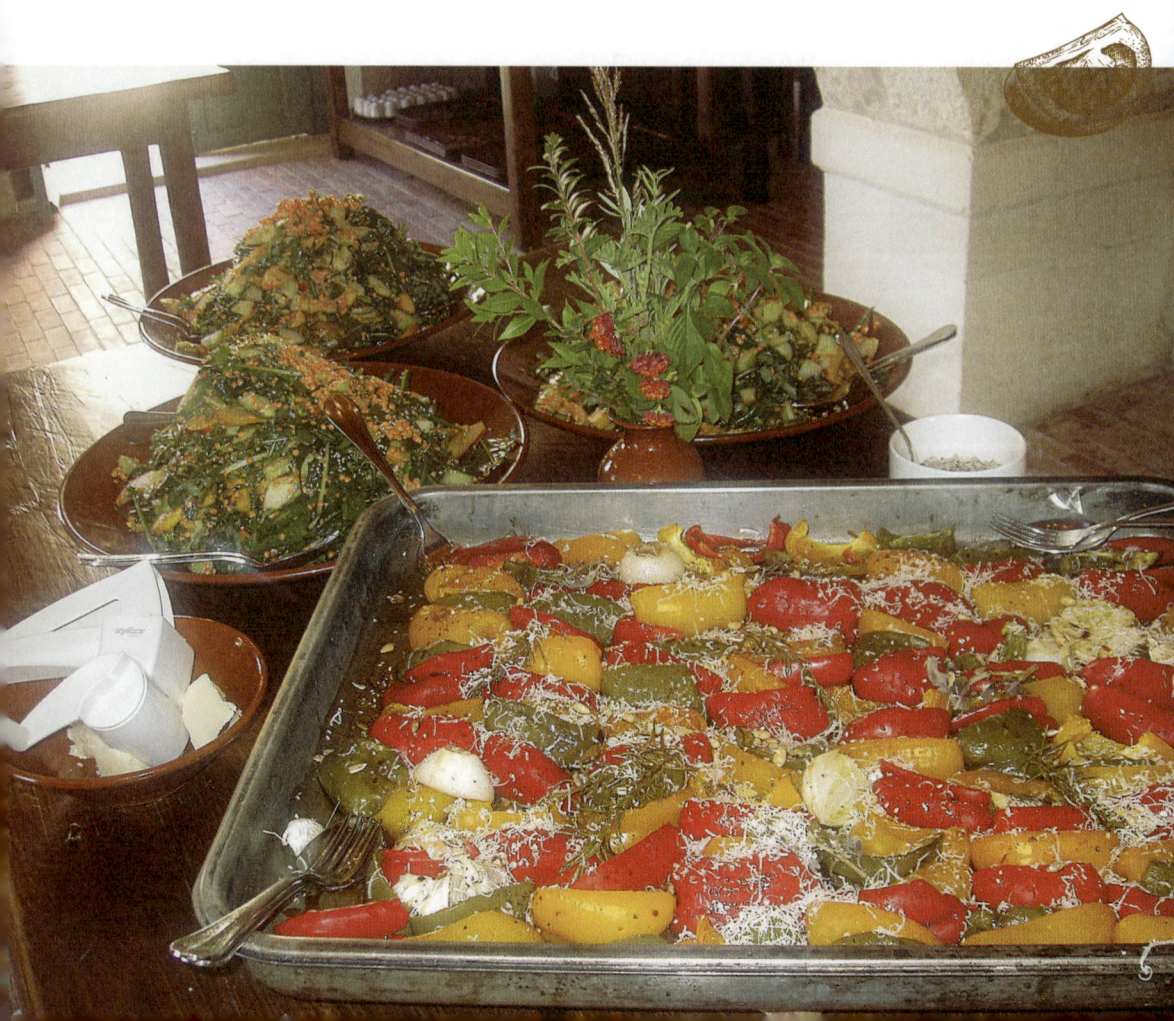

Die fünf Sterne der bekömmlichen Ernährung

## Marinierter Gemüsesalat mit Cocktailtomaten, Walnüssen und Blattpetersilie

### Für 4 Personen

| | |
|---|---|
| 1 | Paprika, rot |
| 1 | Paprika, gelb |
| 2 | Zucchino, klein |
| 1 Bund | Frühlingslauch |
| 100 g | Rettich, weiß |
| 2 | Karotten |
| 1 | Kohlrabi |
| 100 g | Cocktailtomaten |
| 100 g | Staudensellerie mit Grün |
| 100 g | Kaiserschoten oder feine Bohnen |
| etwas | Blattpetersilie |
| ½ | Salat, robust, wie Batavia, Frisée, Römer |
| 20 ml | Olivenöl |
| etwas | Salz, Pfeffer aus der Mühle |
| 20 ml | Balsamicoessig |
| 20 g | Walnüsse |

Alle Gemüse sorgfältig waschen, putzen und abtrocknen.
Paprikaschoten der Länge nach in 1 cm dicke Streifen schneiden.
Zucchino mit dem Sparschäler in lange, dünne Scheiben hobeln.
Frühlingslauch in feine Ringe schneiden.
Rettich, Karotte und Kohlrabi schälen und ebenfalls mit dem Sparschäler in dünne Scheiben hobeln.
Cocktailtomaten halbieren, Staudensellerie und die Kaiserschoten in feine Streifen schneiden.
Blattpetersilie und den Salat zupfen.
In einer Pfanne etwas Olivenöl vorsichtig erhitzen, die Gemüse Sorte für Sorte nacheinander leicht anbraten, mit Salz und Pfeffer würzen, danach in eine große Schüssel geben.
Mit dem Balsamicoessig und dem restlichen Olivenöl vermengen.
Wenn das Gemüse abgekühlt ist, Cocktailtomaten, Walnüsse, Blattpetersilie und Salat unterheben, abschmecken und anrichten.

> **TIPP**
> Variieren Sie die Gemüsesorten nach Jahreszeit und Angebot. Der marinierte Gemüsesalat eignet sich hervorragend dafür, ihn auf Vorrat zuzubereiten. Heben Sie dann die Salatstreifen, Tomatenwürfel und frischen Kräuter erst kurz vor dem Servieren unter und kombinieren Sie das Gericht nach Geschmack mit weiteren Zutaten wie Parmesan, Schinken, Artischocken, Oliven oder Lachsstreifen.

## Der fünfte Stern: Das wertschätzende Drumherum vom Zubereiten bis zum Genießen

Ein Inder hat mir einmal erzählt, dass er nicht verstehe, warum im Westen die Menschen ständig irgendwo essen würden. »Man weiß doch gar nicht«, sagte er, »was die Köche beim Zubereiten der Speisen gedacht haben.« Und er führte aus, dass eine Speise doch gerade durch das, was an Energie, an guten Gedanken mitgekocht würde, Lebenskraft spende.

Ja, auch in Indien wird mit Liebe gekocht, womöglich noch öfter als bei uns. Die Liebe ist in unseren Breiten ein bisschen verlorengegangen, scheint mir manchmal. Es kommt hier offenbar vielmehr darauf an, immer neue, verrückte Gerichte zu kreieren – je ausgefallener, desto besser – und sie immer spektakulärer zu präsentieren. Wenn ich essen gehe, ist es mir ehrlich gesagt lieber, ich bekomme eine geradlinige Speise, die bei guter Laune gegart wurde, als ein noch nie da gewesenes Gericht, das unter Stress aufgekocht wurde, womöglich mit Flüchen gespickt, in Adrenalin gebrutzelt. Nun gut, die Flüche schmecke ich nicht. Oder doch?

So, wie wir beim Einkaufen bereits die Richtung einschlagen für die spätere Zubereitung, können wir dies kontinuierlich beim Umgang mit Lebensmitteln fortführen. Beim Waschen des Gemüses, das wir nicht ruck, zuck abrubbeln, sondern genauer anschauen, wahrnehmen. Die Röschen des Broccolis. Die Blätter der Petersilie. Das leuchtende Orange eines Kürbisses. Uns freuen, dass wir aus diesem Zucchino gleich etwas Leckeres zubereiten werden. Kochen kann durchaus in Stress ausarten, ich weiß das sehr genau. Das Menü wird es verzeihen, denn es ist ja mit Liebe gekocht worden.

## Die fünf Sterne der bekömmlichen Ernährung

Nach all den Jahren hinter dem Herd ist Kochen für mich noch immer eine wundervolle Tätigkeit. Und ich nehme mir immer öfter die Zeit, das auch bewusst zu erkennen. Indem ich den Duft angebratenen Gemüses genieße. Oder mich einen Moment an dem bunten Farbenspiel in einer Pfanne erfreue. Oder das füllige, satte Glucksen aus der Olivenölflasche wahrnehme. Das alles gehört dazu. Und wir als Köche können dem noch eine Note hinzufügen, zart und unsichtbar, aber, davon bin ich überzeugt, geschmacksverstärkend: unsere guten Gedanken.

Als ich China bereiste und gemeinsam mit Professor Peng und seinen Studenten an einem Tisch beim Essen saß, hatte ich meistens sehr viele Fragen, nicht nur die Zubereitung der Speisen betreffend. Ich wollte alles über China wissen, auch politische Themen interessierten mich und wie die Menschen dort lebten und dachten. Doch bei Tisch wurden nur »leichte« Themen behandelt. Das fand ich schade, da meine Zeit in diesem Land doch begrenzt war. Bis ich es eines Tages verstand. Wenn man beim Essen schwer verdauliche Themen bespricht, achtet man erstens nicht auf die Speisen, man schmeckt auch weniger und kaut kürzer, schließlich muss man konzentriert denken und sprechen. Zweitens verbraucht das Sprechen über »schwere« Themen viel Energie, die der Körper aber vor allem zur Aufnahme der Speisen und zur Verdauung benötigt.

So bekömmlich wie die Mahlzeit sollte das Tischgespräch sein. Und nach dem Essen steht man vom Tisch auf und geht an einen anderen Ort, um miteinander durchaus auch Tiefsinniges zu besprechen. Oder man unterhält sich bei einem Spaziergang. Doch am Tisch werden keine schwer verdaulichen Gespräche geführt. Das wäre vielleicht sogar eine Respektlosigkeit gegenüber den anderen Gästen und den guten Geistern, die die Speisen zubereitet haben. Und selbst den Nahrungsmitteln gegenüber, denen man damit Aufmerksamkeit, die sie verdienen, entzieht.

Aufmerksamkeitsstärkend wirkt hingegen das geschmackvolle Anrichten der Speisen auf dem Teller. Mir persönlich geht das Herz auf, wenn ich einen Teller serviert bekomme, auf dem bekömmliches Essen schön angerichtet ist. Das ist für mich lebendiges Essen. Wobei ich sagen muss, dass ich so gut wie nie an Appetitmangel leide. Doch seit ich auch für kranke und manchmal sehr kranke Menschen koche, weiß ich, wie wichtig es ist, den Appetit zu wecken. Denn manche müssen sich zum Essen regelrecht zwingen. Doch im Essen steckt Lebenskraft. Umso besser, wenn wir sie mit einem schön dekorierten Teller sichtbar machen können.

Das letzte Gericht, dessen Rezept ich Ihnen in diesem Buch verrate, können Sie ausnahmsweise nicht schmecken, sondern nur anschauen:

## Augenschmaus

Viele Menschen machen sich kaum Gedanken darüber, wie sie die Speisen auf einem Teller präsentieren. Da wird das Fleisch auf eine Seite gelegt, zwei Beilagen gegenüber und fertig. Aber das Auge isst mit. Spätestens wenn man selbst einmal mit Appetitlosigkeit zu kämpfen hatte, erkennt man das. Doch auch bei gesundem Appetit steigert ein schön angerichtetes Essen die Freude auf das Mahl. Und es ist auch eine Wertschätzung der Nahrungsmittel, die nicht nur auf den Teller geklatscht, sondern liebevoll präsentiert werden.

> Für dich, mein Gast.
> Für Sie, mein Gast.
> Für dich, mein liebes Kind.
> Für dich, liebe Oma.
> Iss dich gesund, iss dich fröhlich, iss dich satt –
> ich freue mich, wenn es dir schmeckt!

Man muss nicht Kunst studieren, um Speisen zu dekorieren. Mit ein paar kleinen Tricks lässt sich ein Teller appetitanregend gestalten. Zum Beispiel kann man ein Fleischstück halbiert auf das Gemüse legen – und schon hat man ein dreidimensionales Gericht. Wenn man nun von oben, was ja die Regel ist, auf den Teller blickt, sieht die Portion auch größer aus.

Sauce muss nicht über die Speisen geschöpft werden oder daneben auf dem Teller schwimmen. Man kann sie auch in ein kleines Gefäß geben, ein Schnapsglas, eine Espressotasse – das sorgt für eine angenehme Überraschung. Außerdem kann so jeder selbst entscheiden, wie er die Sauce gern essen möchte. Wenn man sie nicht über alle Speisen auf dem Teller gibt, ermöglicht das auch ein feineres Geschmacksempfinden, da sich die Geschmäcker nicht vermischen. So ähnlich, wenn auch viel klarer getrennt, halten es viele Chinesen, wenn sie ihre verschiedenen Speisen von der Drehscheibe auf dem Tisch nacheinander essen und die Geschmäcker jeweils mit einem Stäbchen voller Reis neutralisieren, um beim nächsten Happen wieder in den vollen Genuss eines reinen, anderen Geschmacks zu kommen.

Und was spricht eigentlich gegen ein Viertel Apfel oder Pfirsich auf dem Tellerrand? Wenn der Geschmack zum Essen passt oder eben eine Note hinzufügt, die bisher fehlte, rundet dieses kleine Detail das ganze Gericht ab. Das kann auch die Konsistenz betreffen, bei der ebenfalls Abwechslung geboten werden sollte. Etwas Knackiges, etwas Weiches, Fruchtiges, etwas Cremiges, Frisches – so sieht Genuss aus.

Diese kleinen Überraschungen wirken manchmal entschleunigend. Probieren Sie es aus! Sie essen langsamer, kauen gründlicher, möchten schmecken, was Sie essen. Und in der Folge essen Sie weniger.

Auch Kräuter sorgen für optische Abwechslung. Sie regen außerdem den Appetit an, denn wenn Sie Dill oder Petersilie auf ein warmes Essen geben und der Dampf hochsteigt, entfaltet sich der Duft der Pflanze. Und so können Sie schon vor dem Essen alle Sinne Ihrer Gäste ansprechen.

Wir sehen, wir riechen, vielleicht betasten wir auch etwas – ofenwarmes Fladenbrot –, und dann schmecken wir. Guten Appetit!

Essen, was gesund macht

## Das Salz des Lebens ist süß

Auf den Tischen in unserem Restaurant in der Klinik stehen Salz- und Pfeffermühlen. Eines Tages fiel mir auf, dass an den Tischen, an denen neue Gäste saßen, das Salz häufiger nachgefüllt wurde als an den Tischen, an denen bereits bekannte Gäste saßen. Ich ging der Sache auf den Grund und fand heraus, dass viele Patienten ihre Mahlzeit, ohne sie überhaupt gekostet zu haben, erst einmal nachsalzten. Aus reiner Gewohnheit. Wenn ich sie darauf ansprach, ob ein Gericht für ihren Geschmack nicht würzig genug gewesen sei, wussten manche Patienten gar nicht, was ich meinte. Sie hatten automatisch nachgesalzen – weil sie das immer so machten.

Ich muss sicher nicht betonen, dass deren Salzkonsum im Laufe der Zeit geringer wurde. Das ist nicht nur eine Geschmacks-, sondern auch eine Gesundheitsfrage. Viele Menschen essen zu viel Salz – und wissen es gar nicht. Aber Salz ist in vielen Lebensmitteln enthalten, in Wurst, in industriell gefertigter Nahrung, auch in Getränken. Salz ist ein anerzogener Geschmack – Säuglingsnahrung ist nicht gesalzen. Babys kämen, wenn sie könnten, nicht auf die Idee, nachzusalzen. Sie vermissen kein Salz.

Diese Beobachtung zeigte mir, was ich schon häufig festgestellt hatte. Dass unsere Gepflogenheiten oft leider nicht vom Geschmack geprägt werden, sondern Automatismen sind. Wir tun, was wir immer tun – ohne es zu hinterfragen. Und damit verzichten wir – ohne es zu wissen – auf den guten Geschmack.

Und so möchte ich Sie nun anstiften, Ihre eigenen Essgewohnheiten einmal unter die Lupe zu nehmen. Was kaufen Sie wie ein? Wann essen Sie was und wie? Wie geht es Ihnen dabei und danach? Und vor allem: Haben Sie Lust, mal etwas anderes zu probieren? Es könnte Ihnen schmecken!

Ich hoffe, dass ich Ihnen genügend Zutaten mit auf den Weg gegeben habe, damit Sie selbst ein wenig experimentieren können. Beim Kochen ist der Kreativität keine Grenze gesetzt. Sie dürfen etwas ausprobieren. Sie dürfen auch mal was anders machen. Und wenn es schiefgeht, haben Sie immerhin etwas gelernt. Ein Sprichwort hilft weiter: Heißt es nicht, dass gerade Verliebte das Essen versalzen? So wird ein salziges Gericht zum süßen Dessert. Also bitte keine Angst vorm Kochen, denn: Töpfe beißen nicht!

# Anhang

## Praktische Hinweise

Für alle Gerichte, die im Ofen gegart werden, gilt: Die angegebenen Gradzahlen gelten für Umluft. Wenn Sie nicht mit Umluft garen, verlängert sich die Garzeit leicht. Da jeder Herd etwas anders funktioniert, ist es für das Gelingen der Gerichte wichtig, den eigenen Herd kennenzulernen und auszuprobieren, wie Sie die Garzeiten jeweils leicht variieren müssen.
Bei der Nutzung von Umluft schieben Sie die Gerichte in die Mitte des Ofens.
Wenn in den Rezepten von »mittelgroßen« Stücken die Rede ist, zum Beispiel beim Schneiden von Gemüse, dann sind etwa walnussgroße Stücke gemeint. Kleine Stücke sind entsprechend so klein wie das Viertel einer Walnuss. Ansonsten gelten folgende Hinweise zu den Maßen.

## Maße und Mengen verschiedener Zutaten

In diesem Buch werden die Zutaten häufig mit g (Gramm) oder l und ml (Liter und Milliliter) angegeben. Verwenden Sie für alles eine Küchenwaage, die Sie stets griffbereit haben.
Oder: Um sich das Abmessen zu erleichtern, können Sie auch folgende Maße (gerundete Werte!) nutzen. Da jeder Esslöffel eine geringfügig andere Größe hat, sind diese Maße nicht exakt. Ältere Löffel fassen oft größere Mengen als heutige.
Sie werden beim Kochen und Ausprobieren genügend Erfahrung sammeln, um Ihre exakten Maße zu finden. Sie können sich aber auch einen genormten Messlöffel zulegen.
1 Esslöffel fasst etwa 10 bis 15 ml.
1 Esslöffel entspricht etwa 3 Teelöffeln, was etwa 9 bis 12 g Mehl entspricht.
1 Teelöffel fasst etwa 5 ml, was etwa 3 bis 4 g Mehl entspricht.
1 Messerspitze hat eine Länge von etwa 5 bis 10 mm.

Essen, was gesund macht

| Lebensmittel | g im Teelöffel = 5 ml | g im Esslöffel = 15 ml |
|---|---|---|
| Butter | 5 | 15 |
| Öl | 4 | 12 |
| Salz | 6 | 15 |
| Zucker | 5 | 15 |
| Ei, verquirlt | | 60 |
| Joghurt | 7 | 20 |
| Quark | 5 | 15 |
| Sahne, flüssig | 5 | 15 |
| Sahne, geschlagen | 3 | 7 |
| Käse, gerieben, Emmentaler, Greyerzer | 1,5 | 4 |
| Käse, gerieben, Parmesan | 2 | 7 |
| Mehl | 2,5 | 10 |
| Tomatenmark | 5 | 15 |
| Petersilie, gehackt | 1,5 | 4 |
| Mandeln, gemahlen | 2 | 5 |
| Zwiebel, fein gewürfelt | 3 | 10 |

Anhang 陽

## Register der Heilpflanzen

Diese Heilpflanzen können Sie auch in der Apotheke unter dem lateinischen Namen kaufen, wenn Sie sie nicht im normalen Lebensmittelhandel bekommen (so wie Fenchelsamen), denn beim Erwerb in der Apotheke können Sie sicher sein, dass die Heilpflanzen auf Schadstoffe kontrolliert wurden. Hier sind jeweils die lateinischen Namen und die Einkaufsempfehlung angegeben.

| Heilpflanze | Lateinische Bezeichnung | Einkaufsempfehlung in Gramm |
|---|---|---|
| Bocksdornfrucht (Goji-Beere) | Lycii Fructus | 150 |
| Chinesische rote Dattel | Jujubae Fructus | 150 |
| Chinesische Spargelwurzel | Asparagi Radix | 100 |
| Fenchelsamen | Foeniculi Fructus | 100 |
| Geißblattblüte | Lonicerae Flos | 100 |
| Ingwer | Zingiberis Rhizoma | nach Bedarf; erhalten Sie in Bio-Qualität fast überall |
| Kokospilz | Poria | 100 |
| Lilienzwiebel | Lilii Bulbus | 100 |
| Lotusnuss | Nelumbinis Semen | 50 |
| Magnolienbaumrinde | Magnoliae Officinalis Cortex | 100 |
| Mandarinenschale | Citri Pericarpium Reticulatae | 100 |
| Süßholz | Glycyrrhizae Radix | 100 |
| Yamswurzel | Dioscoreae Rhizoma | 150 |

Essen, was gesund macht

## Rezeptregister

### Frühstück
Frühstücksgrieß mit Apfel, Zimtbaumrinde und Sternanis 169
Süßer Frühstücksreis mit Honig und Erdnüssen 118

### Vorspeisen
Feiner Tomatensalat mit gebratenen Auberginenscheiben 103 f.
Geschmolzene palmerische Tomaten mit Mandeln und Basilikum 151
Gurkensalat mit Ingwer, Kurkuma und Geißblattblüten 199
Klare Kartoffelsuppe mit geröstetem Kürbiskernbrot 98 f.
Kürbisschaumsuppe mit Geißblattblüten und Kokosmilch 192
Kürbisschaumsuppe mit Ingwer und Chilifäden 47
Marinierter Gemüsesalat mit Cocktailtomaten, Walnüssen und Blattpetersilie 211
Portulaksalat mit Pfirsichspalten, bunten Linsen, Pinienkernen, Dill und gebratenen Lachswürfeln 153 f.
Rettichsalat mit Ingwer, Leinsamen und Chili 201
Sommerliche Gurkensuppe mit gebratenen Kartoffelwürfeln 123

### Hauptspeisen
*Fisch*
Gebratenes Steinbuttfilet mit Sesam-Rettich und Spargelwurzel 131
Gedämpfte Riesengarnelen mit Frühlingslauch 188 f.
Krosser Wolfsbarsch mit Kartoffelkruste 49 f.
Saiblingsfilet in Alufolie mit Gemüsestreifen, Tomaten und Sternanis 139

*Fleisch*
Exotisches Pot au Feu mit Hähnchenbrust und gebratenem grünem Spargel 174 f.
Feine Kalbfleischpflanzerl mit Karotten und Lu Shui 183 f.
Gebratene Kalbfleischstreifen aus dem Wok mit Melone 179
Gebratene Kalbfleischstreifen aus dem Wok mit Melone und chinesischer Spargelwurzel 65 f.
Gebratener Kabeljau mit Rosenkohl, Rosenblüten und Basmati-Reis 114

Anhang

Gekochte Entenbrust in Lu Shui mit Shiitake-Pilzen und Petersilienwurzel 138
Gekochter Tafelspitz mit Wurzelgemüse 109
Geschmorte Kalbshaxenscheiben mit Rote Bete und Lu Shui 92 f.
Gong Bao Chicken – Gebratene Hähnchenbrustwürfel aus dem Wok 186
Hähnchenbrustfilet in Ei-Hülle mit Basilikum 119
Zitronenhähnchen aus dem Ofen mit Thymian und Briam (Gemüse) 152

*Vegetarisch*

Der chinesische Kaiser(schmarrn) 74
Gebackene Reisbällchen mit Kurkuma und Kokosflocken 185
Gebratene chinesische Nudeln mit Pak Choi und Cashewkernen 124 f.
Gebratener Chicorée mit Granatapfelkernen, Walnüssen und Pistazien 50
Gebratener Gemüsespieß mit Tomatensauce und Basilikum 208
Gebratenes Gemüse mit Balsamicoessig mariniert, Oliven und Parmesan 209
Gebratenes Wok-Gemüse mit Ingwer, Pak Choi, Austernpilzen und Ananas 205 f.
Gefüllte Paprikaschoten mit Couscous, Hirse oder Bulgur und Tomatensauce 198
Gefüllter Kohlrabi mit Goldhirse und Pak Choi 132 f.
Gekochte Hirse mit Chinesischer Spargelwurzel und Chinesischer roter Dattel 127
Gekochte Hirse mit Chinesischer Spargelwurzel und roter Dattel 170
Gemüsecurry mit Kurkuma und schwarzem Sesam 107 f.
Gemüse-Risotto mit Parmesan und Rucola 207
Kleine Pfannkuchen mit Poria, Frühlingslauch und Bocksdornfrüchten 89
Marinierte Blumenkohlröschen mit rosa Pfeffer 120 f.
Mediterraner Gemüseeintopf mit Zuckerhut, Pesto und Reisnudeln 196 f.
Semmelknödel mit Pilzragout und Schnittlauch 86
Spargel aus dem Wok mit schwarzem Sesam und Lotusnüssen 105
Spinatknödel mit Kokospilz, Tomaten und Parmesan 177 f.

Essen, was gesund macht

Steinpilzrisotto mit Parmesan  128 f.
Vollkornspaghetti mit Zucchino und Parmesan  101

### Nachspeisen
Dunkle Schokoladenmousse  95
Gebackene Apfelkücherl  182
Gebackene Mangos in Tempurateig mit Glasnudelstroh  176
Gefüllte Quarkomelette mit Granatapfelkernen  115 f.
Gefüllte Topfenknödel mit Pfirsich und Vanilleschaum  190 f.
Glacierte Ananasscheibe mit Honig  51
Warmes Fruchtragout mit Mandeln und Vanille (Rezeptvariante für 2 Pers.)  171 f.
Warmes Fruchtragout mit Mandeln und Vanille (Rezeptvariante für 4 Pers.)  136

### Grundrezepte
Asia Gewürzmischung  75
Gemüsebrühe  77
Gewürzbrühe Lu Shui  77 f.
Ingweröl  79
Ingwertee  161 f.
Mango-Dip mit Mandeln und Koriander  81

## Bildnachweis

**Fotos:** Shutterstock: S. 8 fotohunter/ S. 16 Timolina/ S. 27 Bon Appetit/ S. 46 Zb89V/ S. 54 Pikoso.kz/ S. 76 ma23ma23/ S. 80 vanillaechoes/ S. 82 meaofoto/ S. 137 Fablok/ S. 140 Kris Tan/ S. 162 matka_Wariatka/ S. 164 Timolina; alle übrigen Fotos: Peter Asch;

**Dekoelemente:** Shutterstock: S. 44 xpixel/ S. 46 SolodkayaMari/ S. 48 o., 65, 80, 8, 92, 94, 100, 103, 110, 115, 130, 13, 150, 162, 189, 200, 210 Nikiparonak/ S. 48 u., 76, 98, 108, 122, 134, 175, 184 Seamartini Graphics/ S. 51 Afishka/ S. 118, 126 redchocolate;

**Japanische Zeichen:** Shutterstock/Uni Ula;

**Hintergrund:** FinePic/shutterstock